# Processus traumatiques

Chez le même éditeur

**Dans la collection « Les Essentiels en IFSI »**

Volume 1 • *Biologie fondamentale – Étapes de la vie et grandes fonctions*, par C. Siebert *et al.*

Volume 2 • *Processus traumatiques*, par K. Le Neurès

Volume 3 • *Raisonnement, démarche clinique et projet de soins*, par K. Le Neurès et C. Siebert

Volume 4 • *Législation – Éthique – Déontologie*, par G. Decroix et C. Robert (à paraître)

Volume 5 • *Pharmacologie et thérapeutique*, par P. Hallouët et al. (à paraître)

Volume 6 • *Soins d'urgence*, par H. Labousset-Piquet, E. Aiguebonne et C. Siebert

Volume 7 • *Infectiologie et hygiène – Soins infirmiers et gestion des risques*, par C. Siebert *et al.*

Volume 8 • *Psychologie – Sociologie – Anthropologie,* par J. Merkling et S. Langenfeld (à paraître)

Volume 9 • *Processus psychopathologiques,* par S. Langenfeld et J. Merkling (à paraître)

Les Essentiels en IFSI

# Processus traumatiques

## UE 2.4

Katy Le Neurès

ELSEVIER
MASSON

*Illustrations d'Éléonore Lamoglia*


ISBN : 978-2-294-70897-8

Elsevier Masson SAS – 62, rue Camille Desmoulins – 92442 Issy-les-Moulineaux Cedex

# Avant-propos de la collection Les Essentiels en IFSI

Les ouvrages de la nouvelle collection Les ESSENTIELS en IFSI ont été conçus et construits conformément au nouveau programme des études menant au Diplôme d'État infirmier défini par l'arrêté du 31 juillet 2009.

L'apprentissage repose sur des **mises en situation de soin au plus près de la réalité professionnelle**. En effet, le nouveau dispositif pédagogique se fonde largement sur ces mises en situation. Il prévoit une progression *en spirale* à partir des connaissances fondamentales et des savoir-faire professionnels acquis (UE 1 à 4, voir ci-dessous), lesquels sont ensuite mobilisés en situation à l'occasion des stages, explorés et interrogés lors des Unités d'intégration (UE 5), puis réutilisés dans d'autres situations de soins, ou remis en perspective dans la suite du cursus.

Les ESSENTIELS en IFSI couvrent, sur près de 20 volumes, toutes **les Unités d'enseignement (UE)** réparties sur les six semestres de formation et sur les 4 domaines constitués par :

- les Sciences humaines, sociales et droit ;
- les Sciences biologiques et médicales ;
- les Sciences et techniques infirmières, fondements et méthodes ;
- et les Sciences et techniques infirmières, interventions.

Ils répondent en outre parfaitement à l'articulation de la formation en **trois paliers d'apprentissage : Comprendre, Agir, Transférer.**

Chaque chapitre est articulé en trois volets.

Le volet COMPRENDRE permet **d'acquérir les savoirs essentiels sous une forme claire et concise.** Il regroupe :

- **les savoirs fondamentaux** couvrant point par point les thèmes prévus au programme des Unités d'enseignement, agrémentés d'exemples concrets ;
- **les savoir-faire et savoir-être professionnels** associés.

Le volet AGIR propose de **mobiliser ces savoirs et savoir-faire pour agir et prendre en charge en situation.** L'analyse des situations proposées, le questionnement suscité et la guidance dans le cheminement favorisent l'émergence et le développement des **compétences infirmières**.

Ces situations professionnelles sont déroulées en quatre étapes, clairement exposées en **quatre tableaux** très didactiques, qui rendent compte de la progression du raisonnement clinique infirmier :

1. L'étudiant recherche les informations utiles pour comprendre et évaluer la situation. Cette première étape consiste ainsi à identifier les éléments significatifs, c'est-à-dire les données, sélectionnées dans l'énoncé, qui sont pertinentes et utiles à la compréhension et à la prise en charge.

2 L'étudiant analyse ces données et procède alors à l'évaluation de ces éléments. Pour y parvenir, il mobilise des savoirs fondamentaux tels que des connaissances en physiopathologie, en législation, en psychologie. Pour cette étape, chacun de ces savoirs est identifié et permet de vérifier ses acquis et d'apprécier la **mise en lien de ces savoirs et savoir-faire, essentielle au métier infirmier**.

3 L'étudiant met en œuvre les actions appropriées, mobilisant des savoir-faire professionnels tels que l'approche relationnelle ou les techniques de soins. Pour cette étape, chacun de ces savoir-faire est également identifié.

4 L'étudiant ayant réalisé les actions nécessaires, analyse les résultats obtenus, pour adapter la suite de la prise en charge et assurer une transmission des données. Cette évaluation est également indispensable dans une **démarche d'évaluation de la qualité des soins et des pratiques professionnelles**, désormais impérative.

**Le volet S'ENTRAÎNER** offre :

- de **tester ses connaissances** au moyen de QCM, questions à réponses ouvertes courtes (QROC) ou de textes à trous et schémas muets ;
- de **transférer ses connaissances à une situation nouvelle**. Cette situation nouvelle facilite la transposition des savoirs dans un nouveau contexte. C'est également le moyen de mettre en lien les connaissances acquises dans l'UE avec d'autres savoirs ou de procéder à une recherche complémentaire le cas échéant. Ce volet permet aussi de mettre en application les méthodes de raisonnement clinique et de démarche clinique infirmière.

Les corrigés sont donnés à la suite.

Les ESSENTIELS en IFSI permettront aux étudiants infirmiers de maîtriser l'ensemble des Unités d'enseignement prévues au programme de leur formation et d'acquérir ainsi les ECTS (*European Credit Transfer System*) nécessaires à la qualification du Diplôme d'État infirmier au grade de licence universitaire, et bientôt sa transformation en diplôme de Licence santé…

*Katy Le Neurès*

# Table des matières

# Remerciements

Pour leur aide et leur relecture :
Isabelle Paysant, cadre de santé en réanimation, diplômée en hygiène hospitalière
Sylvie Possot, infirmière stomatothérapeute, diplômée en plaie et cicatrisation
Véronique Maestracci, cadre de santé en neurologie
Dr Peirache, chirurgien orthopédiste
Dr Pucheault, médecin chef en soins de suite et réanimation

# 1 Les processus traumatiques et leur prévention

## COMPRENDRE

Le mot processus vient du latin *pro* qui signifie « pour » et de *cessus* qui se traduit par « aller vers l'avant ». Cela signifie qu'un processus est un phénomène évolutif, il s'agit d'un enchaînement de phases dans l'organisation d'une action ou d'une transformation. Ce terme est employé dans plusieurs domaines avec une signification spécifique. Ainsi, en informatique, le processus est un enchaînement de tâches en train de s'exécuter ; en gestion de la production c'est un système organisé d'activités qui utilise des ressources diverses pour transformer des éléments en un produit final. L'Agence française de normalisation (Afnor) définit le processus comme un ensemble de ressources et d'activités liées, qui transforment des éléments entrants en éléments sortants. Toute tâche, toute activité qui génère un produit ou un service constitue un processus, ou un enchaînement de processus.

Le processus pathologique est l'évolution et l'enchaînement de différentes lésions élémentaires, c'est-à-dire les altérations morphologiques anormales cellulaires, tissulaires, organiques responsables d'un phénomène pathologique par transformation et/ou modification de leur fonctionnalité initiale.

Nous aborderons dans cet ouvrage, les *processus traumatiques*, c'est-à-dire les processus dont l'étiologie est un traumatisme.

Nous vous proposons, à la lecture du schéma donné par la figure 1.1, d'identifier les composantes d'un processus. Quel qu'il soit, le processus relève d'un enchaînement d'étapes en lien les unes avec les autres.

Le processus peut être déclenché par des **facteurs favorisants**, qui sont la réunion de conditions particulières et/ou d'un contexte qui prédisposent la personne à être concernée par le processus. Il convient de repérer alors ces éléments pour agir en amont et éviter l'apparition du processus (prévention primaire et secondaire), ou agir en aval, et prévenir la récidive du processus (prévention tertiaire).

Les **mécanismes d'apparition** expliquent les phénomènes qui constituent le processus. Ils peuvent être exogènes ou endogènes à l'organisme.

Dire qu'un mécanisme est *exogène* signifie que l'agent responsable provient de l'extérieur. Il détermine le type des lésions et la succession des étapes du processus.

Dire qu'un mécanisme est *endogène* signifie que le déclenchement du processus et son évolution sont liés aux modifications anatomophysiologiques de l'organisme.

Le résultat est l'**apparition de lésions ou de pathologies**, caractérisées par des signes cliniques révélés lors de l'**examen clinique**, et d'**autres signes** (biologiques, cytologiques, radiographiques...) mis en évidence par des examens complémentaires.

Tous ces éléments permettent de constituer un ensemble de données significatives pour évaluer la situation et poser un **diagnostic de situation**.

Le choix de la **démarche thérapeutique** sera réalisé en fonction du **processus de réparation**, ce qui permettra de cibler précisément les éléments du traitement.

Les évolutions, en lien avec le traitement ou la pathologie, peuvent avoir deux issues. Elles peuvent être :

- favorables : dans ce cas le processus est terminé. Il peut être accompagné ou non de **séquelles** dont l'incidence sur la qualité de vie de la personne est à évaluer,
- défavorables, engendrant des **complications** à court, moyen, voire long terme. Le processus continue d'évoluer, il est entretenu par les complications.

L'analyse de cette problématique fait apparaître les **incidences** du processus sur les plans individuel et collectif. Au niveau individuel les incidences portent sur les dimensions physiques, psychologiques, sociales altérées du fait du traumatisme et de la durée de la prise en charge. Au niveau de la collectivité, les incidences mises en évidences concernent le coût de la prise en charge et des soins, celui de la prévention, les incidences médico-légales et parfois les incidences inévitables. Cela nécessite des réajustements et des interventions des pouvoirs publics (plans de lutte, campagne de prévention, réajustement de lois, création de commissions et organismes de défense des victimes, etc.).

Vous revenez de ce fait, au point de départ de ce schéma.

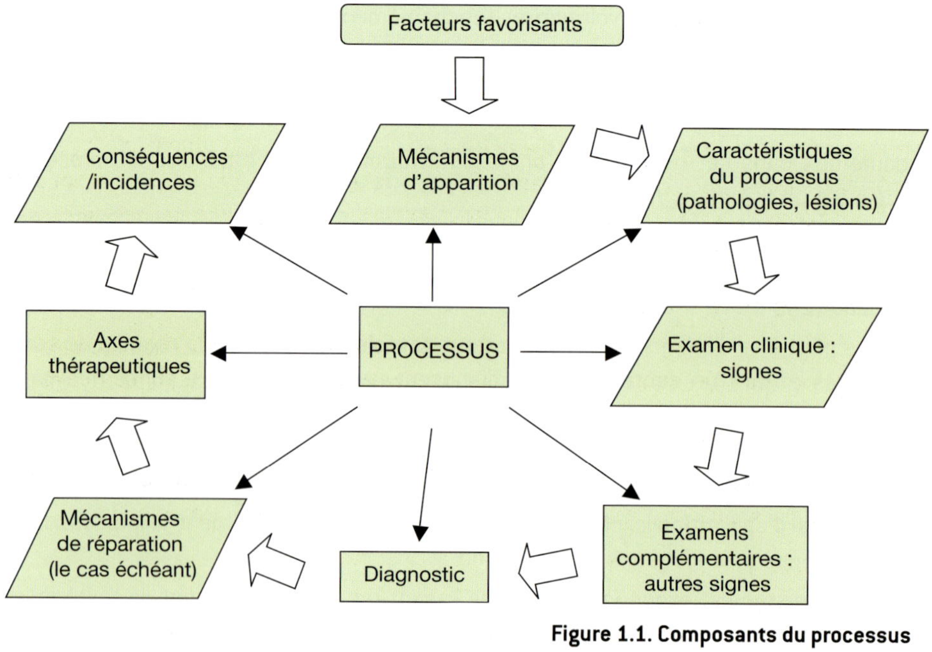


**Figure 1.1. Composants du processus**

## DÉFINITION

Le traumatisme (*trauma* = « blessure » en grec) désigne un ensemble de lésions locales intéressant les tissus et les organes, provoquées par un agent externe, ainsi que les troubles généraux qui en résultent.

L'Organisation mondiale de la santé[1] (OMS) définit le traumatisme de la façon suivante : « dommage physique causé à une personne lorsque son corps a été soumis de façon soudaine ou brève, à un niveau d'énergie intolérable ». Il peut s'agir d'une lésion corporelle induite par une exposition à une énergie excédant le seuil de tolérance physiologique, ou une déficience fonctionnelle conséquence d'une privation d'un ou de plusieurs éléments vitaux.

L'OMS précise dans sa définition, que le temps passé entre l'exposition à l'énergie et l'apparition du traumatisme est court – ce qui exclut de la définition les lésions corporelles consécutives à un agent vulnérant persistant ou répété comme les douleurs dorsales chroniques, les incapacités chroniques…

L'exposition à une telle énergie provoque des lésions traumatiques telles que contusion, plaie, hématome, fracture.

La privation d'un élément vital tel que l'oxygène, l'eau, la chaleur sont responsables de traumatismes comme l'hypoxie, la déshydratation, l'hypothermie, la noyade, la strangulation, l'empoisonnement par substances toxiques, les accidents de décompression…

Les traumatismes sont classés en deux groupes : les traumatismes intentionnels et non intentionnels.

## Les traumatismes intentionnels

Ils comprennent les tentatives de suicide et les suicides, les agressions et violences sur autrui, les faits de guerre.

## Les traumatismes non intentionnels

Ils constituent les accidents. L'accident est un évènement indépendant de la volonté de l'homme, caractérisé par la libération soudaine d'une force extérieure, qui peut se manifester par une lésion corporelle. Ils sont répartis habituellement en trois catégories : les accidents de la circulation, les accidents du travail et les accidents de la vie courante.

### Les accidents de la circulation

Il s'agit de tout accident survenant sur la route, dans lequel au moins un véhicule en mouvement est impliqué et qui a entraîné au moins une lésion corporelle ou des dégâts matériels.

### Les accidents du travail[2]

Il s'agit de tout accident, quelle qu'en soit la cause, qui survient par le fait ou à l'occasion du travail de toute personne salariée ou travaillant pour un ou plusieurs employeurs ou chefs

1 www.dsi.univ-paris5.fr/AcVC.

2 Code de la Sécurité sociale : Loi n° 2001-624 du 17 juillet 2001 art. 27 Journal Officiel du 18 juillet 2001 .

d'entreprise, à quelque titre ou en quelque lieu que ce soit. Est également considéré comme accident du travail un accident survenu pendant le trajet entre le lieu de résidence et le lieu de travail (ou l'inverse), ou entre le lieu de travail et le lieu de repas (ou l'inverse).

### Les accidents de la vie courante[3]

Il s'agit des accidents survenant au domicile ou dans ses abords immédiats, sur les aires de sports ou de loisirs, ou à l'école. Sont inclus dans ce domaine les accidents survenant à un moment de la vie privée à l'exclusion de ceux de la circulation, du travail. Ils sont usuellement répartis selon le lieu ou l'activité réalisée.

- **Accidents domestiques** : ils se produisent à la maison ou dans ses abords immédiats – dans le jardin (coupure d'un doigt avec un sécateur), dans le garage (projection de produit corrosif sur la peau)...
- **Accidents scolaires** : ils se produisent lors du trajet, durant les heures d'éducation physique, dans les locaux scolaires. L'enfant tombe de patinette sur le trajet scolaire, chute dans les escaliers de l'établissement...
- **Accidents du sport** : ils se produisent sur les lieux de la pratique sportive. On retrouve des accidents articulaires et musculaires comme le claquage musculaire lors de la course, la luxation de l'épaule au hand-ball, l'entorse du genou au ski...
- **Accidents de loisirs** : ils se produisent durant les activités récréatives, les vacances...
- **Accidents à l'extérieur** : ils se produisent à l'extérieur du domicile, autres que les accidents de la circulation.

Théo, 14 ans, se rend chaque matin au collège à bicyclette. Ce jour-là, il part de chez lui en retard. Pour ne pas arriver après la fermeture de la grille de son établissement, il pédale vite. Lorsque le feu passe au rouge, il pense pouvoir traverser le croisement avant le démarrage des autres véhicules. Hélas, ce n'est pas le cas, il est renversé par un automobiliste.

Cette situation met en évidence l'intrication des différents types d'accidents : Théo est sur le trajet pour se rendre au collège, c'est un accident scolaire, il se fait renverser sur la route, c'est un accident de la circulation.

Il peut y avoir des regroupements entre ces différentes catégories : un accident scolaire peut être un accident du sport, un accident du travail peut être un accident de la circulation, un accident de loisir peut être un accident de la circulation (accident de bicyclette).

Cette situation illustre que la connaissance des différents types d'accidents et des facteurs de risques sont à l'origine de vastes campagnes de prévention mises en place par les pouvoirs publics dans le cadre de la santé publique et de l'éducation à la santé.

En France, l'Institut de veille sanitaire (InVS) coordonne les investigations épidémiologiques et recense les accidents traumatiques dans le but d'alerter les pouvoirs publics et d'orienter les mesures de prévention concernant ces accidents.

3 www.sante.gouv.fr/htm/pointsur/acc_dom/donnees01.htm.

# LES FACTEURS DE RISQUE

L'étude des facteurs montre qu'il existe deux catégories de facteurs de risque face au processus traumatique : les facteurs précipitants et les facteurs prédisposants.

## Les facteurs précipitants

Il s'agit de l'évènement qui expose le sujet au traumatisme. En effet, certains sujets sont plus disposés à être victime d'un traumatisme du fait de leur exposition plus élevée à une agression extérieure. Le contexte dans lequel ils évoluent, c'est-à-dire la considération de l'ensemble des circonstances dans lesquelles s'insère le traumatisme, explique cette exposition.

### L'inconscience face au danger

Il s'agit de personnes qui sont dans l'incapacité d'apprécier la réalité d'un danger. Les sujets inconscients sont principalement les enfants, les adolescents... Ils ne mesurent pas les risques vitaux mis en jeu par leur attitude. Ainsi un jeune enfant peut avaler un liquide ménager, attiré par sa couleur, son odeur sans en mesurer les conséquences. Un adolescent éprouvera sa capacité à se surpasser en bravant certains interdits, en dépassant certaines limites sans être réellement capable d'en mesurer les répercussions. Il recherche la sensation, l'extrême, le frisson.

### Les comportements à risque

Il s'agit des attitudes et des comportements dont on sait qu'ils majorent les risques. Les sujets adoptant plus fréquemment ces comportements dans les situations quotidiennes sont les personnes sous l'emprise de l'alcool, de la drogue, mais également celles qui recherchent le conflit, l'affrontement entre personnes. Ce sont également les sujets qui optent pour une conduite automobile risquée, avec excès de vitesse... Leur comportement les expose au risque.

### Les risques inhérents à l'activité

Certaines activités professionnelles s'exercent dans un contexte ou un environnement à haut risque, ce qui nécessite que chaque professionnel adopte des mesures de sécurité strictes (ouvrier du bâtiment, agent d'entretien des autoroutes, etc.), soit informé et formé sur les modalités d'utilisation de certains appareillages dangereux (ouvriers de l'industrie, de la métallurgie, etc.), soit informé sur les risques inhérents aux produits manipulés ou fabriqués (professionnels de l'industrie chimique). Certains professionnels comme les pompiers, les agents de la voirie, etc., exercent dans un environnement à haut risque du fait de l'implication d'autres paramètres extérieurs (les véhicules circulants, l'inconnu des situations d'intervention...).

La pratique de certains sports tels que le rugby, la plongée, le judo, la boxe, etc., mais également certaines activités domestiques comme le bricolage, le jardinage, etc., sont sources de traumatismes accidentels.

Un jeune homme de 19 ans sort d'une soirée durant laquelle il a consommé de l'alcool, il prend son véhicule pour rentrer chez lui. Il connaît le chemin, n'a pas conscience qu'il ne possède pas toutes ses facultés de réaction car l'alcool altère cette capacité. Il se sent en état de conduire et propose de raccompagner des amis. ...

...
Durant le trajet, ils sont bruyants, parlent forts et rient, la musique est forte, ils battent le rythme avec leur corps et parfois, le conducteur fait des écarts sur la route. Le conducteur voit les phares en contresens, mais il n'apprécie pas la distance. Envahi par l'ambiance à l'intérieur du véhicule, il ne redresse pas suffisamment tôt le véhicule, il percute la voiture qui arrive en face. Le bilan est lourd, plusieurs personnes sont tuées, d'autres sont gravement blessées.

Cette situation met en évidence le contexte dans lequel s'inscrit le traumatisme. L'étude de ce contexte révèle la présence de plusieurs facteurs de prédisposition :

- jeune inexpérimenté, conduite imprudente = inconscience face au danger
- consommation d'alcool, diminution et/ou inhibition des capacités de réactions = comportement à risque

## Les facteurs prédisposants

Il s'agit de la vulnérabilité, la susceptibilité face à l'évènement. En effet, certains sujets sont plus fragiles face au traumatisme. C'est la considération des conditions, c'est-à-dire des éléments réels de leur situation et de leur état qui prédéterminent l'apparition d'un autre état. Ainsi ces personnes présentent des facteurs de comorbidité (diminution des capacités fonctionnelles, des capacités mentales, présence de pathologies) qui réduisent les résistances de l'organisme face à une agression extérieure.

### Les fragilités squelettiques

Il s'agit des personnes présentant des fragilités particulières du squelette : ostéoporose, grand âge, pathologies tumorales osseuses, maladies orphelines (c'est-à-dire rares, telles que la maladie de Lobstein dite des os de verre).

Pour ces personnes, le choc mécanique peut être minime mais le squelette n'a pas la capacité d'absorber l'énergie cinétique du choc et il subit des dommages plus facilement.

Une personne âgée, atteinte d'ostéoporose qui tombe de sa hauteur dans sa salle de bain se fracture le col du fémur, localisation fréquente d'ostéoporose. Normalement, le fémur est l'os le plus résistant de notre organisme de par sa structure physiologique et sa forme anatomique qui lui permettent de répartir les forces sur toute sa longueur. Habituellement une chute ne suffit pas pour le fracturer, mais la fragilité osseuse du fait de l'altération de la qualité de la matrice, le fragilise. Il se fracture plus aisément.

### Les pathologies associées

Les personnes affectées par certaines pathologies responsables de troubles psychiatriques, de troubles organiques, musculaires et ostéoarticulaires, ou encore de dégénérescence nerveuse, sont plus vulnérables. En effet, la présence d'une affection se traduisant par la survenue de malaises, par des troubles moteurs, un ralentissement dans la coordination des mouvements, une perte de l'équilibre, un ralentissement de la capacité d'anticipation et de décision, une limitation du champ visuel, etc., expose le sujet à des traumatismes tels que les chutes, les accidents de la voie publique...

On peut citer :

- les affections cardiaques : troubles du rythme cardiaque, menace d'angor responsable de malaises,

- les affections neurologiques : maladies dégénératives (les maladies d'Alzheimer et de Parkinson), état de mal épileptique,
- les affections du squelette et du système locomoteur : ostéoporose, sarcopénie (perte du tonus musculaire), arthrose…
- les affections sensorimotrices : baisse de l'acuité visuelle, auditive…
- autres : anémie, maladies métaboliques, maladies psychiatriques…

### Le vieillissement

Le vieillissement est un processus physiologique qui se traduit au niveau de l'appareil locomoteur par une réduction de la force musculaire, par une diminution de la résistance mécanique de l'os, par une altération des propriétés mécaniques des articulations, par une instabilité posturale. Le vieillissement modifie également les capacités sensorielles de la personne (trouble de l'audition, de la vue), amincit le revêtement cutané protecteur, ralentit le temps de réaction de la personne, diminue les capacités attentionnelles. De par ces modifications la personne âgée est plus vulnérable à l'égard des agressions externes.

Mme G., âgée de 87 ans, est hospitalisée depuis 2 jours. Elle vous raconte son accident.

Elle se déplace avec une canne car elle reconnaît avoir peur de tomber lorsqu'elle doit descendre le trottoir. La canne lui assure un appui plus stable, surtout depuis que ses tremblements ont augmenté et qu'elle marche en faisant de petits pas et en traînant les pieds. Elle est atteinte d'une maladie de Parkinson. Elle va chaque jour faire ses courses aux commerces à proximité de son domicile. Ce jour-là, elle met ses chaussures, celles rangées dans son placard pour lesquelles vous avez déjà noté qu'elles sont trop lâches, les semelles sont usées et glissantes. Alors qu'elle s'apprête à traverser la chaussée, elle voit venir le véhicule, mais elle avait déjà mis le pied sur la route, posé sa canne en avant. Elle aurait bien voulu reculer, mais impossible. Elle perd l'équilibre, lâche sa canne et se retrouve au sol, la voiture au-dessus d'elle. Elle perd connaissance. Elle est hospitalisée en urgence.

Cette situation met en évidence l'accumulation de facteurs de risque de vulnérabilité :

- personne âgée, l'âge étant un facteur de risque de par les altérations de l'ensemble des organes et de leur fonction,
- troubles neurologiques (tremblements induits par la maladie de Parkinson, ralentissement de l'anticipation),
- difficultés à la marche (traîne les pieds, petits pas, canne),
- facteurs extrinsèques (chaussures lâches, semelles glissantes).

## Points clés à retenir

▶ Le traumatisme est un dommage physique causé par un agent externe, de survenue intentionnelle ou accidentelle. Dans ce dernier cas, on distingue différents accidents tels que l'accident de la circulation, l'accident du travail et l'accident de la vie courante.

▶ Face à un traumatisme les personnes ne sont pas égales, certaines ont des comportements favorisant la survenue du traumatisme, d'autres sont vulnérables du fait d'une altération de leur capacité de résistance.

## MÉCANISMES D'APPARITION

Le processus traumatique est une succession de modifications anatomiques, physiologiques et psychologiques de l'organisme en réponse à une agression brutale causée par un agent extérieur. Il obéit à plusieurs mécanismes d'apparition.

- **Le mécanisme physique** correspondant à la libération de formes spécifiques d'énergie intolérable par l'organisme. Il est en lien avec l'exposition aiguë à un agent vulnérant tel que l'énergie mécanique, la cause la plus fréquente des blessures, l'énergie thermique, l'énergie irradiante, l'énergie électrique, l'énergie chimique.
- **Le mécanisme psychique** en lien avec le contexte, les circonstances, l'objet traumatisant, la caractéristique du choc et sa localisation, conférant ainsi au traumatisme une perception individuelle à laquelle la personne devra faire face.

Ainsi, les mécanismes d'apparition déterminent le type de lésion et la succession éventuelle des différentes étapes du processus.

### Les énergies mécaniques

On trouve principalement deux types de mécanismes. Leur distinction repose sur l'objet traumatisant et donc le type de lésion induite.

#### Le traumatisme par objet pénétrant

Arme blanche, balle d'une arme à feu, projectile, empalement, lame acérée...

Dans ce type de traumatisme, les tissus sont écrasés et divisés par la trajectoire de l'objet pénétrant. L'effraction de la peau concerne une petite surface cutanée, l'objet qui pénètre l'organisme concentrera sa force destructrice sur une surface donnée. Les dégâts tissulaires provoqués sont variables en fonction de l'objet qui, lorsqu'il s'aplatit à l'impact, peut avoir un effet ricochet, se fragmenter, ou perforer le tissu de part en part.

L'ensemble des lésions concernent principalement les tissus mous tels que la peau, la graisse, les muscles, les viscères. Cependant les blessures peuvent intéresser les structures vitales de l'organisme en fonction de leur localisation, notamment les viscères, les artères, les veines, la moelle épinière... comme des éléments fonctionnels tels que les yeux, le tympan...

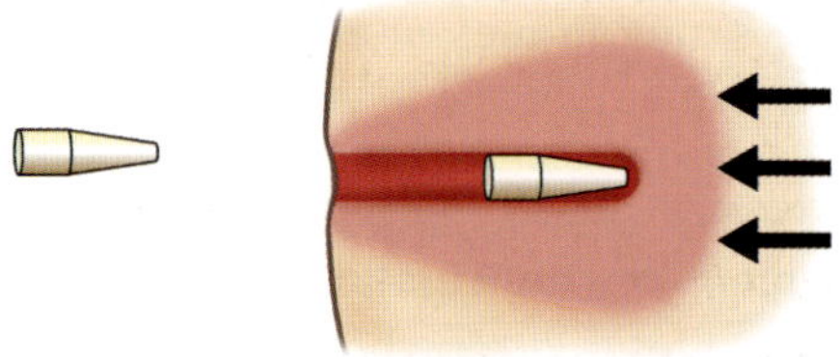

**Figure 1.2. Schéma de la pénétration d'un objet dans la peau**

#### Le traumatisme par objet contondant

Coup de batte de base-ball, collision frontale, écrasement, chute...

Dans ce type de traumatisme, l'objet contondant disperse son énergie cinétique sur une grande surface lors de l'impact. L'objet ne pénètre pas l'organisme mais toute sa force destructrice est libérée au moment de l'impact. Les tissus sont lésés par écrasement, décélération ou accélération. L'impact crée deux sortes de mécanisme lésionnel, le cisaillement et la compression.

Le cisaillement a lieu quand un organe change de vitesse plus rapidement qu'un autre organe ou que la structure sur laquelle il est rattaché. Ainsi les lésions s'expliquent par des phénomènes d'accélération et de décélération. Les organes sont arrachés de leur point d'ancrage dans l'organisme.

La compression a lieu quand un organe est écrasé contre deux autres structures. Les organes ne résistent pas à la pression provoquée et éclatent.

Les traumatismes par énergie mécanique s'expliquent par les phénomènes physiques des corps solides. Lorsque deux éléments se rencontrent, leur énergie cinétique se trouve brusquement modifiée. Si leur capacité d'absorption est dépassée, il en résulte une dynamique appelée choc mécanique.

Si aucun des éléments n'a la capacité d'absorber l'énergie de l'un des éléments, on parle de choc élastique (ou choc dur) : collision d'une voiture contre un arbre, chute, arrachement...

Si l'un des deux éléments fusionne au cours du choc pour ne plus former qu'un seul autre solide, on parle de choc inélastique (choc mou) : écrasement après télescopage entre deux véhicules en sens inverse, onde de choc...

Le mécanisme lésionnel peut être contondant et/ou pénétrant par phénomène d'incarcération. Peuvent s'y associer des lésions organiques de cisaillement, de décélération ou d'écrasement.

## Les énergies chimiques

Les brûlures chimiques sont dues à l'action caustique d'un acide fort (par exemple acides chlorhydrique, sulfurique, nitrique), d'une base forte (par exemple soude, potasse), d'un solvant (par exemple essence). Les brûlures se produisent lors de la manipulation de ces produits, ce sont donc les membres supérieurs et les zones éclaboussées (visage, yeux...) qui sont principalement intéressées, et lors de leur inhalation, ce qui affecte les poumons. En plus de la lésion tissulaire, le produit chimique va être absorbé par voie sanguine et engendrer des toxicités plus générales. Les exemples les plus fréquents sont l'ingestion de produits ménagers, tels que l'ammoniaque, par l'enfant curieux.

## Les énergies thermiques et phénomènes d'irradiation

### Le traumatisme thermique

Il génère des brûlures qui provoquent la destruction des cellules cutanées et des tissus sous-jacents.

Il existe plusieurs sortes de brûlures.

#### Les brûlures thermiques

Elles sont dues à un contact avec une source de chaleur. La gravité dépend de la durée d'exposition et de l'intensité de la source de chaleur. Les premières lésions cellulaires apparaissent dès 45 °C de façon graduée : débutant par un œdème, elles aboutissent à une nécrose cellulaire selon l'intensité de la température et la durée de l'exposition à la source de chaleur.

Les exemples les plus fréquents sont les brûlures provoquées par les retours de flammes, par les vapeurs chaudes, par les objets et liquides bouillants.

#### Les brûlures électriques

Elles sont dues à la mise en contact d'une partie du corps avec la source de conduction électrique. Elles provoquent des lésions de deux types :

- les lésions thermiques avec flash électrique et propagation du feu aux vêtements : ces brûlures sont comparables aux brûlures thermiques, provoquant des lésions internes inconstamment visibles de l'intérieur,

– les lésions électriques par contact direct avec la source de conduction, qui provoquent essentiellement une dépolarisation des cellules cardiaques et nerveuses ainsi qu'une tétanisation musculaire qui explique que la personne ne puisse pas lâcher la source de courant. Elles engendrent des défaillances vitales et la destruction des tissus locorégionaux (peau, nerfs, vaisseaux).

#### Les brûlures par irradiation

Elles sont dues à l'exposition à une source irradiante. Ce peut être l'exposition aux ultraviolets (coup de soleil) ou une irradiation provoquée (traitement par radiothérapie).

### Gravité des lésions

La gravité des lésions provoquées par les brûlures se calcule par l'évaluation de :

– l'étendue de la surface corporelle atteinte,

– la profondeur, c'est-à-dire l'atteinte des couches profondes de la peau,

– la localisation sur le corps, qui peut avoir un retentissement vital, fonctionnel et esthétique.

Cette évaluation aboutit à une classification des brûlures qui oriente le pronostic et la prise en charge thérapeutique.

#### Classification selon la surface

L'appréciation de la surface corporelle brûlée se calcule à l'aide de tables spéciales qui évaluent, en pourcentages, l'étendue et la localisation en fonction de l'âge.

**« La règle des neuf »** : 9 % pour la région céphalique, 9 % pour chaque membre supérieur, 18 % pour chaque membre inférieur (9 % par face), 18 % pour thorax-abdomen (9 % par face).

**La table de Lund et Browder** (tableau 1.I) est plus précise et tient compte des proportions de chacune de ces zones en fonction de l'âge (la tête de l'enfant est plus volumineuse, par rapport à son corps, que chez l'adulte).

| | 0-1 an | 1-4 ans | 5-9 ans | 10-15 ans | Adulte |
|---|---|---|---|---|---|
| Tête | 19 % | 17 % | 13 % | 10 % | 7 % |
| Cou | 2 % | | | | |
| Tronc ant. | 13 % | | | | |
| Tronc post. | 13 % | | | | |
| 1 fesse | 2,50 % | | | | |
| org. gen. ext. | 1 % | | | | |
| 1 bras | 4 % | | | | |
| 1 avant bras | 3 % | | | | |
| 1 main | 2,50 % | | | | |
| 1 cuisse | 5,50 % | 6,50 % | 8,50 % | 8,50 % | 9,50 % |
| 1 jambe | 5 % | 5 % | 5,50 % | 6 % | 7 % |
| 1 pied | 3,50 % | | | | |

**Tableau 1.I. Surfaces brûlées de Lund et Browder**

### Classification selon la profondeur[4]

L'évaluation de la profondeur est très difficile. Une hiérarchisation en degrés est proposée :

– 1er degré : simple érythème douloureux pendant 24 à 48 h, la peau est bien vascularisée,
– 2e degré superficiel : phlyctène séreuse au milieu d'une zone érythémateuse, douleurs importantes,
– 2e degré profond : phlyctène sur un sous-sol pâle, mal vascularisé, peu sensible au contact,
– 3e degré : escarre de coloration brune, parfois noire, indolore car les fibres sensitives sont détruites, et déprimée par rapport aux tissus voisins.

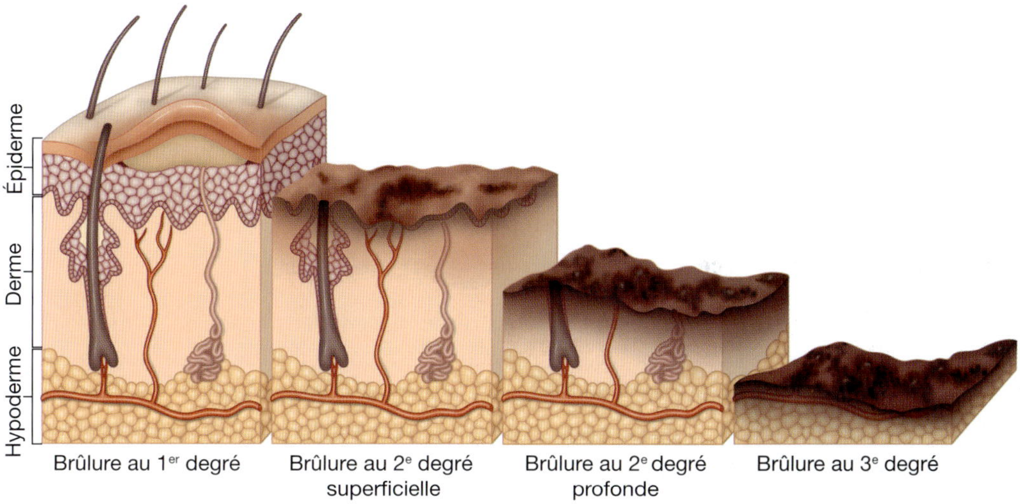


**Figure 1.3. Classification des degrés de brûlure**

### Classification selon la localisation, risque vital

La somme de l'âge et de la cotation de la surface brûlée indique le pronostic (« règle de Baux » : elle ne doit pas dépasser 100). La localisation met en jeu le pronostic vital, le tableau clinique le plus gravissime étant une localisation de la face faisant suspecter une brûlure pulmonaire.

### Les gelures

Ce sont des lésions localisées, causées par une exposition au froid (température inférieure à 0 °C). Les gelures sont classées selon leur gravité en fonction de leur aspect clinique et de leur évolution, allant de la pâleur et cyanose transitoires, aux lésions nécrotiques nécessitant l'amputation de la zone ou de la totalité du membre.

## Le mécanisme psychique du traumatisme

L'incident traumatique est subit, imprévu et fréquemment violent. Le contexte de son apparition, son intensité, et d'autres composantes individuelles éventuellement associées (tels que le vécu personnel, le lien avec un traumatisme ancien, la vulnérabilité psychologique de chaque

4 Castelain, Christofilis, Jayankura, Samaha et Zouaoui, Site de la Faculté de Médecine Paris VI, Question d'internat en orthopédie.

individu, etc.) déclenchent un ensemble de réactions en lien avec la mise en danger de la vie de l'individu.

Apparaissent alors des altérations du schéma psychique qui annihilent le sentiment de sécurité ressenti normalement par une personne, pour faire place à un sentiment de peur chronique. L'individu doit alors solliciter ses capacités psychocognitives pour gérer cet évènement « stressant ». Celui-ci s'accompagne d'un haut degré d'anxiété[5] motivée par la peur de la survenue d'un risque vital, la peur de la douleur, la peur du diagnostic et/ou du pronostic, la peur de l'hospitalisation et de la lourdeur du traitement...

Cette anxiété se manifeste de façon différente selon le patient et peut également concerner l'entourage. Certaines personnes peuvent manifester de l'agressivité, de l'agitation ou un repli sur soi, être prostrées et aréactives aux événements.

Si l'événement traumatique stressant est responsable d'une réaction émotionnelle qui dépasse les capacités de tolérance de l'individu, ce dernier mémorise une menace permanente qui peut être à l'origine de perturbations comportementales et sociales : l'état de stress post-traumatique.

La dimension psychologique des traumatismes est très subjective et les symptômes apparaissent progressivement. Les principaux sont les suivants.

### Le syndrome de répétition

La personne revit l'événement fréquemment. Ainsi, ressurgissent sans cesse de sa mémoire les images de la situation vécue. La victime ne parvient pas à parler d'autre chose que de cet évènement. La nuit elle revit les scènes traumatiques à travers des cauchemars.

### Le syndrome d'évitement

La personne dépense une grande énergie pour éviter de penser et de converser sur l'évènement traumatique. Elle fait des efforts pour éviter les situations associées au traumatisme, ce qui engendre une fatigue, une baisse d'intérêt du sujet pour ses activités habituelles, un repli sur soi et par conséquent des modifications du comportement socioprofessionnel et familial.

### Le syndrome d'hypervigilance anxieuse

Il se traduit pour la personne par un état d'alerte permanent. Elle ne différencie plus les situations neutres des situations dangereuses. Cela entraîne des réactions exagérées, des sursauts au moindre bruit, des troubles de la concentration, une altération du sommeil.

Peuvent en outre apparaître, associées ou non à ces syndromes, des manifestations plus courantes telles que :

- l'appréhension que le traumatisme se reproduise, ce qui restreint la personne dans ses activités, voire peut engendrer la dépendance,
- la crise d'angoisse aiguë, se manifestant par un état d'agitation et d'énervement constant, des sueurs, des palpitations et des troubles phobiques,
- les troubles psychosomatiques tels que des réactions cutanées à type d'eczéma, d'érythème, d'urticaire, d'ulcère gastrique, de perte de cheveux,
- les troubles du comportement alimentaire comme l'anorexie ou la boulimie,

5 L'anxiété est un sentiment de danger imminent et indéterminé s'accompagnant d'un état de malaise, d'agitation, de désarroi et d'anéantissement.

- les conduites addictives ou l'abus de consommation de substance, notamment l'alcool, la drogue, le tabac, les médicaments psychotropes…

Le processus traumatique est responsable de lésions physiques et génère chez le sujet et son entourage de l'anxiété. Certains traumatismes, parce que plus graves, sont à l'origine du processus traumatique dans son intégralité, c'est-à-dire qu'il associe des lésions physiques et psychiques. Ainsi les accidents de transport, les conflits armés, les actes terroristes peuvent provoquer chez la victime des troubles du comportement, et l'installation d'un état de stress post-traumatique invalidant.

## Points clés à retenir

- En réponse à une agression externe, l'organisme présente une succession de modifications physiques et psychologiques d'apparition et de gravité variables en fonction du mécanisme traumatique.
- On distingue les traumatismes physiques engendrés par une énergie mécanique, chimique, électrique, irradiante, thermique. Toute forme d'énergie physique en quantité suffisante peut entraîner des lésions tissulaires dès lors qu'elle dépasse le seuil de tolérance de l'organisme.
- En fonction du contexte d'apparition et de l'intensité du traumatisme, s'associe à ces lésions un stress post-traumatique responsable de troubles du comportement.
- Ainsi le processus traumatique complet génère des atteintes organiques et psychiques.

# LES CARACTÉRISTIQUES DU PROCESSUS

L'exposition à ces différentes énergies qui dépassent le seuil de tolérance de l'organisme est responsable de lésions diverses qui concernent différents organes.

## Les organes traumatisés

Le traumatisme est responsable d'une atteinte de l'intégrité physique de l'organisme. L'agent vulnérant provenant de l'extérieur, il est aisé de comprendre que le premier organe concerné est la peau. Cependant le traumatisme peut atteindre l'os et toucher les organes plus en profondeur engendrant des troubles et des défaillances organiques.

### La peau

Elle assure la protection de l'organisme. En effet, elle constitue une barrière contre les agressions de l'environnement et maintient une séparation entre le milieu intérieur et extérieur. Le traumatisme altère l'intégrité de ce revêtement cutané en provoquant des *plaies aiguës*. Cette rupture de la barrière cutanée favorise l'accès des micro-organismes pathogènes, responsables d'infection, dans l'organisme.

### L'os et l'appareil articuloligamentaire

Ils peuvent être lésés altérant ainsi la stabilité du squelette. Le traumatisme peut également impliquer les tissus mous sous-jacents comme les vaisseaux, les nerfs, les tendons et les muscles qui l'entourent, il peut aussi léser les articulations. Les lésions survenant dans le processus traumatique sont principalement des *fractures,* des *luxations* et des *entorses*.

### Les organes abdominaux et thoraciques

Ils sont protégés par le squelette, les muscles et la peau. Selon la profondeur du traumatisme, ils peuvent être impliqués dans des lésions et provoquer des *troubles plus généraux* en lien avec la physiologie et engendrer des *défaillances organiques*. Le pronostic est d'autant plus grave que le nombre d'organes atteints est élevé.

Tout traumatisme est responsable d'une lésion des vaisseaux de grade différent pouvant aller de l'hématome à l'hémorragie par section d'un gros vaisseau. La lésion traumatique est souvent sanglante, trois types de cas sont possibles :

- soit le sang est contenu autour de la zone lésée et sera visible par la présence d'un hématome sous-cutané,
- soit le sang s'écoule à l'extérieur par la plaie cutanée induite, c'est une hémorragie extériorisée,
- soit le sang s'écoule vers l'intérieur du fait de l'atteinte organique, c'est une hémorragie interne.

Dans les trois cas, la perte de sang peut être responsable de complications vitales, de défaillances organiques appelées états de choc.

## Les lésions provoquées

Plusieurs types de lésions peuvent apparaître. Ils varient selon le degré du choc, notamment selon qu'il est ou non imputable à une force excédant la résistance de l'organisme. Les principales lésions provoquées sont les suivantes.

### Une lésion

C'est une atteinte de la structure d'un tissu ou d'un organe sous l'action d'un traumatisme ou sous l'effet d'une pathologie.

### Une contusion[6]

C'est une lésion consécutive à un traumatisme fermé des parties molles. Elle entraîne, suivant la sévérité du traumatisme, une réaction inflammatoire transitoire, une infiltration sanguine (ecchymose ou hématome), voire une nécrose localisée. Une contusion peut avoir des conséquences graves et même fatales si elle atteint un parenchyme noble tel que le foie, la rate, le rein, le poumon, le pancréas, le cerveau. Une contusion musculaire peut entraîner des manifestations systémiques par libération de toxines dans le sang.

### Un hématome[7]

C'est un épanchement de sang collecté dans une cavité néoformée au sein d'un tissu ou entre des tissus. Il peut être spontané ou provoqué par un traumatisme, mais il est toujours la conséquence d'une rupture vasculaire. L'hématome tire sa gravité, s'il est très volumineux :

- de l'hémorragie interne dont il est la conséquence,

6 François Bounerias , *Encyclopédie Universalis.*

7 Idem

■ de sa situation, entraînant la compression d'un parenchyme noble (action de l'hématome extra- ou sous-dural sur le cerveau) voire sa destruction (cas de l'hématome intracérébral).

L'hématome se résorbe en général spontanément en quelques semaines, laissant un tissu fibreux cicatriciel pouvant entraîner des troubles locaux.

### Une plaie

C'est une rupture de la barrière cutanée.

### Une brûlure

C'est la conséquence d'un contact entre les tissus de l'organisme et une source d'énergie calorique. Les aires cutanées sont les principales atteintes, mais des organes internes sont parfois lésés sous l'action de l'absorption de liquide brûlant (œsophage), ou sous l'action de l'inhalation de gaz inflammables (trachée).

### Les lésions ostéo-articulaires

■ Une entorse : c'est l'atteinte ligamentaire et aponévrotique causée par un traumatisme de l'articulation qui a engendré un mouvement exagéré de l'articulation.

■ Une luxation : c'est le déplacement permanent de deux surfaces articulaires qui ont perdu leur rapport anatomique respectif.

■ Une fracture : c'est la rupture de la continuité d'un os sous l'effet d'un traumatisme ou d'une pathologie.

### Les amputations

Il s'agit d'une section complète ou partielle d'une partie du corps qui concerne principalement les membres. La section peut être franche ou par arrachement en fonction du mécanisme traumatique.

## Points clés à retenir

▶ Une agression externe porte atteinte à l'intégrité physique et psychique de la personne. Au niveau psychologique elle se manifeste par une série de réactions émotionnelles et comportementales. Au niveau physique, elle se caractérise par des atteintes cutanées, des atteintes de l'appareil locomoteur, des atteintes organiques pouvant avoir des répercussions systémiques responsables de défaillances organiques.

## L'EXAMEN CLINIQUE

Il vise à identifier les signes cliniques des lésions afin de permettre leur diagnostic.

Le processus traumatique provoque des lésions corporelles dont les grands symptômes, qui peuvent par ailleurs se retrouver dans d'autres processus, sont généralement : la douleur, l'impotence fonctionnelle, et selon la localisation et la gravité des lésions, la symptomatologie locale, locorégionale voire générale comme les défaillances organiques.

Les signes cliniques locaux ou locorégionaux regroupent l'ensemble des manifestations qui s'observent autour de la lésion (locales) ou à proximité (locorégionales).

Les manifestations générales sont celles qui se traduisent par des troubles systémiques, c'est-à-dire concernant l'organisme en général sans s'attacher à la localisation de la lésion. Les principaux symptômes concernent les manifestations neuropsychiques, les manifestations cardio-respiratoires, les manifestations cardio-vasculaires qui sont responsables de défaillances organiques.

### La douleur[8]

L'apparition de la douleur est fonction de la richesse en fibres nerveuses de la zone atteinte. Elle est parfois associée à des troubles de la sensibilité.

#### Définition et composantes

Quel que soit le mécanisme initiateur, la douleur constitue une expérience subjective complexe qui associe une origine lésionnelle et une perception émotionnelle.

L'International Association for the Study of Pain (IASP) définit la douleur comme « une expérience sensorielle et émotionnelle désagréable associée à un dommage tissulaire présent ou potentiel, ou décrite en termes d'un tel dommage ».

Ainsi la notion de douleur doit être comprise comme une relation entre différentes composantes.

**La composante sensorielle**

Elle correspond aux mécanismes neurophysiologiques qui permettent le décodage de la qualité (lancement, brûlure, torsion...), de la durée (brève, continue, récidivante...), de l'intensité ou de la localisation des messages nociceptifs.

**La composante affectivo-émotionnelle**

Elle confère à la douleur sa tonalité désagréable, agressive, pénible, insupportable. C'est la partie subjective du décodage de la douleur. Cette composante est déterminée par le contexte et la cause de la douleur. La signification que l'individu attribue à l'origine de la douleur va moduler sa perception.

**La composante cognitive**

Elle désigne l'ensemble des processus mentaux qui accompagnent la perception douloureuse et engendrent les réactions comportementales. Ainsi la signification que revêt le contexte douloureux peut être décisive sur le comportement qu'adopte la personne. Les significations négatives (perte d'estime de soi, perte d'emploi, perturbation de la vie sociale et familiale, etc.) ou

8 Institut UPSA de la douleur : www.institut-upsa-douleur.org, Dr Eric Boccard et Mme Valérie Deymier, « Pratique du traitement de la douleur », Institut UPSA, 2007.

positives (vie sauve, bonne considération du milieu social, etc.) engendrent des réactions différentes : demande d'attention, processus d'anticipation, manœuvre de diversion...

**La composante comportementale**

Elle englobe l'ensemble des manifestations verbales et non verbales observables chez la personne qui souffre : plaintes, mimiques, postures antalgiques (position qui vise à soulager la douleur)...

## Classification physiopathologique des douleurs

Il existe différents types de douleurs classées selon leur mécanisme physiopathologique, selon la durée d'évolution, selon le type de pathologie (maligne ou non maligne). Dans le processus traumatique, nous privilégions le classement selon le mécanisme physiopathologique et la durée d'évolution.

- **La douleur nociceptive** est d'origine somatique. La douleur correspond à une stimulation des terminaisons sensitives suite à l'effraction du tissu cutané. Exemples : l'incision chirurgicale, la lésion tissulaire, la douleur du mal perforant plantaire...
- **La douleur neurogène** est d'origine neurologique. La douleur est provoquée par une atteinte ou un dysfonctionnement du système nerveux périphérique et/ou central. Exemples : la douleur d'amputation, la douleur du zona, de la sciatique...
- **La douleur psychogène** est une douleur qui repose sur une sémiologie psychologique (description imprécise, luxuriante et variable de la douleur).

## Durée d'évolution de la douleur

**La douleur aiguë**

Elle est d'apparition récente, elle peut être considérée comme un signal d'alarme utile car elle déclenche une démarche diagnostique qui précise son origine somatique (ou non). Ainsi il est possible de mettre en œuvre rapidement un traitement étiologique. La douleur aiguë disparaît après la suppression de sa cause, elle répond habituellement bien au traitement antalgique classique.

Cependant, il est possible que la douleur aiguë devienne chronique. Une douleur due à des causes initiales traumatiques peut être perpétuée par des facteurs secondaires en lien avec la perception psychologique du traumatisme (anxiété, trouble du sommeil...) et la présence de pathologies séquellaires (lésions post-traumatiques, lombalgie, lésion nerveuse, déficience fonctionnelle, altération esthétique...).

**La douleur chronique**

C'est une douleur quotidienne pendant plus de 3 à 6 mois. Elle est plurifactorielle et a la particularité de se manifester par des symptômes inutiles et agressifs pour l'individu. Elle maintient le patient dans une relation soignant-soigné délicate du fait de la multiplication des consultations et des thérapeutiques successives dont l'efficacité ne le satisfait pas. Ce processus le maintient dans une détresse psychologique qui renforce son attention sur la douleur et l'amplifie. Il s'agit d'une maladie à part entière autoentretenue par les modifications comportementales et dépressives qu'elle entraîne.

## La démarche d'évaluation

L'évaluation de la douleur répond à trois questions.

■ **Quel est le type de douleur ?**

S'agit-il d'une douleur aiguë symptomatique, véritable signe d'alerte utile orientant le diagnostic, ou au contraire d'une douleur chronique qui traduit l'existence d'une séquelle ?

■ **Quel est le mécanisme générateur ?**

Origine nociceptive (lésion tissulaire), origine neuropathique (lésion nerveuse), origine psychogène ou idiopathique (il n'existe ni lésion tissulaire ni lésion nerveuse décelable).

■ **Quelle est l'intensité ?**

Pour répondre à cette question on utilise des outils appelés « échelles » qui permettent :

– soit une mesure globale : ainsi les échelles unidimensionnelles évaluent l'intensité de la douleur à partir d'une autoévaluation réalisée par le patient,

– soit une mesure multidimensionnelle : ainsi, les questionnaires qualitatifs apportent des éléments de précision sur la description de la douleur, ses répercussions affectives et dans les actes de la vie quotidienne : « questionnaire douleur Saint-Antoine » (QDSA), échelles comportementales.

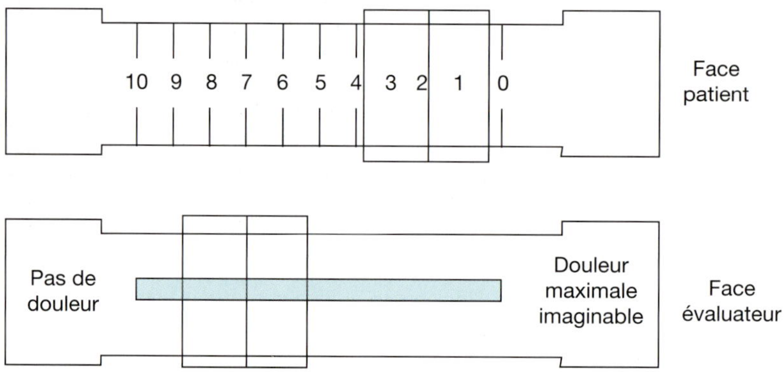


**Figure 1.4. Exemple d'échelle unidimensionnelle : l'échelle visuelle analogique**

| | | |
|---|---|---|
| A | Battements | ☐☐ |
| | Pulsations | ☐☐ |
| | Élancements | ☐☐ |
| | En éclairs | ☐☐ |
| | Décharges électriques | ☐☐ |
| | Coups de marteau | ☐☐ |
| B | Rayonnante | ☐☐ |
| | Irradiante | ☐☐ |
| C | Piqûre | ☐☐ |
| | Coupure | ☐☐ |
| | Pénétrante | ☐☐ |
| | Transperçante | ☐☐ |
| | Coups de poignard | ☐☐ |
| D | Pincement | ☐☐ |
| | Serrement | ☐☐ |
| | Compression | ☐☐ |
| | Écrasement | ☐☐ |
| | En étau | ☐☐ |
| | Broiement | ☐☐ |
| E | Tiraillement | ☐☐ |
| | Étirement | ☐☐ |
| | Distension | ☐☐ |
| | Déchirure | ☐☐ |
| | Torsion | ☐☐ |
| | Arrachement | ☐☐ |
| F | Chaleur | ☐☐ |
| | Brûlure | ☐☐ |
| G | Froid | ☐☐ |
| | Glacé | ☐☐ |
| H | Picotements | ☐☐ |
| | Fourmillements | ☐☐ |
| | Démangeaisons | ☐☐ |
| I | Engourdissement | ☐☐ |
| | Lourdeur | ☐☐ |
| | Sourde | ☐☐ |
| J | Fatigante | ☐☐ |
| | Énervante | ☐☐ |
| | Éreintante | ☐☐ |
| K | Nauséeuse | ☐☐ |
| | Suffocante | ☐☐ |
| | Syncopale | ☐☐ |
| L | Inquiétante | ☐☐ |
| | Oppressante | ☐☐ |
| | Angoissante | ☐☐ |
| M | Harcelante | ☐☐ |
| | Obsédante | ☐☐ |
| | Cruelle | ☐☐ |
| | Torturante | ☐☐ |
| | Suppliciante | ☐☐ |
| N | Gênante | ☐☐ |
| | Désagréable | ☐☐ |
| | Pénible | ☐☐ |
| | Insupportable | ☐☐ |
| O | Énervante | ☐☐ |
| | Exaspérante | ☐☐ |
| | Horripilante | ☐☐ |
| P | Déprimante | ☐☐ |
| | Suicidaire | ☐☐ |

| 0 | 1 | 2 | 3 | 4 |
|---|---|---|---|---|
| Absent<br>Pas du tout | Faible<br>Un peu | Modéré<br>Moyennement | Fort<br>Beaucoup | Extrêmement fort<br>Extrêmement |

1^er^ case = cocher
2^e^ case = numéroter

de A à I : critères sensoriels
de J à P : critères affectifs

**Figure 1.5. Exemple d'échelle qualitative : échelle QDSA**

| | | |
|---|---|---|
| **1. Plaintes somatiques** | Pas de plainte<br>Plaintes uniquement à la sollicitation<br>Plaintes spontanées occasionnelles<br>Plaintes spontanées continues | 0<br>1<br>2<br>3 |
| **2. Positions antalgiques au repos** | Pas de position antalgique<br>Le sujet évite certaines positions de façon occasionnelle<br>Position antalgique permanente et efficace<br>Position antalgique permanente inefficace | 0<br>1<br>2<br>3 |
| **3. Protection des zones douloureuses** | Pas de protection<br>Protection à la sollicitation n'empêchant pas la poursuite de l'examen ou des soins<br>Protection à la sollicitation empêchant tout examen ou les soins<br>Protection au repos, en l'absence de toute sollicitation | 0<br>1<br>2<br>3 |
| **4. Mimique** | Mimique habituelle<br>Mimique semblant exprimer la douleur à la sollicitation<br>Mimique semblant exprimer la douleur en l'absence de toute sollicitation<br>Mimique inexpressive en permanence et de manière inhabituelle | 0<br>1<br>2<br>3 |
| **5. Sommeil** | Sommeil habituel<br>Difficultés d'endormissement<br>Réveils fréquents (agitation motrice)<br>Insomnie avec retentissement sur les phases d'éveil | 0<br>1<br>2<br>3 |
| **6. Toilette et/ou habillage** | Possibilités habituelles inchangées<br>Possibilités habituelles peu diminuées (précautionneux mais complet)<br>Possibilités habituelles très diminuées, toilette et/ou habillage étant difficiles et partiels<br>Toilette et/ou habillage impossibles, le malade exprimant son opposition à toute tentative | 0<br>1<br>2<br>3 |

**Figure 1.6. Exemple d'échelle comportementale : échelle Doloplus 2**

### Le schéma thérapeutique

Les critères de choix des traitements reposent sur la nature, le mécanisme et l'intensité de la douleur.

#### Pour les douleurs nociceptives

L'Organisation mondiale de la santé (OMS) prévoit trois paliers thérapeutiques :

- **palier 1** : paracétamol (*Doliprane*, *Efferalgan*, etc.),
- **palier 2** : codéine (*Codoliprane*, *Efferalgan codéiné*, etc.), tramadol (*Contramal*, *Topalgic*, *Ixprim*, etc.)
- **palier 3** : opioïdes forts (Morphine, Actiskenan, Moscontin, Skenan, Durogésic).

#### Pour les douleurs neurogènes

Deux classes thérapeutiques sont utilisées :

- antidépresseurs : tricyclique (*Laroxyl*), clomipramine (*Anafranil*),
- antiépileptiques : carbamazépine (*Tégrétol*), clonazépam (*Rivotril*), gabapentine (*Neurontin*).

#### Pour les douleurs psychogènes

Le recours aux médicaments psychotropes et la psychothérapie peuvent avoir une action bienfaisante.

Classiquement, les douleurs induites par les lésions tissulaires sont des douleurs de type nociceptif, c'est-à-dire correspondant à une stimulation des terminaisons sensitives suite à l'effraction du revêtement cutané. La douleur peut parfois être neurogène ou mixte, c'est-à-dire associant ces deux mécanismes douloureux.

Le contexte psychologique est à considérer notamment pour comprendre le ressenti et l'expression de la douleur dans des contextes particuliers : les plaies affectant le visage, les lésions d'évolution chronique, les atteintes cancéreuses, les amputations...

## L'impotence fonctionnelle

L'impotence fonctionnelle est la difficulté voire l'impossibilité absolue d'effectuer un mouvement volontaire d'un membre ou d'un segment de membre. Elle survient après un traumatisme qui désorganise l'architecture anatomique du membre en perturbant sa fonction. Elle se rencontre lors d'une lésion articulaire (entorse, luxation) ou lors d'une fracture, traumatismes responsables d'une modification des rapports anatomiques.

L'impotence peut être totale ou relative c'est-à-dire interdisant certains mouvements. L'impotence caractéristique de l'entorse de la cheville se manifeste par une impossibilité de poser le pied au sol immédiatement après le traumatisme, cette impotence disparaît à chaud et la personne reprend la marche. Puis, il lui est à nouveau impossible de poser le pied. L'impotence fonctionnelle est dite relative.

Parfois, l'impotence fonctionnelle est le symptôme révélateur d'une défaillance organique : lésion de la moelle épinière par exemple, elle peut être irréversible. L'impotence fonctionnelle peut aussi être induite par un trouble de la motricité et de la sensibilité.

## Les défaillances organiques[9]

Le processus traumatique atteint différents organes. La peau est le premier organe atteint ; les os, mais également les organes situés dans les cavités naturelles, peuvent être lésés.

La lésion d'un organe profond est responsable de troubles divers, spécifiques à l'organe lésé et à la fonction qu'il assure. Quels que soient sa localisation et son mécanisme d'apparition, le bilan lésionnel réalisé à l'examen clinique met d'une part en évidence la lésion cutanée ou osseuse visible (plaie, fracture...), et d'autre part recherche une lésion et/ou contusion viscérale en rapport avec la localisation du choc traumatique.

La lésion d'un organe est révélée par la réponse des tissus constitutifs de l'organe au traumatisme. La contusion de l'organe sous l'énergie du traumatisme provoque la formation d'un hématome qui peut se résorber progressivement, ou provoquer une compression à l'intérieur de l'organe responsable de sa défaillance ou de sa destruction. L'objet vulnérant a lésé des vaisseaux, des nerfs – ce qui provoque une réponse de l'organisme pour s'adapter à cette situation d'hypoperfusion et d'hypo-oxygénation tissulaire : c'est l'état de choc.

### L'état de choc

L'état de choc est ainsi défini comme une défaillance circulatoire aiguë altérant la délivrance de l'oxygène au niveau cellulaire. L'oxygénation est alors insuffisante pour assurer les besoins métaboliques, ce qui provoque des changements cellulaires au niveau microvasculaire, cardiovasculaire, endocrinien et tissulaire (au niveau de tous les organes).

9 Voir volume à paraître sur les processus dégénératifs défaillances organiques.

L'état de choc affecte donc trois composantes, mises en relation :

– le cœur qui agit comme le moteur du système,

– le volume sanguin circulant qui agit comme un liquide hydraulique,

– les vaisseaux qui agissent comme la tuyauterie.

Sachant que le travail cardiaque dépend du volume sanguin, de la résistance des artères et de l'état de contractilité du myocarde, on distingue classiquement trois tableaux de choc, qui sont détaillés ci-après.

#### Le choc hypovolémique

L'hypovolémie est réelle. C'est une diminution du volume sanguin par fuite du sang à l'extérieur du réseau vasculaire (hémorragie). S'il n'est pas traité rapidement, il évolue vers un arrêt cardiaque par désamorçage du cœur.

#### Le choc cardiogénique où l'insuffisance cardiaque

Il s'agit d'une altération de la pompe cardiaque, qui peut être due à un effondrement de la contractilité du myocarde – c'est le cas de l'infarctus du myocarde –, ou à un obstacle au remplissage des ventricules, comme dans l'embolie pulmonaire.

#### Le choc vasoplégique

En relation avec l'anomalie du tonus vasculaire. Ce choc survient lorsque le contenant vasculaire – le réseau veineux et artériel –, est plus important que le volume de sang circulant. Il en résulte une baisse du débit cardiaque et donc de la pression artérielle, mais il n'existe pas de perte sanguine. Ce choc se rencontre lorsqu'il y a :

– une altération du système nerveux sympathique qui contrôle les muscles lisses des vaisseaux : lésion de la moelle épinière = choc neurogénique,

– une libération de substances vasodilatatrices : infections sévères = choc septique,

– une cause psychogène dépendant du système parasympathique via le nerf vagal : malaise vagal.

### Les défaillances organiques

Les manifestations générales sont également fonction de la localisation du traumatisme.

Si l'état de choc n'est pas systématique, le bilan lésionnel cherche à dépister les principaux symptômes, à savoir les troubles respiratoires, cardio-vasculaires et neurologiques.

#### Les troubles respiratoires

Ils revêtent différentes formes cliniques, de la simple gêne respiratoire liée à une contusion costale, jusqu'à la détresse respiratoire (lésion de la moelle épinière). Ces troubles respiratoires s'observent en général dans les traumatismes du thorax, les traumatismes crâniens et du rachis. Ils peuvent être responsables d'arrêt cardiaque par hypoxie.

#### Les troubles cardio-vasculaires

Ils sont surtout révélateurs d'une hémorragie et s'observent lors de lésions internes des organes et de lésions des vaisseaux.

#### Les troubles neurologiques

Ils revêtent différentes formes. Des troubles du comportement et de la vigilance peuvent être liés à la douleur, au contexte traumatique, mais peuvent être révélateurs d'une souffrance cérébrale. On peut observer de la torpeur, de l'agitation, de la somnolence, de la désorientation temporo-spatiale. L'apparition de certains troubles neurologiques révèle des atteintes du système nerveux (traumatismes crâniens ou médullaires). Les signes observés sont alors des paralysies motrices, perte de la sensibilité, coma, convulsions, perte de conscience. Parmi l'ensemble de ces signes cliniques, la perte de conscience représente un danger vital du fait des troubles ventilatoires qu'elle entraîne et du risque d'inhalation pulmonaire secondaire.

## Points clés à retenir

▶ L'examen clinique met en évidence les signes systématiquement retrouvés lors d'un traumatisme physique. Il s'agit de la douleur pour laquelle il faudra obligatoirement procéder à une évaluation et à son soulagement, une impotence fonctionnelle totale ou relative selon la localisation de la lésion, des défaillances tissulaires et/ou organiques en lien avec le mécanisme traumatique.

▶ Dans certains cas, le choc traumatique est responsable d'un état d'hypoperfusion généralisée qui entraîne une hypoxie cellulaire, c'est l'état de choc, dont la prise en charge est une urgence vitale.

## LES EXAMENS COMPLÉMENTAIRES

Ils visent à identifier des signes autres que les signes cliniques, et donner ainsi des indications sur les perturbations organiques.

Le diagnostic d'un traumatisme repose sur l'examen clinique, complété par l'imagerie médicale qui permet d'obtenir des images de l'intérieur du corps et d'identifier avec précision les lésions internes. Si ces examens complémentaires sont particulièrement indiqués en traumatologie, leur utilisation dans d'autres processus se conçoit aisément dès lors qu'il est nécessaire d'obtenir des images internes du corps humain.

Les techniques d'imagerie sont nombreuses, et font appel à différents principes. Parmi les plus utilisées notons :

- la radiographie et le scanner qui utilisent les rayons X,
- l'échographie qui exploite la propagation des ultrasons,
- l'imagerie par résonance magnétique (IRM) qui utilise le principe de la résonance magnétique,
- l'artériographie,
- la scintigraphie, qui repose sur l'utilisation des propriétés de molécules radioactives introduites dans l'organisme – mais cette dernière n'est pas un examen de prédilection en traumatologie.

L'ensemble de ces examens facilite le diagnostic et le pronostic des lésions associées.*

### La radiographie

Les rayons X sont des ondes qui ont la propriété de traverser le corps humain, où ils seront plus ou moins atténués suivant la densité des structures. Les rayons sont absorbés par les substances denses, solides (l'os) : l'image apparaît blanche. A l'inverse, les rayons qui vont traverser le corps ou une structure aérée (estomac, poumons) provoquent une image noire. Il est possible de visualiser ces structures perméables aux rayons X en utilisant un produit de contraste opaque (iode, baryum).

L'examen est indolore car les rayons X ne créent pas de sensation en traversant le corps. La dose utilisée est très faible, correspondant au rayonnement naturel en 10 jours. Cependant, des précautions sont prises afin de réduire l'exposition aux rayons X au niveau de certains organes de l'abdomen et du pelvis. En effet, si elles se multiplient, ces radiations peuvent générer des pathologies. L'examen radiographique est contre-indiqué lors de la grossesse.

## Le scanner (tomodensitométrie)

Le scanner ou tomodensitométrie explore le corps humain en établissant des images tridimensionnelles de coupe d'organes ou de tissus (os, muscles, vaisseaux). Il utilise les rayons X. Les images obtenues permettent de visualiser une modification de volume ou une anomalie de structure.

## L'échographie

L'échographie, appelée aussi sonographie, utilise les ondes sonores à haute fréquence pour obtenir des images de l'intérieur du corps. La visualisation et l'enregistrement des images se font en temps réel permettant ainsi de capturer le mouvement des tissus internes et des organes, de visualiser le flux sanguin à l'intérieur des vaisseaux. Lorsque l'objet de l'exploration porte sur les liquides, il s'agit d'un écho-doppler.

## L'imagerie par résonance magnétique (IRM)

L'imagerie par résonance magnétique (IRM) repose sur l'émission d'ondes qui passent à travers un champ magnétique et font résonner les atomes d'hydrogène présents dans les tissus. Les images obtenues permettent de visualiser la structure anatomique du volume du corps, en particulier des « tissus mous » tels que le cerveau, la moelle épinière, les viscères, les muscles ou les tendons.

## L'artériographie

Cet examen nécessite l'injection dans les artères d'un produit opaque aux rayons X de manière à bien visualiser l'ensemble du réseau artériel.

L'artériographie peut être réalisée au niveau des artères des membres supérieurs, des membres inférieurs et des artères de la tête. L'injection du produit se réalise après avoir monté une sonde jusqu'à l'artère à opacifier. Après injection, le produit se diffuse dans le réseau artériel qui devient visible et le médecin peut procéder aux différents clichés.

Il s'agit d'un examen invasif, qui peut être utilisé à des fins diagnostiques ou interventionnelles. Il nécessite le plus souvent une hospitalisation de 24 heures.

### Les explorations biologiques

Différents examens sanguins sont demandés pour apprécier le fonctionnement des organes et mesurer les perturbations et troubles électrolytiques existants. L'ionogramme sanguin analyse la concentration en électrolytes et évalue l'équilibre électrolytique intérieur. La numération formule sanguine-plaquette ou hémogramme est l'analyse quantitative [numération] et qualitative [formule] des éléments figurés du sang.

## LES PROCESSUS DE RÉPARATION[10]

Les traumatismes peuvent altérer l'intégrité de la barrière cutanée et organique, léser le tissu osseux. L'organisme dispose de capacités physiologiques naturelles qui lui permettent de réparer certaines lésions tissulaires. Ce mécanisme est induit par une réaction inflammatoire et une réponse immunitaire spécifique au niveau des tissus. La réparation tissulaire consiste en une régénération, c'est-à-dire un remplacement du tissu lésé par des cellules identiques à celles d'origine.

Il s'agit, pour la peau et les organes, du processus de *réparation*, et pour le tissu osseux du processus de *consolidation*. Le processus de réparation est complexe et aboutit à la cicatrisation, c'est-à-dire à la formation d'un nouveau tissu aussi proche que possible du tissu initial. Le processus de consolidation osseuse est tout aussi complexe, et consiste en un enchaînement de phases qui permettent à la matrice osseuse de se reconstituer au niveau du foyer de fracture pour redonner à l'os sa résistance et sa fonctionnalité.

Les tissus très spécialisés, comme les cellules nerveuses du système nerveux central, les cellules du muscle cardiaque, ne peuvent pas se régénérer. Ainsi, les lésions de ces tissus engendrent une perte de fonction.

La connaissance de ces phénomènes physiologiques guide le choix des stratégies thérapeutiques et des moyens médicamenteux à privilégier pour respecter ces phénomènes naturels. Les orientations thérapeutiques vont avoir pour objectifs d'amplifier ou de suppléer ces processus physiologiques de réparation tissulaire.

### Points clés à retenir

- Selon le type de lésion, notre organisme a la faculté, par un processus physiologique, de réparer ses tissus lésés. Ce processus se déroule en plusieurs étapes et sollicite, entre autres, les cellules inflammatoires et génératrices du tissu concerné.

10 Ces notions seront étudiées dans les chapitres concernés [lésions cutanées, lésions osseuses].

## LES AXES THÉRAPEUTIQUES

La prise en charge du traumatisé s'effectue en trois périodes. Une prise en charge sur les lieux de l'accident par les équipes médicales de secours mobiles (SMUR) et une prise en charge dans les structures de soins hospitaliers. Enfin, un troisième temps consiste à dispenser des soins de rééducation et de réinsertion.

### La prise en charge sur le lieu de l'accident

Il s'agit d'une prise en charge d'urgence effectuée par les équipes de secours mobiles pour dispenser les soins vitaux sur le lieu de l'accident, avec éventuellement une réanimation. Le traumatisé est ensuite orienté vers un centre hospitalier spécifique. Le patient y est attendu et l'équipe hospitalière pluridisciplinaire permet la mise en œuvre rapide des soins en priorisant la réanimation symptomatique (cardiorespiratoire, ventilatoire, métabolique, et la sédation). (Se référer, pour plus de précision, au chapitre 6 sur le polytraumatisé, et au volume *Soins d'urgence*.)

### Prise en charge hospitalière

Le traitement des lésions traumatiques combine plusieurs stratégies de prise en charge qui sont liées aux processus physiologiques de réparation tissulaire. En effet, les mesures thérapeutiques ne seront efficaces que si l'agent causal est levé et si le terrain ou le lit de la plaie est propice au bon déroulement de ce processus physiologique. Pour y parvenir, différents moyens d'assistance à la réparation tissulaire peuvent être utilisés.

- Le traitement chirurgical favorise, enclenche le processus de réparation des différents tissus lésés. Il prépare le lit de la plaie pour favoriser la réparation physiologique. Il peut s'agir d'exérèse de tissus nécrosés, de suture de berges, de pose de matériel d'ostéosynthèse.
- Le traitement orthopédique maintient les fragments osseux dans un axe anatomique tout au long des différentes phases de réparation. il constitue le moyen de contention (bandage, plâtre, attelle),
- Les traitements médicamenteux sont utilisés pour soulager la douleur, combattre et/ou prévenir l'infection, prévenir ou agir sur les complications générales associées, restaurer le terrain et rétablir les conditions nécessaires à la réparation tissulaire (traiter les défaillances organiques, etc.).
- Les techniques de pansements spécifiques amplifient ou suppléent le processus de réparation,
- Les techniques de rééducation et de réadaptation sont proposées à distance de la phase aiguë pour faciliter la réinsertion : kinésithérapie, ergothérapie, psychomotricité, psychologie, réinsertion sociale.

### La prévention du tétanos

Trois conditions sont nécessaires au développement du tétanos :

- la présence dans le milieu ambiant, surtout la terre et les poussières, de spores ou d'éléments végétatifs,
- leur pénétration dans les tissus réalisée par une ouverture du revêtement cutané,

■ l'abaissement de la tension d'oxygène dans le tissu cellulaire, condition essentielle pour la germination des spores.

Le risque de développer le tétanos en France est faible du fait de la couverture vaccinale. Cependant, le suivi vaccinal est parfois négligé. Aussi, devant une plaie traumatique, il convient d'évaluer le risque tétanigène et de s'assurer du statut vaccinal du sujet. L'évaluation du risque porte sur l'existence d'une des conditions précitées. Il porte donc sur la probabilité d'un contact direct ou indirect avec des particules telluriques. Cette évaluation tient compte des circonstances et du mécanisme de la plaie, du lieu de survenue du traumatisme (à la campagne, à l'extérieur, à l'intérieur).

Les conduites à tenir pour la prévention du tétanos reposent sur l'identification du niveau de risque et de la couverture vaccinale. Il faut différencier les plaies à risque faible et celles à risque élevé.

■ Plaie à risque faible : absence de contact avec des particules telluriques susceptibles de contenir des spores tétaniques : blessure au domicile par exemple.

■ Plaie à risque élevé : existence d'un contact avec la terre ou des particules telluriques : blessure survenue à l'extérieur en jardinant, plaie survenue dans un local de bricolage, lors d'épluchage de légumes non lavés, morsures, griffures, accident de la voie publique, etc., ou encore plaies chroniques.

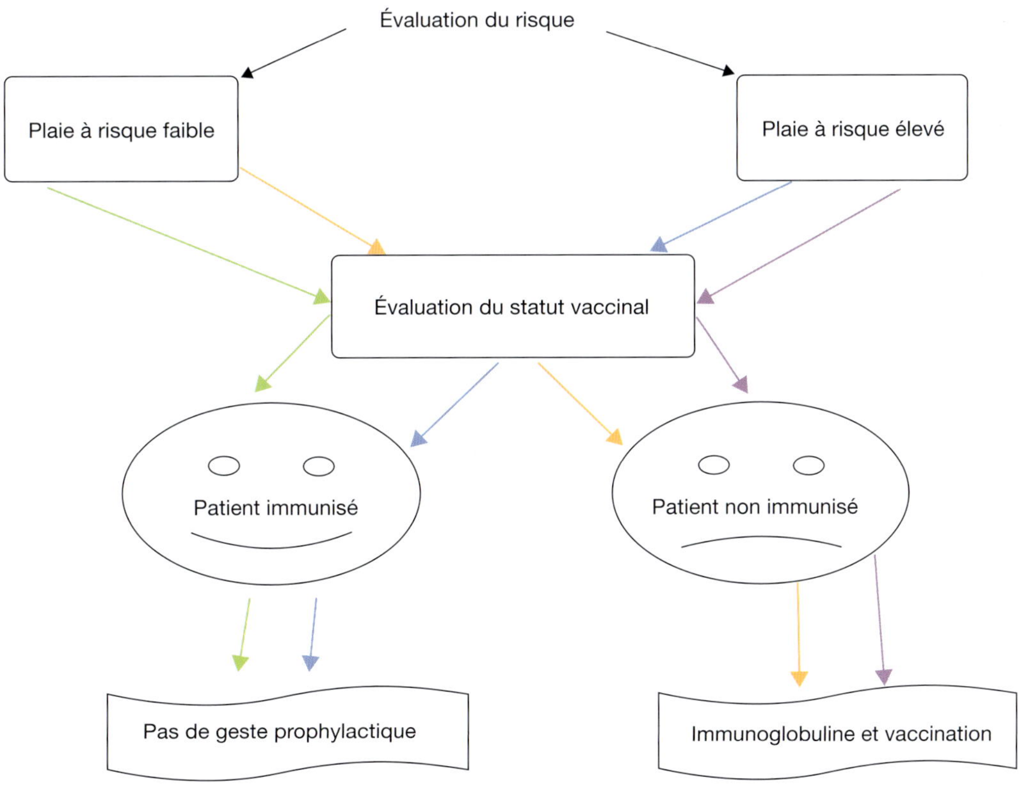


**Figure 1.7. Illustration de la prévention antitétanique**

## La prise en charge en rééducation

C'est la dernière phase du traitement concernant les traumatisés qui va conduire à la prise en charge des séquelles somatiques et psychiques pour permettre la réinsertion sociale et professionnelle. Elle peut s'étendre sur plusieurs mois et comporte des soins de natures très variées.

### La rééducation fonctionnelle

En lien avec l'impotence et/ou la perte de capacités. Elle vise à apprendre au patient à utiliser ou trouver des stratégies lui redonnant le maximum d'autonomie.

### La rééducation motrice

En lien avec les traumatismes de l'appareil musculo-articulo-squelettique. Elle vise à lever l'impotence fonctionnelle et permettre la récupération du mouvement et de la posture, par différents moyens comme la kinésithérapie, la balnéothérapie. La kinésithérapie peut être utilisée pour la prise en charge des séquelles de certains traumatismes thoraciques.

### La rééducation neurologique

En lien avec les séquelles neurologiques et neuropsychiques des traumatismes crâniens principalement (aphasie, troubles de l'audition, etc.), elle fait appel à l'orthophonie, la psychomotricité.

## Points clés à retenir

- La prise en charge d'une victime d'un traumatisme s'effectue en plusieurs temps. Elle débute systématiquement par une prise en charge d'urgence du fait de la survenue accidentelle, soit dans les services d'urgences, soit sur les lieux de l'accident par les services mobiles d'urgences et réanimation.
- Puis, elle combine plusieurs possibilités thérapeutiques médicales et/ou chirurgicales répondant à la spécificité du tissu atteint et à la caractéristique de la lésion.
- La prise en charge d'une lésion cutanée s'associe systématiquement à une évaluation du risque tétanique et de sa prévention en fonction du statut vaccinal du sujet.
- La prise en charge se termine par une période de rééducation et parfois, de réadaptation et de réinsertion permettant à la victime de s'approprier une stratégie d'adaptation à son état post-traumatique et de reprendre le continuum de sa vie.

## CONSÉQUENCES

Le traumatisme engendre des conséquences qui bouleversent de façon temporaire ou définitive la vie quotidienne de la personne et de son entourage. Les altérations peuvent, selon leur degré de gravité, avoir plusieurs conséquences, voire se cumuler.

### Les conséquences fonctionnelles

Elles sont en lien avec les lésions mais également avec les traitements. Il peut s'agir d'une altération momentanée de la mobilité (la personne est immobilisée le temps de la réparation de la fracture), d'une altération physique définitive (boiterie permanente, douleur chronique, amputation, handicap moteur par lésion de moelle épinière, pertes des fonctions manuelles, plaie chronique...).

### Les conséquences esthétiques

Elles sont en lien avec les modifications corporelles induites par les cicatrices, les déformations irréversibles, les modifications du corps et de la posture.

### Les conséquences psychologiques

En dehors du stress post-traumatique, la personne doit recouvrer son autonomie, trouver des stratégies d'adaptation à son état pour retrouver une qualité de vie satisfaisante, pour accepter les altérations de son image corporelle le cas échéant, et les invalidités ou séquelles fonctionnelles et/ou esthétiques.

### Les conséquences sur la qualité de vie

Elles sont liées aux capacités physiques, à la douleur et aux symptômes persistants liés à l'affection ou à son traitement, à l'état psychologique et aux relations sociales de la personne, mais également à la réussite des actions entreprises. La mesure de la qualité de vie est un indice de santé majeur qui reflète la perception individuelle de son état de santé.

L'OMS (1994) définit la qualité de vie comme « la perception qu'a un individu de sa place dans l'existence, dans le contexte de la culture et du système de valeurs dans lequel il vit, en relation avec ses objectifs, ses attentes, ses normes et ses inquiétudes ». C'est une notion subjective qui nécessite une remise en question des approches thérapeutiques puisqu'il convient de proposer une prise en charge holistique de la personne et non pas seulement une prise en charge de son affection.

### Les conséquences socio-économiques

Elles sont en lien avec les incidences économiques collectives et individuelles de la prise en charge.

- **Les incidences économiques collectives** regroupent les frais inhérents au coût des soins, des matériels spécifiques pour les traitements et l'investissement dans la prévention.
- **Les incidences économiques individuelles** rassemblent les pertes de revenus occasionnés par les arrêts de travail de longue durée, par la perte de travail ou l'incapacité de travailler, par le coût des frais non pris en charge par la protection sociale, par les préjudices...

Les lésions traumatiques ont un impact important sur le plan psychologique et social et donc retentissent sur la qualité de vie de la personne.

## Points clés à retenir

▶ Selon la gravité du traumatisme, la victime peut présenter des séquelles altérant sa qualité de vie du fait des conséquences fonctionnelles, esthétiques et psychologiques. Par ailleurs, un traumatisme a des incidences socio-économiques collectives et individuelles qui justifient la mise en œuvre par les pouvoirs publics de différentes préventions.

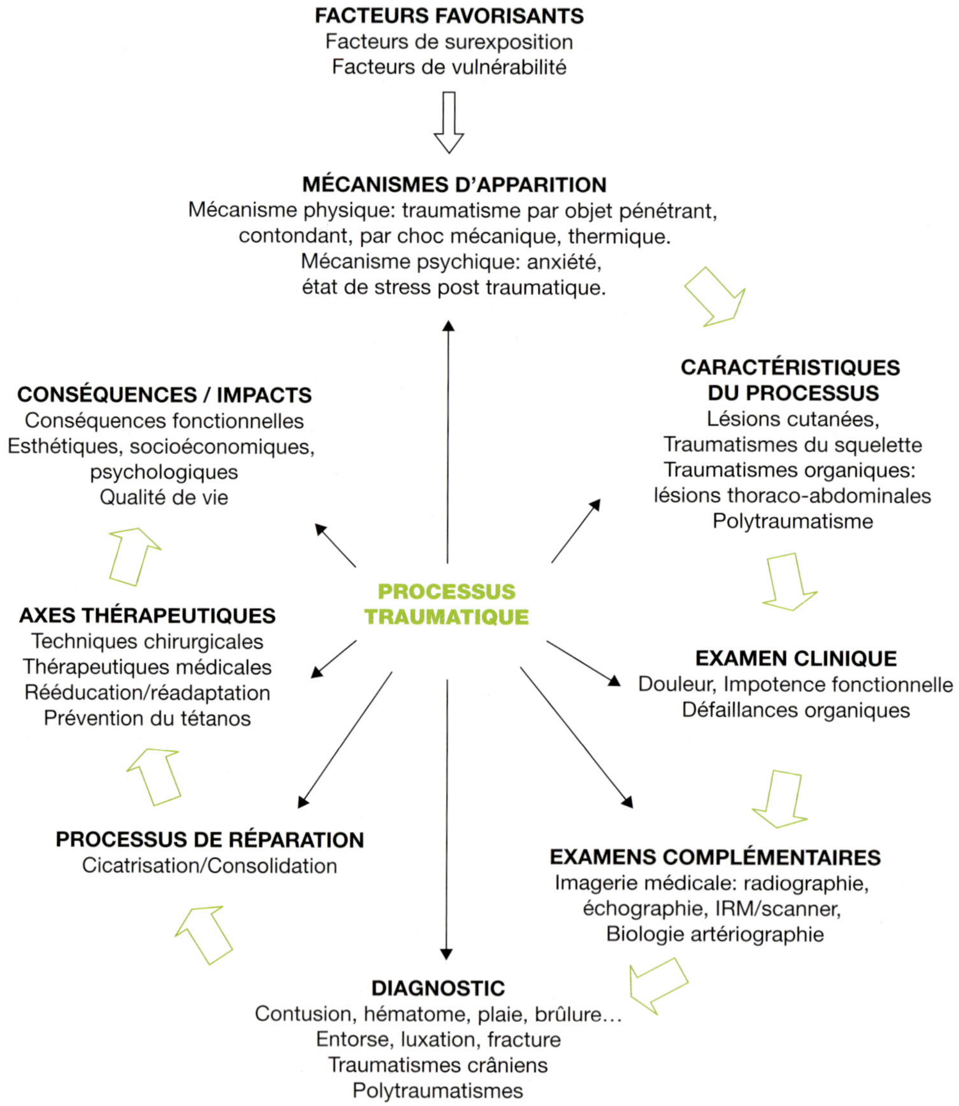


**Figure 1.8. Synthèse du processus traumatique**

# PRÉVENTION DES RISQUES DANS LE CONTEXTE TRAUMATIQUE

Les traumatismes représentent 9 % de la mortalité à l'échelle mondiale, ce qui représente un peu plus de cinq millions de décès dans le monde. Les traumatismes entraînent, outre les décès, de nombreuses hospitalisations, des centaines d'admissions aux urgences et des milliers de rendez-vous chez le médecin. Une grande partie des personnes qui survivent à un traumatisme souffrent d'une incapacité temporaire ou permanente qui nécessite des soins et des prises en charges spécifiques onéreuses.

Devant un tel constat, les pouvoirs publics et les organisations sanitaires agissent pour diminuer leur prévalence.

Ainsi, de nombreuses mesures ont été proposées et adoptées pour atténuer leur survenue et leurs conséquences mais également pour améliorer la qualité de vie des personnes atteintes d'incapacité post-traumatique.

Différents organismes d'État réalisent des démarches pour améliorer le recueil de données, élaborer des approches scientifiques de la prévention, faciliter la réadaptation, faire connaître les actions qui ont fait la preuve de leur efficacité, sensibiliser la population et la responsabiliser.

Les mesures les plus répandues sont :

- le port de la ceinture de sécurité et du casque, la limitation du taux d'alcoolémie autorisé pour les conducteurs afin de prévenir les accidents de la circulation,
- l'utilisation de récipients sécurisés pour éviter les intoxications d'enfants,
- les aménagements de nature à éviter les chutes des personnes âgées à leur domicile,
- la pose de barrières autour des piscines pour réduire les risques de noyade, etc.

Les traumatismes surviennent au cours des différentes activités humaines, et chacune d'entre elles donne aux accidents des particularités quant à la topographie, la nature et la gravité des lésions ; les campagnes d'information préventive sont donc adaptées à chaque catégorie d'accident.

## Les accidents de la vie quotidienne

Les accidents domestiques sont responsables de lésions résultant d'erreurs de comportement, d'ignorance, d'imprudence et d'inadéquation en termes de sécurité avec l'environnement.

De gravité variable, les accidents revêtent des formes spécifiques au milieu urbain et rural qui se rajoutent aux lésions habituellement rencontrées telles que les intoxications, les brûlures, les chutes de sa hauteur, les plaies par objets tranchants et les simples contusions.

En milieu urbain, les formes spécifiques sont en lien avec l'apparition de nouvelles technologies mal maîtrisées par les usagers. On trouve des lésions comme les écrasements par portes automatiques, les défenestrations en lien avec les conditions d'habitation en hauteur, les balcons mal sécurisés...

En milieu rural, il s'agit de chutes de grande hauteur, de chutes d'arbre, d'échelle, de toiture, de lésions graves provoquées par l'utilisation d'appareils tranchants (tronçonneuse par exemple), de morsures d'animaux...

Dans cette catégorie on retrouve également les traumatismes liés aux loisirs. Ces traumatismes augmentent chaque année d'une façon considérable sans que de véritables mesures de prévention puissent être mises en place car chaque activité de loisirs possède ses propres règles de sécurité. La survenue des accidents met en évidence un défaut de formation, d'encadrement et de prise en compte des impératifs de sécurité chez le néophyte mais également chez le sujet entraîné.

L'Institut national de prévention et d'éducation à la santé (Inpes) a recensé que 57 % des accidents de la vie courante affectent les enfants entre 0 et 16 ans. Ces accidents surviennent à majoritairement l'intérieur de l'habitat. S'ils sont, pour une majorité, sans conséquence, d'autres en revanche laissent des séquelles. Cependant les dangers de la maison sont mal identifiés et la connaissance des mesures préventives est insuffisante.

Les pouvoirs publics, l'assurance-maladie et l'Inpes lancent des campagnes de prévention dont les objectifs sont d'aider les parents à adopter les réflexes pour ne pas mettre leur enfant en danger, à assumer leur rôle d'éducateur, à les sensibiliser sur les mesures de sécurité, à prendre conscience des dangers potentiels dans une maison.

## Les accidents du travail

Ils peuvent engendrer tous les types de traumatismes étudiés dans cet ouvrage mais présentent des niveaux de gravité divers en fonction du type d'activité. Globalement, les traumatismes liés au travail sont plutôt réduits en raison de l'importance des mesures de prévention, des obligations réglementaires en matière de sécurité adaptées à chaque type d'industrie, voire à chaque poste de travail à risque.

L'Institut national de recherche et de sécurité pour la prévention des accidents du travail et des maladies professionnelles (INRS) a pour mission d'assurer, en collaboration étroite avec les professionnels concernés, la sécurité dans le monde du travail.

Les secteurs d'activités les plus à risque sont les métiers du bâtiment, certains métiers de l'industrie, les professions reconnues à risque (pompiers, les agents de la sécurité…).

## Les accidents de la circulation

Actuellement, en France, ce sont les accidents du trafic routier qui représentent la source la plus importante de traumatismes et polytraumatismes. Les automobilistes, les motocyclistes mais également les piétons sont touchés par ces accidents du fait de l'importance des transports.

Selon la Sécurité routière, le bilan de l'année 2008 est de 4 290 décès et 92 131 blessés. Les lésions les plus graves concernent les polytraumatisés.

Les mesures préventives sont diverses et variées : les normes imposées pour la construction des véhicules qui rendent les automobiles plus sûres, l'amélioration des voies de circulation, les actions de sanction et différentes actions d'information sur les nombreux facteurs de risque à l'origine des accidents.

## La prévention générale

Dans le domaine de la santé publique, les actes de prévention envers les traumatismes se répartissent en trois objectifs.

### La prévention primaire

Elle consiste à minimiser le nombre d'accidents. À cette fin, les pouvoirs publics s'attachent à mieux jauger les risques, à améliorer les prévisions, à sensibiliser chaque acteur responsable de sa sécurité et de la sécurité d'autrui (instituteur, parents, chef d'entreprise, ingénieur, administrateur, policier, architecte, l'individu lui-même...). Ils instaurent des mesures répressives (permis à points, radars, condamnations pénales...).

### La prévention secondaire

Elle consiste à minimiser la gravité, les complications et les séquelles des traumatismes. Cette prévention revêt donc des orientations techniques, modifiant les normes de construction des objets et des machines pour les rendre moins dangereux (airbag, résistance des matériaux, signalisation des dangers...), mais aussi des orientations architecturales (aménagement du réseau routier, des voies urbaines, création de pistes cyclables...).

### La prévention tertiaire

Elle consiste à minimiser les récidives. La prévention éducative vise l'enfant, l'adulte, le travailleur, l'usager. Elle est spécifique aux types d'accident, elle est diffusée en période de recrudescence (prévention routière avant les départs en vacances, lors des fêtes de fin d'année...).

Elle recourt à plusieurs méthodes de diffusion de l'information : audiovisuel, affichage, exposition, intervention sur les lieux de travail, dans les établissements scolaires...

## Les stratégies de prévention

Aucune stratégie n'est *la* meilleure en termes de prévention ; cependant les options les plus efficaces sont la mise en place selon le contexte de stratégies actives et/ou passives.

**Les stratégies passives** demandent peu ou pas d'implication de la part du citoyen, de l'individu. Il s'agit souvent des normes sécuritaires rendues obligatoires : airbag, système de désenfumage...

**Les stratégies actives** nécessitent la participation de l'individu, les personnes doivent donc prendre conscience qu'elles ont quelque chose à faire pour se protéger : port de la ceinture, suppression de la consommation d'alcool, etc.

## Les moyens de la prévention

Il s'agit de trois moyens stratégiques : l'éducation, l'application des lois et la conception des équipements.

### L'éducation

Elle transmet de l'information et a pour but de modifier le comportement de la personne. Cependant, utilisés seuls, les programmes de prévention ne montrent pas de réelle efficacité. Il faut donc les coupler à d'autres mesures.

### L'application des lois

Elle consiste à utiliser la puissance de persuasion des lois, et des conséquences de leur non-respect, pour forcer l'adhésion à des actions préventives. Il s'agit de mesures prohibitives ou qui imposent des actions. Elles peuvent être dirigées contre :

- des comportements individuels (personnes) : port de la ceinture de sécurité, port de casque en moto, limitations de vitesse, interdiction d'alcool au volant...,
- des produits (objets) : normes de conception (NF), normes de sécurités automobiles, interdiction de posséder des armes à feu, de stocker des produits dangereux...,
- des conditions environnementales (lieux) : clôture des piscines, bornes d'urgence sur les autoroutes...

### La conception des équipements

Cela consiste en la mise en place de moyen permettant de limiter le contact de l'individu avec l'objet traumatique : système d'extinction automatique, bateaux insubmersibles...

## Points clés à retenir

▶ Du fait de l'incidence individuelle et collective des traumatismes, quelle qu'en soit l'origine, les pouvoirs publics, par l'intermédiaire de différents organismes, assurent leur recensement, étudient les moyens d'action pour les prévenir, et rendre chaque citoyen responsable de sa sécurité. Ils mettent en place des campagnes d'information et de prévention concernant les citoyens mais également les professionnels qui sont alors impliqués dans la fabrication de produits plus sécurisés.

▶ Différents moyens sont utilisés par les stratégies de prévention : l'éducation du citoyen, l'application des lois, l'ingénierie des équipements.

# S'ENTRAINER

## VÉRIFIER SES CONNAISSANCES

### 1 Question à réponse ouverte et courte (QROC)

**1.** Définir un traumatisme.

**2.** Un traumatisme non intentionnel survient dans différents contextes. Citez les catégories d'accidents répertoriés. Illustrez votre réponse d'un exemple.

**3.** Un jeune homme de 17 ans est amené par les pompiers aux urgences suite à un accident de la voie publique. Il faisait des « roues arrière » avec son scooter, lorsqu'il a glissé et chuté. Sa tête a percuté le trottoir, il a perdu connaissance car il n'avait pas attaché la mentonnière de son casque qui est donc tombé lors de la chute. Par ailleurs il présente des lésions cutanées sur les avant-bras et sa chemise est déchirée.
Relevez dans ce texte les facteurs de risque favorisant le traumatisme. Justifiez votre réponse.

**4.** Franck, 12 ans, est amené par sa mère aux urgences. Il jouait à la sarbacane avec son frère. Ils avaient confectionné des flèches en papier serré et se visaient pour rire ! Mais il reçoit une flèche dans l'œil. Celle-ci reste plantée et un saignement apparaît au niveau de la conjonctive.
Caractérisez le mécanisme traumatique dans cette situation.

**5.** Le processus traumatique associe lésions physiques et psychiques. Définissez les symptômes suivants :
– syndrome de répétition,
– syndrome d'évitement,
– syndrome d'hypervigilance.

**6.** Définissez les termes suivants : contusion, hématome, plaie.

**7.** Citez les principaux signes cliniques retrouvés lors d'un traumatisme.

**8.** Énoncez les étapes de la prise en charge d'un traumatisé.

**9.** Il existe trois sortes de prévention des traumatismes : la prévention primaire, secondaire et tertiaire. Citez, pour chacune d'elles, l'objectif poursuivi. Énoncez, pour chacune d'elles, deux actions de prévention.

**10.** Mme L. Antoinette revient à son domicile après une hospitalisation en chirurgie pour prise en charge d'une fracture du col du fémur consécutive à une chute à son domicile. En sortant de la douche elle a glissé ; cela lui était déjà arrivé dans son couloir, elle avait trébuché dans le tapis en se dépêchant pour ouvrir la porte à un visiteur.
Énoncez les mesures de prévention à mettre en place pour éviter la récidive de chute.

# CORRIGÉS

## VÉRIFIER SES CONNAISSANCES

### 1 Question à réponse ouverte et courte (QROC)

**1.** Traumatisme

Le traumatisme est un dommage physique causé par un agent externe, de survenue intentionnelle ou accidentelle.

**2.** Accidents occasionnant des traumatismes non intentionnels

• Accidents de la circulation : un piéton se fait renverser sur la chaussée par un automobiliste, collision de deux véhicules motorisés

• Accidents du travail : un maçon fait une chute de l'échafaudage, les doigts d'un ouvrier sont aspirés par une machine.

• Accidents de la vie courante :

– dans le domaine domestique : un enfant se brûle en attrapant une casserole d'eau bouillante dépassant de la plaque électrique,

– dans le domaine scolaire : deux enfants se télescopent en courant dans la cour de récréation et sont victimes d'un traumatisme crânien,

– dans le domaine du sport : un rugbyman se démet l'épaule lors de la mêlée,

– dans le domaine de loisirs : un campeur est victime d'un lumbago lorsqu'il manœuvre manuellement sa caravane pour la positionner sur son emplacement,

– dans le domaine extérieur : une personne montée sur un tabouret taille la haie de son jardin, elle chute et s'empale la main sur le sécateur.

**3.** Facteurs de risque favorisant le traumatisme

– Roue arrière : comportement à risque, infraction au code de la route.

– Mentonnière non attachée : non-respect des consignes de sécurité qui préconisent le port du casque attaché.

– Chemise déchirée : imprudence dans la tenue vestimentaire pour faire du scooter, il est préconisé de porter, comme pour les motocyclistes, un blouson en cuir à manches longues et des gants.

**4.** Il s'agit d'un traumatisme par objet pénétrant, la lésion intéresse l'œil, les dégâts tissulaires dépendent de la trajectoire de l'objet à l'intérieur de l'œil et de sa mobilité à l'intérieur de l'œil.

**5.** Définition des symptômes

– Syndrome de répétition : la personne revit l'évènement en permanence.

– Syndrome d'évitement : modification du comportement socioprofessionnel et familial du fait de l'énergie nécessaire pour éviter de ressasser l'évènement.

– Syndrome d'hypervigilance : état d'alerte permanent responsable de réactions exagérées par rapport à une situation.

**6.** Définitions

– Contusion : lésion consécutive à un traumatisme fermé responsable d'une réaction inflammatoire et d'une infiltration sanguine pouvant entraîner une nécrose localisée.

– Hématome : épanchement de sang au sein d'un tissu ou entre des tissus, consécutif à une lésion vasculaire.

– Plaie : rupture de la barrière cutanée.

**7.** Principaux signes cliniques retrouvés lors d'un traumatisme

– Douleur.

– Impotence fonctionnelle partielle ou totale.

– Défaillance viscérale.

**8.** Étapes de la prise en charge d'un traumatisé

– Urgences/SMUR.

– Prise en charge médicale et/ou chirurgicale.

– Rééducation.

– Réinsertion et réhabilitation selon les séquelles.

**9.** Les trois sortes de prévention

– La prévention primaire consiste à minimiser le nombre d'accidents : permis à points, limitation de la vitesse sur les routes, information sur les précautions domestiques envers les enfants (protection des prises électriques, barrière devant les escaliers)...

– La prévention secondaire consiste à minimiser la gravité : modification des normes de construction, création de pistes cyclables, aménagement des réseaux routiers...

– La prévention tertiaire consiste à minimiser les récidives : campagnes d'information accentuée dans les périodes de recrudescence des accidents, interventions sur les lieux de travail recensant le plus d'accidents...

**10.** Mesures de prévention à mettre en place pour éviter la récidive de chute

**Dans la salle de bain/WC :**
- Poignet de sécurité au mur.
- Tapis antidérapant.
- Chaise à proximité (voire dans la douche).
- Rehausseur de toilettes.
- Éclairage suffisant...

**Dans la maison :**
- Retirer les tapis ; si impossible, mettre un sous-tapis antidérapant.
- Adapter l'éclairage pour éviter les parties sombres dans les pièces.
- Laisser de l'espace pour circuler entre les meubles.
- Aménager les itinéraires les plus fréquents dans la maison pour permettre des appuis si nécessaire (positionnement des meubles, pose d'une rampe...).
- Porter une téléalarme.
- Éviter les fils électriques à même le sol.

**Prendre en charge le syndrome post chute :**
- Kinésithérapie (assurance à la marche)
- Psychologie

**Corriger les facteurs de risques intrinsèques :**
- Troubles tensionnels
- Prise de psychotropes
- etc.

# 2 Les lésions cutanées

## COMPRENDRE

Nous l'avons vu dans le premier chapitre, l'objet traumatisant détermine le type de lésion. Il est fréquent que différents organes soient lésés si l'on considère l'étendue, la profondeur et les atteintes concomitantes.

Tout traumatisme touche cependant la peau, organe qui enveloppe notre organisme et lui confère son aspect physique, voire psychologique puisque son altération peut modifier la perception de l'image corporelle propre à chaque individu. La rupture de l'intégrité de la peau provoque des lésions cutanées que l'on appelle *plaies*, qui sont de gravité variable en fonction du mécanisme lésionnel, de la superficie de l'atteinte cutanée et de sa localisation. L'origine de la lésion peut être accidentelle, dans un contexte traumatique, ou induite. La lésion est alors intentionnelle et peut être un mal nécessaire, c'est le cas lors d'une intervention chirurgicale : la peau est traumatisée par l'incision pratiquée.

Dès la survenue d'une brèche tissulaire, l'organisme réagit. Les tissus humains ont en effet la capacité de réparer des lésions localisées grâce à un processus de régénération tissulaire spécifique et complexe qui aboutit à la cicatrisation. Cette capacité reste cependant dépendante de variables qui agissent sur la rapidité et la qualité de la réparation tissulaire. Des traitements viennent renforcer ou suppléer ce phénomène naturel. Parfois, il est possible que des complications apparaissent et enraillent ce processus. La plaie s'installe alors dans une chronicisation lourde de conséquences par leur impact sur la qualité de vie de la personne.

Les plaies se caractérisent par l'ouverture du revêtement cutané. Selon la profondeur, l'étendue et la localisation, la plaie revêt un caractère de gravité spécifique, ce qui donne lieu à différentes classifications.

## TYPOLOGIE DES LÉSIONS CUTANÉES

L'aspect clinique des plaies permet de faire la distinction entre deux types de lésions : les plaies *aiguës* et les plaies *chroniques*. D'évolution différente, elles sont pourtant comparables dans l'objectif de la prise en charge puisqu'il s'agit d'aboutir à la réparation du tissu lésé.

Dans le processus traumatique, la plaie est toujours aiguë. Elle survient à un moment déterminé, elle est l'aboutissement d'un événement unique, à un instant précis.

Les plaies aiguës se déclarent sous l'action de facteurs exogènes traumatiques sur un tissu sain ou fragilisé. Selon le contexte traumatique, on peut distinguer plusieurs types de lésions.

## Les plaies aiguës

Parmi ces plaies, il est courant de discerner la plaie accidentelle de la plaie intentionnelle chirurgicale.

- Les plaies aiguës accidentelles nécessitent une prise en charge d'urgence. Elles représentent 13 % des admissions au service des urgences et intéressent, pour 49 % d'entre elles, la tête, pour 36 % le membre supérieur et pour 13 % le membre inférieur[1].
- Les plaies chirurgicales sont induites par le geste chirurgical, elles sont pratiquées sur un terrain aseptisé du fait de la préparation cutanée préopératoire, elles sont le plus souvent suturées.

## Les plaies aiguës du sujet âgé

Ce type de plaie est en lien avec le processus de vieillissement qui modifie les capacités de résistance de l'organisme et notamment celles du revêtement cutanéomuqueux. Il devient ainsi plus vulnérable aux traumatismes.

En raison du vieillissement de la population, il est important de prendre conscience des lésions traumatiques qui concernent le sujet âgé. Elles sont souvent provoquées par un frottement ou un cisaillement, un minitraumatisme, lorsque la personne se cogne aux éléments de son environnement, lors des soins du fait de la fragilité de la peau et de sa finesse (en essuyant ou frictionnant trop vigoureusement la personne par exemple).

Leur classification[2] est semblable à celle des plaies traumatiques, elles peuvent ainsi être superficielles ou profondes.

Les facteurs explicatifs sont en lien avec les modifications cutanées intrinsèques induites par le phénomène de vieillissement. Ainsi la peau se fragilise, les couches dermiques et épidermiques s'amoindrissent, le tissu adipeux s'atrophie. Ce type de plaie s'observe fréquemment sur le dos de la main, sur le tibia.

Ces plaies se rencontrent dans les institutions de gériatrie et sont souvent à l'origine de conflits entre les familles et les soignants.

La prévention est primordiale, elle porte sur la protection de la peau au niveau des zones à risque (membres), les soins de peau (hydratation, soins doux…), les précautions lors des contacts et des manipulations de la personne, la sécurisation de l'environnement, l'information de l'entourage, le maintien de l'équilibre alimentaire, la sensibilisation des partenaires de soins aux facteurs favorisants.

## Les plaies aiguës sur terrain fragilisé

Ces lésions surviennent après un traumatisme sur des tissus fragilisés, mal vascularisés et mal oxygénés. Citons les deux principales : le mal perforant plantaire, encore dénommé « le pied diabétique », et l'ulcère de jambe.

1 Luc Teot : *Plaies sans douleur : un challenge multidisciplinaire*.
2 Ce système de classification fait suite à une étude de Payne et Martin, en 1990.

### Le mal perforant plantaire

Il s'agit d'une atteinte cutanée induite par l'effet délétère du diabète sur les nerfs périphériques et/ou sur la circulation artérielle des membres inférieurs. L'atteinte neurologique provoque une modification lente de la morphologie du pied du patient diabétique (hallux valgus, orteils en griffe, proéminence des têtes métatarsiennes, etc.), associée à une perte de la sensibilité qui rend le pied insensible aux zones de frottement. Se constituent alors des zones d'hyperkératose, témoins de points d'appui anormaux et de foyers d'hyperpression localisée. Les traumatismes favorisent l'apparition d'ulcération. L'évolution de ces lésions se fait en profondeur ce qui provoque la destruction des tissus profonds.

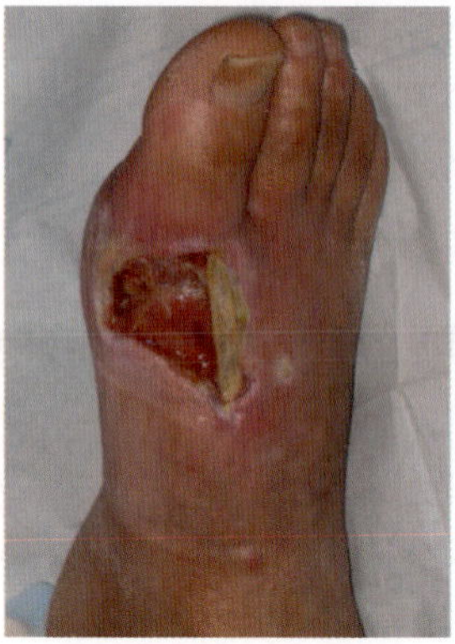

**Figure 2.1. Mal perforant plantaire.**

L'atteinte artérielle provoque des perturbations de la vascularisation sous-cutanée, induisant des ischémies.

### Les ulcères de jambe

L'ulcère de jambe (UJ) est une perte de substance cutanée chronique intéressant l'épiderme, le derme et éventuellement l'hypoderme, plus ou moins étendue et siégeant le plus souvent sur le tiers inférieur de la jambe. Cette perte de substance est le plus souvent de nature ischémique, fréquemment déclenchée par un épisode de traumatisme local plus ou moins important. Les mécanismes pathologiques sont variables suivant l'étiologie, il est classique de distinguer les UJ d'origine veineuse et les UJ artériels.

#### Les UJ d'origine veineuse

Ces sont les plus nombreux : le mécanisme physiopathologique essentiel est la surpression veineuse dans le système veineux sous-cutané au niveau des membres inférieurs. Ce phénomène est lié à la présence de varices isolées ou d'un syndrome postphlébitique, responsable d'une stase vasculaire.

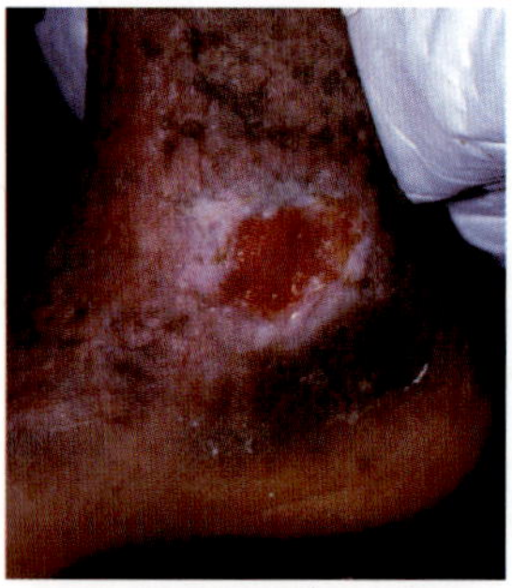

**Figure 2.2. Ulcère de jambe.**

#### Les UJ artériels

Ils sont liés le plus souvent à une macro-artériopathie oblitérante chronique des membres inférieurs, d'origine athéromateuse. L'ischémie atteint le tissu musculaire (claudication à l'effort) et le tissu cutané (ulcérations). Les UJ artériels sont principalement sous-malléolaires.

## Les plaies aiguës induites par des facteurs favorisants

La principale est l'escarre. C'est une lésion d'apparition rapide à laquelle les soignants sont fréquemment confrontés. La connaissance précise de ses mécanismes d'apparition a permis d'élaborer des procédures de prévention et de responsabiliser les soignants car c'est une plaie qui peut généralement être prévenue.

### Les escarres

L'escarre est une lésion cutanée d'origine ischémique liée à une compression des tissus mous entre un plan dur et les saillies osseuses[3]. C'est une plaie qui se forme depuis l'intérieur de l'organisme par le jeu des pressions locales, elle est de forme conique à base profonde, d'origine multifactorielle.

L'Agence nationale d'accréditation et d'évaluation en santé (Anaes) décrit dans sa conférence de consensus de novembre 2001 trois types d'escarre :

- l'escarre accidentelle liée à un trouble temporaire de la mobilité et/ou de la conscience,
- l'escarre neurologique conséquence d'une pathologie chronique motrice et/ou sensitive,
- l'escarre plurifactorielle du sujet alité, confiné au fauteuil, polypathologique (en gériatrie, en réanimation, en soins palliatifs).

## Les plaies chroniques

La plaie chronique[4] est une plaie aiguë qui ne parvient pas à cicatriser dans un délai de 3 à 6 semaines avec des soins adaptés. On la rencontre principalement sur des terrains fragilisés, ce qui implique que le traitement de ce type de plaie ne pourra être envisagé qu'associé à l'identification et à la levée de l'agent causal responsable de la situation de chronicité.

## Points clés à retenir

▶ Une plaie traumatique est toujours une plaie aiguë provoquée à un moment précis, par un agent extérieur, survenant sur une peau saine ou lésée.

▶ Les principales plaies sont :
- les plaies aiguës accidentelles ou chirurgicales,
- les plaies aiguës du sujet âgé provoquées par un traumatisme sur une peau vulnérable du fait des modifications du revêtement cutanéomuqueux en lien avec le vieillissement (escarre, dermabrasion, etc.),
- les plaies aiguës sur terrain fragilisé, c'est-à-dire sur une peau mal vascularisée et mal oxygénée (ulcère, mal perforant plantaire),
- les plaies induites par des facteurs favorisants (escarre).

▶ La plaie chronique est souvent consécutive à une plaie aiguë qui ne parvient pas à cicatriser. Elle peut également être induite par une pathologie, mais alors ce n'est pas une plaie traumatique.

3 Définition établie en 1989 par le National Pressure Ulcer Advisory Panel.

4 S. Meaume, Luc Teot, Olivier Dereure. *Plaies et cicatrisations* (chap. 3, N. Faucher, chap. 8, Le Mouel). Masson, Paris, 2005.

## L'EXAMEN CLINIQUE

Procéder à l'examen clinique d'une plaie c'est se donner les moyens de la caractériser, c'est-à-dire de relever les informations qui permettent de la décrire et de comprendre les perturbations physiologiques qui en découlent. Pour mener cet examen, il est nécessaire de consolider ses connaissances de l'anatomie et de la physiologie de la peau. Comprendre son rôle pour l'organisme facilite l'établissement des liens, depuis le processus de réparation jusqu'au traitement, et permet d'identifier la pertinence des actions des partenaires de soins pour favoriser voire hâter la réparation de cet organe protecteur.

Nous abordons ici la peau, sa constitution et son fonctionnement. Le traumatisme pouvant atteindre d'autres organes, il convient alors, selon les lésions associées, de rechercher des connaissances sur ces organes.

Margaux, 5 ans, est amenée aux urgences par ses parents. Elle est enveloppée dans un drap, elle crie et les parents sont affolés. Ils parviennent tout de même à expliquer qu'elle a reçu du liquide bouillant qui a éclaboussé le côté du visage, le bras et le torse. Ils lui ont retiré ses vêtements immédiatement et mis de l'eau fraîche.

L'observation met en évidence les signes suivants : la peau est rouge, recouverte de phlyctènes, le contact est très douloureux, elle suinte au niveau du bras, l'aspect y est différent, la peau est blanche, piquetée de taches rouges et plus sèche.

Ces éléments décrivent une peau lésée, car la peau normale est d'aspect rosé, homogène et sèche.

La peau a un pouvoir de protection, sa lésion sur une superficie importante remet en jeu cette fonction et expose Margaux à des risques, qu'il faut très vite prévenir.

Les connaissances anatomophysiologiques vont guider l'observation, et aider à identifier les éléments significatifs, à établir les liens entre le normal et le pathologique pour évaluer la situation clinique.

## Anatomie et physiologie de la peau

### Généralités

La peau est l'enveloppe externe qui couvre et protège le corps humain. Elle est en continuité avec les muqueuses recouvrant les cavités naturelles de l'organisme. C'est un tissu souple, résistant, d'épaisseur variable qui assure plusieurs fonctions indispensables à la vie.

Outre les fonctions qu'elle exerce, la peau est un élément majeur du système de défense de notre organisme. Son intégrité agit comme une barrière cutanée et prévient l'introduction d'agents pathogènes. Cependant, si des agents pathogènes parviennent tout de même à pénétrer dans l'organisme, les cellules phagocytaires tentent localement d'absorber ces micro-organismes et débris : c'est la réponse inflammatoire. Une autre catégorie de défense améliore cette première protection. Lorsqu'un agent pathogène, comme une bactérie, correspondant à un antigène spécifique, s'introduit dans l'organisme, il provoque l'activation des anticorps. Les anticorps sont des protéines, sécrétées par les lymphocytes B, qui ont pour fonction de neutraliser les effets toxiques de l'antigène. C'est la réponse immunitaire. Les anticorps gardent une mémoire de l'antigène, afin de le détruire plus rapidement lors d'un contact ultérieur.

Ainsi, la réponse inflammatoire permet une action localisée, c'est le système de défense non spécifique. L'action des anticorps contre les antigènes concerne tout l'organisme, c'est le système de défense spécifique. Les deux sont complémentaires.

La peau et ses annexes, glandes, poils et ongles, constituent notre système tégumentaire. On emploie ainsi le terme de « *tégument* » pour les mentionner. Le système tégumentaire assure la fonction de protection et de défense immunitaire de l'organisme.

L'organisme se compose de différents tissus dont les principaux sont :

- **les tissus épithéliaux** qui recouvrent le corps, bordent les cavités et forment les glandes,
- **les tissus conjonctifs**, divisés en plusieurs catégories :
  - le tissu conjonctif lâche (tissu adipeux),
  - le tissu conjonctif dense ou de support (ligament, tendon, périoste, cartilage),
  - le tissu conjonctif fluide issu de la moelle osseuse (cellules sanguines).

## Structure

La structure de la peau est constituée de trois couches superposées : l'épiderme, couche la plus superficielle, le derme, couche intermédiaire et l'hypoderme, couche la plus profonde. Ces différentes couches sont constituées de tissus et de cellules spécifiques développés à partir des tissus embryonnaires, l'ectoderme et le mésoderme.

La membrane basale assure le lien entre ces couches et notamment entre le derme et l'épiderme.

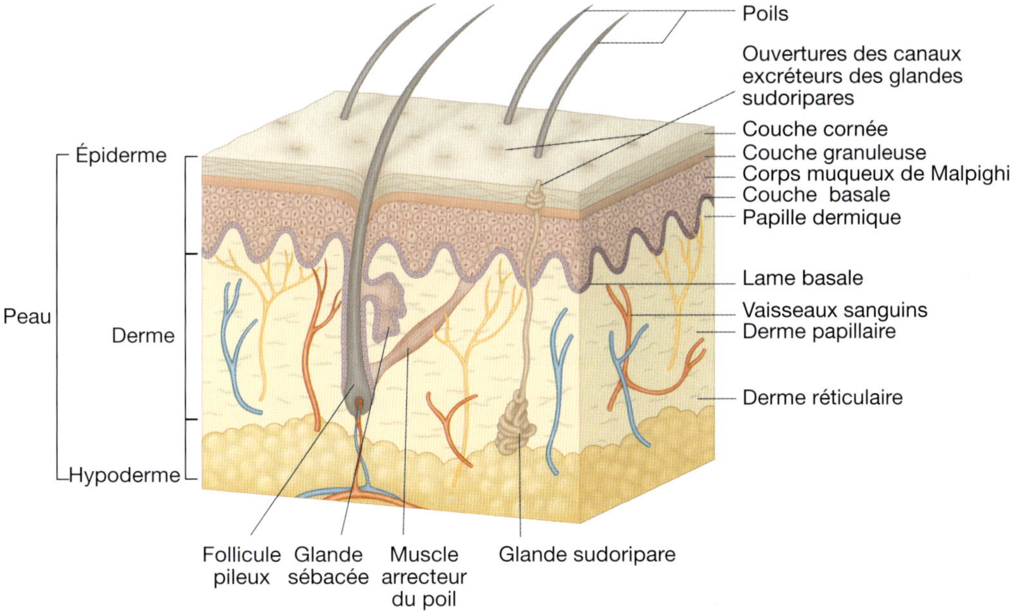


**Figure 2.3. Coupe schématique de la peau**

### L'épiderme

L'épiderme est la couche superficielle de la peau. C'est un tissu épithélial pavimenteux stratifié constitué de cellules parfaitement jointives. Mince, elle protège les couches les plus profondes. L'épiderme ne renferme ni vaisseaux sanguins, ni nerfs.

**Les kératinocytes** sont les cellules qui produisent une enveloppe cornée résistante faite de protéines solides, les kératines. Ces cellules sont les plus fréquentes. Elles s'organisent en quatre couches superposées qui sont, de la profondeur vers la surface de l'épiderme :

– la *couche basale* (ou germinative) dont le rôle est majeur dans la solidité de la jonction entre le derme et l'épiderme. Elle assure la nutrition de l'épiderme. C'est le lieu de la production en continu des kératinocytes qui se différencient au cours de leur migration vers les couches superficielles. Elle entoure le follicule pileux, inséré profondément dans le derme, ce qui explique qu'on puisse la retrouver à la jonction du derme et de l'hypoderme,

– la *couche épineuse* où les cellules issues de la membrane basale se différencient et se modifient pour former des fibrilles intracellulaires,

– la *couche granuleuse* où ces cellules poursuivent leur modification cellulaire et leur migration vers la surface,

– la *couche cornée* qui représente l'aboutissement de la division et de la différenciation cellulaire en constituant une barrière cutanée imperméable d'épaisseur variable.

La formation de cette couche cornée est l'aboutissement du processus de kératinisation. Ce processus débute par la genèse des cellules au sein de la couche basale et se termine par la desquamation, il dure 45 jours, c'est un phénomène constant qui assure le renouvellement de l'épiderme.

**Les mélanocytes** sont responsables de la synthèse et de la sécrétion de mélanine. Elles s'insèrent entre les kératinocytes et provoquent la pigmentation du tissu. La mélanine est utilisée par les kératinocytes pour capter les ultraviolets.

**Les cellules de Langerhans** tissent un réseau à la surface de l'épiderme permettant de piéger les micro-organismes. Elles sont issues des monocytes et donc de la moelle osseuse. Elles sont impliquées dans la défense immunitaire.

**Les cellules de Merkel** interviennent dans les perceptions sensorielles. Elles sont situées dans la couche basale.

### ■ Le derme

C'est un tissu conjonctif, fibreux et élastique constitué des *fibroblastes*, cellules reliées entre elles qui sécrètent les différents éléments de la matrice extracellulaire conjonctive. Ce tissu est constitué de deux couches :

– la *couche papillaire*, superficielle, dans laquelle se trouve un réseau vasculaire bien développé et de nombreuses terminaisons nerveuses ayant chacune une fonction sensorielle spécifique,

– la *couche réticulaire*, profonde, riche en fibres de collagène qui donnent son caractère élastique à la peau. Ce collagène est synthétisé par les fibroblastes. Il existe plusieurs sortes de collagène.

Le derme renferme des expansions de l'épiderme : les follicules pilo-sébacés et les glandes sudoripares.

### ■ L'hypoderme

C'est la dernière couche de la peau et la plus profonde. Elle contient les cellules adipeuses, qui favorisent l'isolement thermique, et amortissent les chocs, protégeant ainsi les organes profonds. Elles jouent un rôle de réserve énergétique. L'hypoderme repose sur les aponévroses musculaires ou directement sur le périoste osseux.

## Les annexes de la peau

**Les glandes sudoripares** de type eccrine sont les plus abondantes. Elles sont réparties sur le corps, évacuent la sueur par un canal qui s'ouvre à la surface de la peau par un pore. Elles interviennent dans la régulation thermique puisque l'évaporation de la sueur engendre un refroidissement de l'organisme[5]. La sueur a un potentiel antibactérien et peut participer, de façon limitée, à l'élimination de certaines substances.

Les glandes sudoripares apocrines sont situées au niveau des aisselles, de l'aine et des organes génitaux ; elles sécrètent, à partir de la puberté, une sueur plus épaisse, d'odeur musquée.

**Les glandes sébacées** sécrètent dans les follicules pileux une substance grasse, le sébum, qui permet de lubrifier les poils et la peau. Le sébum joue le rôle d'un agent imperméabilisant, et a une action antibactérienne modérée.

**Les poils** sont des cellules kératinisées qui émergent des follicules pileux à la surface de la peau.

**Les ongles** constituent un revêtement kératinisé situé aux extrémités des doigts et des orteils, dont ils assurent en partie la protection.

## Différentes fonctions

La peau est un organe complexe qui assure différentes fonctions, dont la principale est celle de barrière contre les agressions de l'environnement.

### La sensibilité

La peau a un rôle de perception sensitive grâce aux terminaisons nerveuses situées dans le derme. Ces terminaisons ressentent la chaleur, le froid, la douleur, le prurit et le toucher. Ces différentes perceptions permettent à la peau d'assurer une fonction de défense et d'adaptation au milieu environnant car leur stimulation génère des impulsions nerveuses transmises au cortex cérébral qui engendrent une réaction motrice réflexe à des stimuli. C'est ce phénomène qui permet à l'individu de réajuster son comportement. La peau protège ainsi l'organisme des agressions externes et des traumatismes légers. Cette fonction joue un rôle dans les réflexes de survie.

Solenn ouvre la Cocotte-Minute à la fin de la cuisson des légumes. Elle passe son bras au-dessus de la cocotte en l'ouvrant et ressent la chaleur de la vapeur. Elle retire rapidement son bras pour réduire l'exposition à cette source de chaleur et donc pour éviter la brûlure. C'est un geste réflexe déclenché par la perception de la chaleur intense. La perception de chaleur intense est transmise au cortex qui déclenche une réponse motrice réflexe de protection.

### La régulation thermique

La peau est impliquée dans la thermorégulation grâce à l'action de l'hypothalamus qui déclenche la sécrétion des glandes sudoripares et la vasodilatation périphérique (d'où l'aspect rouge de la peau quand le corps est trop chaud) dès que la température centrale s'élève

5 Nous évacuons environ 1 000 ml de sueur par jour pour des températures tempérées.

au-dessus de 37 °C. À l'inverse, la contraction des muscles érecteurs des poils et la vasoconstriction permettront de conserver la température au-dessus de 37 °C en détournant le sang de la surface de la peau, limitant son refroidissement (d'où la coloration alors blanc bleuté de la peau).

La température du corps est variable selon la profondeur : la température centrale est différente de la température périphérique. Le cerveau, les régions thoracique et abdominale sont aux alentours de 37 °C, les extrémités avoisinent les 20 °C. De plus la température présente des variations nycthémérales (entre le jour et la nuit). C'est la mesure de la température tympanique qui sera la plus représentative de la température centrale de l'organisme.

#### L'imperméabilité et l'absorption

L'imperméabilité est assurée grâce à la couche cornée et à l'action du sébum. Ces éléments forment à la surface de la peau une couche imperméable qui empêche les entrées et les pertes d'eau.

La propriété d'absorption de la peau est limitée, mais elle permet l'administration de certains médicaments (patchs transdermiques d'hormones, de substitutifs à la nicotine...). Hélas, cette perméabilité l'est également envers certaines substances toxiques chimiques (le mercure par exemple).

#### La protection

La peau a la capacité de résister contre certains agents pathogènes physiques, chimiques ou biologiques.

La peau intacte assure une protection contre l'infection grâce :

- à la flore microbienne commensale qui vit à sa surface,
- aux caractéristiques de sa composition : acide par l'excrétion de la sueur, le sébum possédant des propriétés antibactériennes.

La mélanine arrête certains rayons solaires ultraviolets. La graisse protège des traumatismes,

La fonction de protection est complétée par :

- sa fonction d'imperméabilité qui régule les pertes et les entrées d'eau,
- sa fonction de sensibilité qui assure la reconnaissance des stimuli dangereux (sensibilité),
- sa fonction de régulation thermique qui maintient les organes et le corps à la température adéquate.

#### La synthèse de la vitamine D

La peau contient une substance, *le 7-déhydrocholestrol* qui convertit les rayons ultraviolets du soleil en vitamine D. Celle-ci est véhiculée par le sang et, combinée à l'action du calcium et du phosphate, intervient dans la formation osseuse.

### L'observation de la peau (tableau 2.1)

La peau est un organe qui protège l'organisme de bien des agressions physiques et chimiques et qui joue un rôle dans la survie. Un nombre important d'informations renseignant sur l'état de santé peuvent être obtenues grâce à une observation rigoureuse de la peau.

| Caractéristiques observables | Signes observés |
|---|---|
| **La coloration et la pigmentation**<br>*La coloration s'apprécie au niveau du faciès, des muqueuses et des extrémités* | • Rosée<br>• Lumineuse<br>• De pigmentation homogène<br>*La coloration est fonction de l'ethnie et de la quantité de mélanine présente (peau blanche, mate, noire, jaune)* |
| **L'aspect** | • Hydratée<br>• Fine<br>• Souple<br>• Sèche (c'est-à-dire dépourvue de sueur) |
| **La température** | • Tiède<br>• 37 °C au niveau du thorax et de l'abdomen<br>• 20 °C au niveau des extrémités |
| **L'intégrité** | • Indemne de lésion |

**Tableau 2.I. Signes à relever lors de l'observation de la peau**

La peau est donc une structure clé de notre organisme. Elle sert d'enveloppe protectrice physique et psychique, elle est dotée d'un mécanisme complexe qui préserve notre intégrité fonctionnelle. C'est un organe « noble ».

Vous avez identifié ce qui caractérise son aspect normal, nous allons étudier dans les paragraphes suivants comment décrire son altération.

## Signes cliniques

L'examen clinique de la plaie porte sur plusieurs paramètres qui fournissent des informations sur l'aspect et la gravité de la plaie. L'étude de ces éléments a permis d'élaborer des distinctions qui influencent le choix du traitement à privilégier. Ces différenciations prennent en considération l'agent vulnérant et le mécanisme d'apparition de la plaie, qui précisent la morphologie et la localisation de la plaie. Sa gravité est caractérisée par son aspect, sa superficie et la présence de lésions associées.

### Les classifications des plaies

Il existe diverses classifications, qui, malgré leurs variantes, mettent en évidence les mêmes indicateurs :

– les dimensions de la plaie (profondeur, largeur, longueur),

– l'aspect du lit de la plaie (le vocabulaire est très riche pour caractériser la plaie),

– l'aspect de la peau périlésionnelle.

#### Classification selon le mécanisme d'apparition

| Mécanisme d'apparition | Morphologie de la plaie | Classification proposée |
|---|---|---|
| Mécanisme tranchant/ pénétrant : *bistouri, arme blanche…* | Berges saines, plaie franche sur tissu sain, incision linéaire, présence d'un lambeau cutané de couverture | Suture envisageable $\Rightarrow$ cicatrisation de première intention |

| Mécanisme d'apparition | Morphologie de la plaie | Classification proposée |
|---|---|---|
| Mécanisme contondant/choc mécanique : écrasement, torsion, morsure... | Berges cruentées, plaie contuse sur tissu sain, perte de substance | Rapprochement des berges par suture impossible ⟹ cicatrisation de deuxième intention |
| Mécanisme thermique | Destruction tissulaire, perte de substance | |

**Tableau 2.II. Classification des plaies selon le mécanisme en cause**

### Classification selon la gravité (tableau 2.III)

La nomenclature conventionnelle[6] attribue à chaque lésion décrite un code numérique et une cotation qui évaluent leur gravité. Les critères concernent :

– la localisation (cou, face, tronc, thorax...),

– le type anatomique des tissus lésés (vaisseaux, nerfs, muscles, organes...),

– le type de lésions (dermabrasion, contusion, arrachement, dégantage, blessure pénétrante, brûlure...)[7].

Dans la pratique les lésions peuvent être classées en *plaies superficielles simples* et *plaies profondes*, selon une hiérarchisation en trois catégories (voir tableau 2.III).

| Catégorie | Caractéristiques |
|---|---|
| Catégorie 1 | **Les plaies superficielles simples** ne présentent pas de perte de substance. Les berges sont nettes et permettent leur rapprochement et leur suture 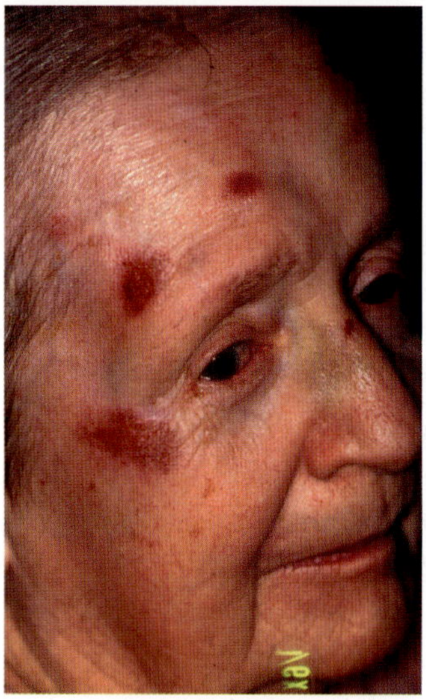 **Figure 2.4.Dermabrasion** |

6 Le *Abbreviated Injury Scale* décrit les lésions traumatiques et propose une classification en fonction de leur gravité.

7 www.invs.sante.fr

| Catégorie | Caractéristiques |
|---|---|
| Catégorie 2 | **Les plaies avec perte de substance.** Cette catégorie est divisée en deux sous-catégories : les plaies avec perte minime de substance (– 25 %) et les plaies avec pertes de tissus modérées à importantes 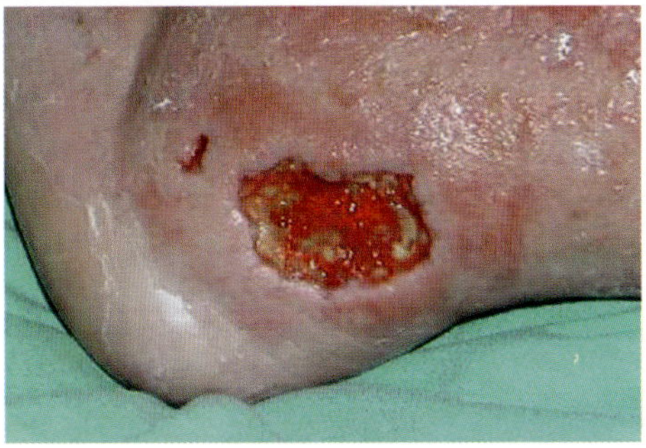 Figure 2.5. Plaie avec perte de substance |
| Catégorie 3 | **Les plaies avec perte totale de substance.** La totalité du tissu a été arrachée ou présente une nécrose étendue 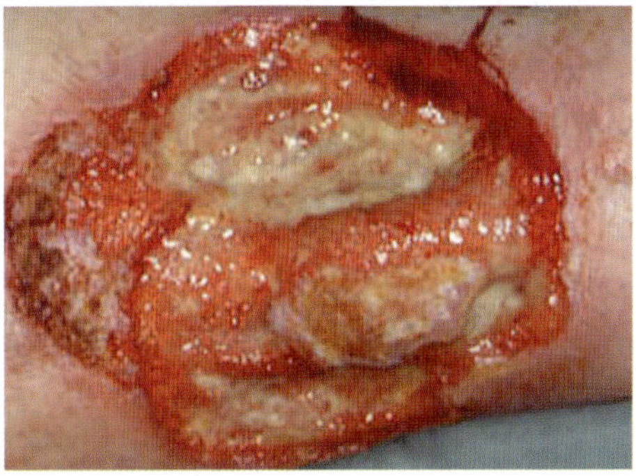 Figure 2.6. Plaie avec perte totale de substance |

**Tableau 2.III. Classification des plaies selon la gravité**

Ces distinctions n'ont cependant un intérêt que partiel puisqu'il s'agit de toute façon de mener à bien leur cicatrisation. Qu'elles soient superficielles ou avec perte de substance, l'enjeu porte sur leur réparation. Ce sont donc les moyens à mettre en œuvre pour restaurer un lit de la plaie sain permettant sa réparation qui font l'objet de toutes les attentions.

Ce qu'il faut retenir de ces classifications, c'est qu'elles émanent de l'observation et donc de la capacité du clinicien à identifier les éléments qui permettent de faire ces différences. Il s'agit de l'examen clinique. Il est réalisé dès l'apparition de la lésion tissulaire : cet examen clinique initial permet d'étudier la morphologie de la plaie. Il est reconduit tout au long du processus de cicatrisation pour démontrer son évolution favorable. En effet, la lésion tissulaire est soumise à des modifications induites par les étapes physiologiques du processus de régénération tissulaire. L'examen clinique régulier repose sur l'appréciation d'indicateurs précis au décours de ce processus, dans le but d'orienter et de réajuster le traitement initial, puis de suivre l'évolution de la réparation.

L'examen clinique est un acte réalisé en collaboration pluridisciplinaire. L'infirmier le mènera régulièrement, voire quotidiennement lors des soins, alors que le médecin, qui l'observe moins régulièrement, aura plus de recul, il observera la plaie de façon plus espacée (une fois par semaine). Le regroupement des données permettra de statuer sur son évolution.

Les éléments constitutifs de l'examen clinique sont les suivants.

### Les indicateurs observés

L'observation clinique repose sur les critères suivants :

- **l'étendue** de la plaie : c'est la mesure des dimensions initiales et de son évolution ultérieure,
- **le niveau d'exsudation** : il détermine la phase de cicatrisation, le respect de l'écosystème à l'intérieur de la plaie, la présence d'une complication,
- **l'aspect** de la plaie : c'est la description initiale et la comparaison tout au long du processus de cicatrisation qui permet de caractériser son évolution,
- **la peau périlésionnelle** : c'est l'appréciation de la qualité de la peau en périphérie,
- **la présence de douleur** : c'est l'évaluation de la sensibilité autour et dans le lit de la plaie,
- **l'odeur** : sa présence est un signe d'une infection,

Lorsque la plaie est suturable et/ou suturée, l'examen clinique est surtout orienté sur :

- **l'aspect des berges** et de la plaie : c'est l'appréciation de l'état des bords de la plaie avant la suture,
- **la qualité de la suture** : c'est la considération du moyen de suture (agrafes, fils, adhésifs) et de la réunion des berges après la suture,
- **la peau périlésionnelle** : tout au long du processus cicatriciel, la peau en périphérie est observée pour s'assurer de son intégrité.

En plus de cette observation caractéristique, la classification des plaies (catégories 1 à 3) détermine le mode de prise en charge, et notamment le fait de pouvoir ou non la suturer. Cette notion est donc à intégrer dans l'observation d'une plaie.

Le tableau 2.IV propose de regrouper ces deux observations, celle en lien avec les plaies suturables et celle en lien avec les plaies non suturables.

| Indicateurs | Observation | Évaluation |
|---|---|---|
| **Observation de la plaie suturable<br>Plaie de catégorie 1 ou catégorie 2 (< 25 % de perte de substance)** | | |
| **Aspect de la suture** | • Avant la réalisation de la suture :<br>– état des berges, plaie franche<br>– lit de la plaie dépourvu de débris<br>• Quand la suture est réalisée :<br>– moyen de suture : fils, agrafes<br>– propreté des points de pénétration des fils ou agrafes<br>– fermeture de la totalité de la plaie<br>– peau périphérique saine<br>– absence d'inflammation sur le trajet de la plaie | • Suture efficace<br>• Berges rapprochées<br>• Cicatrisation favorable |
| | • Quand la suture est réalisée :<br>– suintement, écoulement au niveau d'un point de pénétration des fils<br>– partie de la plaie béante<br>– peau périphérique fragilisée, altérée, inflammatoire<br>• Douleur lancinante | • Risque de suture défaillante<br>• Risque d'écartement des berges<br>• Perturbation de la cicatrisation<br>• Risque infectieux |

| Indicateurs | Observation | Évaluation |
|---|---|---|
| **Observation de la plaie non suturable**<br>**Plaie de catégorie 2 (> 25 % de perte de substance) ou de catégorie 3** | | |
| **Étendue de la plaie** | • Longueur maximale en cm (dans le plus grand axe)<br>• Largeur maximale en cm (dans le plus grand axe)<br>• Profondeur maximale en cm (depuis le fond de la plaie jusqu'à la peau saine) | Détermination de la gravité de la lésion |
| | • Dimensions sont stables<br>• Dimensions régressent<br>• Dimensions augmentent | Évolution de la lésion |
| **Niveau d'exsudation** | • Élevé : plaie recouverte de sérosités claires, pansement saturé<br>• Modéré : plaie maintenue dans un milieu humide<br>• Faible : plaie qui a tendance à sécher | Évolution de la cicatrisation |
| | • Quantité en augmentation<br>• Quantité en diminution | Évolution de la cicatrisation<br>Peut indiquer une infection |
| **Aspect de la plaie** | • Noire = nécrotique : plaque noirâtre qui recouvre la plaie<br>• Jaune = fibrineuse : plaie recouverte de tissu jaunâtre peu adhérent (la fibrine provient de la coagulation de débris cellulaires avec l'exsudat)<br>• Blanche = fibreuse : plaie recouverte de tissu blanchâtre, adhérent, dur. Plaie souvent décrite comme atone<br>• Rouge = granuleuse : plaie recouverte de tissu de granulation. La plaie est bien vascularisée<br>• Rose = épithélialisée : plaie recouverte d'un épithélium. Aspect rose nacré<br>• Vert = infectée : plaie recouverte de sécrétions purulentes et parfois nauséabondes<br>• Peau en périphérie : macération/œdémateuse/érythème/fragile/intacte/allergie/inflammatoire | Appréciation de la lésion initiale<br>Évolution de la cicatrisation |
| **Douleur** | • Aucune<br>• Permanente<br>• Lors des soins | Évaluation des complications |

**Tableau 2.IV. Observation des plaies suturables non suturables**

L'examen des plaies superficielles ou suturées met en évidence l'efficacité de la suture et l'aspect de la peau en périphérie. Il fait apparaître les complications éventuelles (présence de signes de l'inflammation et/ou infection). Les résultats de cet examen confirment ou non le bon déroulement du processus de réparation.

L'examen des plaies avec pertes de substance, qui ne peuvent être suturées, est plus complexe. Il met en évidence les signes cliniques qui accompagnent les différentes phases de la cicatrisation. La durée de réparation est allongée ce qui augmente le risque de perturbations de la régénération tissulaire, les résultats de l'examen clinique régulier influencent les réajustements éventuels dans la démarche thérapeutique initialement préconisée. Les résultats de cette observation confirment le bon déroulement du processus de régénération tissulaire.

L'examen clinique de toute plaie est permanent. Il est conduit selon une même logique d'observation tout au long du processus de réparation. Les indicateurs qualitatifs considérés sont communs pour touts les types de plaies, même si parfois il existe des recommandations plus spécifiques (comme pour l'escarre).

Franck, jeune patient présentant un kyste pilonidal[8], est traité par voie chirurgicale. Le traitement a consisté à retirer largement le kyste. L'incision pratiquée, même si elle est franche, ne permet pas la suture des berges. La cavité qui en résulte, correspond à une perte de substance de plus de 25 %. La cicatrisation s'est effectuée en 70 jours environ. Elle a été dirigée par l'utilisation de dispositifs médicaux (pansements) spécifiques.

L'analyse des éléments retranscrits lors de l'examen clinique réalisé durant les soins, a permis d'évaluer la situation tout au long du processus de cicatrisation.

**Point de départ.** Il s'agit d'une plaie intentionnelle, provoquée par une incision chirurgicale, qui est non suturable.

**Évolution.** Le suivi de l'évolution de la cicatrisation est assuré lors des soins induits par les réfections des pansements. Il porte sur l'examen :

– des dimensions de la cavité : les mesures effectuées mettent en évidence la progression de la prolifération tissulaire et le comblement de la cavité,

– de l'exsudation : sa présence à différents moments confirme la succession des phases de la cicatrisation et le maintien du lit de la plaie favorable à sa cicatrisation (milieu humide),

– de l'aspect de la peau : l'évolution de la coloration rouge puis rosée, l'absence de fibrine dans le lit de la plaie, sont des éléments qui confirment le bon déroulement d'une phase de cicatrisation.

L'ensemble de ces données issues de l'observation clinique et de la retranscription quotidienne, indique que le processus se déroule favorablement.

Cette situation met en évidence que des plaies intentionnelles chirurgicales, ne sont pas toutes suturables. L'examen clinique est quotidien et pour tous les types de plaies, il repose sur des critères qualitatifs.

8 Masse de tissu conjonctif (granulome) située sous la peau et contenant des poils. Les caractéristiques principales de ce granulome sont sa surinfection, sa fistulisation (présence d'une communication) qui sont plus ou moins fréquentes avec une tendance à la récidive. Le sinus pilonidal apparaît le plus souvent au niveau du coccyx et plus précisément au niveau de la fossette coccygienne. Autrement dit, il s'agit d'une petite poche se développant sous la peau à partir d'un follicule pilosébacé.

## Points clés à retenir

- La peau est un organe clé de notre organisme car elle lui assure une enveloppe protectrice contre les agressions du milieu extérieur. Elle joue un rôle dans la survie du fait des différentes fonctions qu'elle assure. Elle se caractérise par sa coloration, sa pigmentation, son aspect, son intégrité et sa température.
- Toute altération aura donc des répercussions, dont la gravité dépendra de la profondeur de la lésion, de l'ampleur et de l'agent traumatisant.
- La description d'une peau lésée met en évidence des indicateurs communs à tous les types de plaie, même si parfois il existe des recommandations spécifiques (comme pour les escarres). Les indicateurs relevés sont les dimensions de la plaie, l'aspect du lit de la plaie, l'aspect de la peau périlésionnelle, le niveau d'exsudation, la douleur.
- Il existe différentes classifications de distinction des plaies. L'infirmier dans sa pratique s'appuie sur les indicateurs descriptifs de la plaie lui permettant d'identifier s'il s'agit d'une plaie simple superficielle suturable, d'une plaie avec perte de substance modérée ou d'une plaie avec perte de substance totale qui sont souvent non suturables. En fonction de cela, il peut supposer des soins qui vont en découler.
- Ainsi l'examen clinique initial et l'observation continue de la plaie lors des soins donnent des indices permettant de définir les moyens de prise en charge les plus adaptés, et de suivre l'évolution tout au long du processus de réparation.
- L'examen clinique d'une plaie est un acte pluridisciplinaire et qualitatif, qui considère les différents indicateurs précités. Il est mené régulièrement par l'infirmier lors des soins, le médecin aura plus de recul pour suivre l'évolution car son observation est plus espacée. Le regroupement des données permet de statuer sur l'état de la cicatrisation et sur le bon déroulement du processus de réparation, mais également de décider des réajustements qui peuvent être nécessaires.

## L'examen clinique spécifique des escarres

L'examen clinique des escarres est orienté par la classification proposée par l'Anaes. En effet, dès lors que les facteurs de risque sont présents, l'examen clinique cutané est systématique, car l'escarre est une plaie qui peut être prévenue. L'examen clinique fait référence à des méthodes de description et d'évaluation qui sont généralement utilisées pour élaborer des protocoles de soins et permettre une cohérence dans la prise en charge du fait de l'utilisation d'un langage professionnel commun.

L'examen clinique présente deux orientations : une évaluation initiale et une évaluation de suivi. Il est associé à la recherche systématique des facteurs de risque.

Cet examen est détaillé dans les procédures de l'Anaes car ce type de plaie se rencontre très fréquemment. Son évolution est connue ce qui a permis d'élaborer des indicateurs précis caractéristiques de chacun des stades du développement de la plaie. L'examen clinique s'en trouve donc facilité, les indicateurs sont des repères fiables.

## Le mécanisme physiopathologique

La présence d'un appui prolongé sur une zone cutanée, d'un choc ou d'un cisaillement est responsable d'une pression locale.

La pression excessive va « aplatir » les vaisseaux sanguins cutanés et sous-cutanés entraînant une hypoxie tissulaire, c'est-à-dire une carence en apport d'oxygène aux tissus.

Le maintien de la pression excessive sur la zone supprime la vascularisation locale, c'est la formation de l'escarre. La lésion se développe en profondeur avant de s'ouvrir à la surface du tissu cutané.

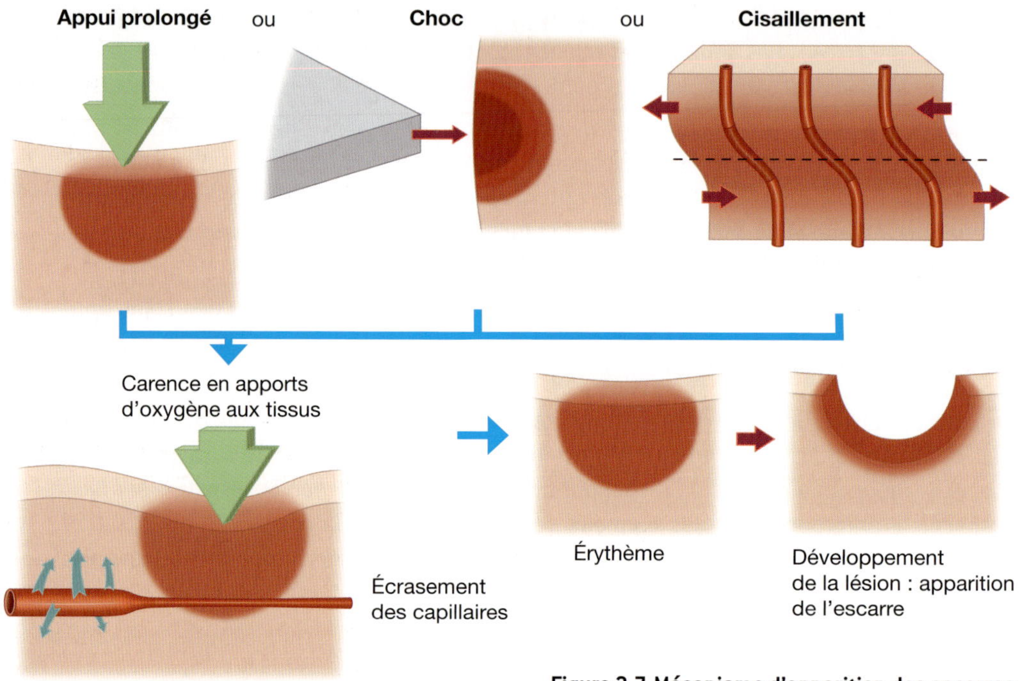


**Figure 2.7. Mécanisme d'apparition des escarres**

## La description et l'évaluation initiale

Il existe différentes méthodes qualitatives pour décrire une escarre faisant référence à des classifications anatomocliniques décrivant le stade de la lésion.

La classification la plus fréquemment utilisée est celle du *National Pressure Ulcer Advisory Panel* (NPUAP) de 1998, qui présente quatre stades (tableau 2.V)

| Stade | Motif d'observation | Aspect clinique |
|---|---|---|
| **Stade 0** | Peau intacte mais présence de manifestations en faveur de son altération | Modification de la couleur : rougeur sur les peaux claires, teinte rouge, violacée ou bleue sur les peaux pigmentées<br>La rougeur blanchit à la pression du doigt |

| Stade | Motif d'observation | Aspect clinique |
|---|---|---|
| **Stade 1** | Peau intacte mais présence de manifestations en faveur de son altération visibles en comparaison de la zone corporelle adjacente ou controlatérale | • Modification de la température de la peau : chaleur/froideur<br>• Consistance du tissu : ferme/mou<br>• Modification de la sensibilité : douleur/démangeaison<br>• Modification de la coloration : la rougeur ne blanchit pas à la pression du doigt |
| **Stade 2** | Perte d'une épaisseur de la peau, la peau est lésée superficiellement | Phlyctène/abrasion/ulcération |
| **Stade 3** | Perte de toute l'épaisseur de la peau, avec altération ou nécrose du tissu sous-cutané | Ulcération profonde ou nécrose |
| **Stade 4** | Perte de toute l'épaisseur de la peau et destruction des tissus, atteinte des muscles, des os ou des structures de soutien (tendon) | Ulcération profonde + fistule<br>Infection |

**Tableau 2.V. Classification NPUAP 1998**

## Les facteurs de risque

L'examen clinique initial enclenche la stratégie de prise en charge, mais, pour être complet, il est associé à la recherche des facteurs de risque. Différentes échelles de risque existent. L'échelle de Braden (1985) (tableau 2.VI) est simple et claire, mais le jugement clinique en lien avec le repérage des facteurs reste déterminant.

Les facteurs de risque inventoriés par l'Anaes sont de deux ordres : facteurs explicatifs et facteurs prédictifs.

| Perception sensorielle | Humidité | Activité |
|---|---|---|
| 1. Complètement limitée<br>2. Très limitée<br>3. Légèrement limitée<br>4. Non alterée | 1. Constante<br>2. Très humide<br>3. Parfois humide<br>4. Rarement humide | 1. Alité<br>2. En chaise<br>3. Marche occasionnelle<br>4. Marche fréquente |
| **Mobilité** | **Nutrition** | **Friction-cisaillement** |
| 1. Complètement immobile<br>2. Très limitée<br>3. Légèrement limitée<br>4. Pas de limitation | 1. Très pauvre<br>2. Probablement inadéquate<br>3. Adéquate<br>4. Excellente | 1. Problème<br>2. Problème potentiel<br>3. Pas de problème apparent |

**Tableau 2.VI. Échelle de Braden**

## Les facteurs explicatifs

Ce sont ceux qui expliquent le mécanisme d'apparition :

- la *pression* qui décrit la force exercée sur la peau par le support,
- la *friction* qui se définit comme le résultat d'un frottement répété de deux surfaces entre elles,

■ le *cisaillement* qui est la conséquence de mouvements inverses de deux surfaces l'une sur l'autre,

■ la *macération* qui est le résultat de l'absence d'aération entre la peau et le support (transpiration, incontinence urinaire ou fécale). Elle fragilise l'épiderme,

■ la *fièvre* qui réduit la résistance épidermique.

### Les facteurs prédictifs

Ce sont les conditions qui peuvent accentuer ou favoriser ce phénomène d'altération de l'intégrité de la peau. Les principaux sont :

■ l'*immobilisation* : pression et durée d'exposition majorent le risque d'escarre,

■ la *dénutrition* : insuffisance d'apports nutritifs tissulaires,

■ les *troubles cardio-vasculaires* : diminution du débit cardiaque et trouble de la vascularisation tissulaire,

■ les *neuropathies* : perte de la sensibilité,

■ l'*âge* : atrophie cutanée et fragilité de la peau,

■ l'*état psychologique* du patient : manque de motivation pour participer aux soins,

■ l'*état général* avec ses comorbidités.

### Les zones à risque

Elles sont multiples, depuis l'occiput jusqu'aux talons. Elles existent avec la présence de saillies osseuses qui compriment les tissus mous.

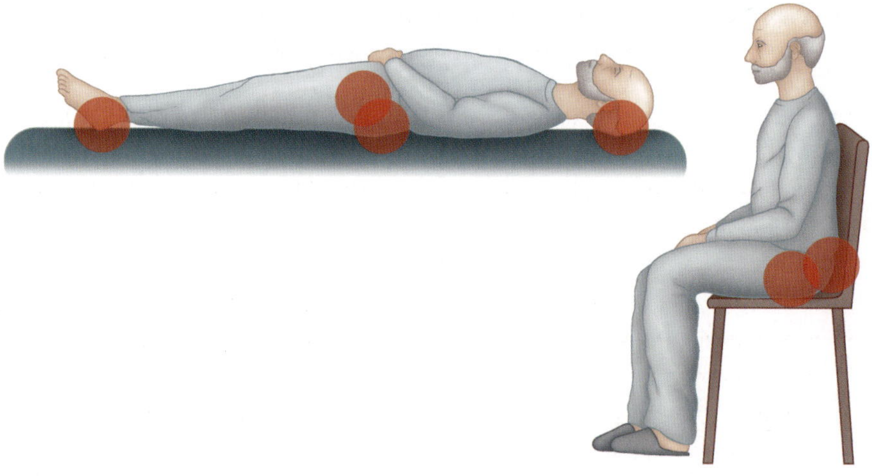

**Figure 2.8. Zones à risque des escarres**

### Les situations cliniques

Ce sont des contextes dans lesquels se retrouvent réunis plusieurs de ces facteurs de risque, et notamment : la présence de forces de pression, la perte de mobilité, le déficit neurologique sensitif et moteur, les modifications cardio-vasculaires.

Les situations neurologiques, orthopédiques et traumatologiques, la gériatrie et les soins intensifs sont des situations dans lesquelles l'incidence des escarres se trouve augmentée.

### L'évaluation du suivi

L'examen clinique tout au long de la prise en charge de l'escarre est utile à la continuité des soins et permet de suivre l'évolution de l'escarre. Il n'existe pas pour cette évaluation, contrairement à l'évaluation initiale, de classifications adaptées. Les recommandations suggérées comprennent :

- une appréciation de la couleur de la plaie au moyen d'une échelle de cinq couleurs :
  - noire = nécrose,
  - jaune = fibrine,
  - rouge = granulation,
  - rose = épithélisation,
  - blanche = fibrose,
- une mesure des dimensions de l'escarre : surface/profondeur,
- une représentation schématique de la topographie de l'escarre,
- une évaluation de la douleur,
- une évaluation des odeurs,
- un dépistage de l'infection : présence de signes locaux de l'inflammation, d'une suppuration, d'une odeur nauséabonde – à distinguer de la colonisation bactérienne habituelle de l'escarre.

L'ensemble de ces indicateurs sont communs aux critères d'évaluation des autres plaies avec perte de substance.

## Points clés à retenir

▶ L'escarre est une plaie aiguë qui apparaît dans certains contextes et peut largement être prévenue. De ce fait, elle requiert l'attention de tous les soignants. Elle est une lésion cutanée d'origine ischémique liée à une compression des tissus mous entre un plan dur et les saillies osseuses.

▶ Son apparition évolue en quatre stades allant de la rougeur à la nécrose.

▶ Les mécanismes d'apparition sont souvent la pression, la friction et le cisaillement, dans des conditions d'immobilisation prolongée, de dénutrition, de neuropathie et d'altération de l'état général.

▶ Les localisations principales sont le sacrum et le talon. Les situations cliniques à haut risque sont les situations traumatiques, neurologiques, la gériatrie et les soins intensifs.

## EXAMENS COMPLÉMENTAIRES

Les atteintes cutanées peuvent être associées à des lésions des tissus mous sous-jacents, à savoir les muscles, les vaisseaux, les nerfs, les organes. L'examen clinique va s'attacher à observer la lésion cutanée, mais sa localisation doit faire rechercher systématiquement d'autres atteintes qui peuvent être révélées par une symptomatologie spécifique au tissu atteint et par des explorations d'imagerie médicale (échographiques, IRM, scanner).

### Les lésions associées

Une plaie qui s'accompagne d'une atteinte vasculaire, tendineuse, nerveuse ou articulaire doit être considérée comme grave et bénéficier d'une prise en charge en urgence. L'évaluation de la gravité de la plaie nécessite de repérer les lésions associées. Nous citons ici les principales.

#### Les lésions vasculaires

Il peut s'agir :

- d'une lésion veineuse, écoulement de sang rouge foncé, en nappe autour de la plaie, contrôlable par la pose d'un pansement compressif,
- d'une lésion artérielle, qui se présente sous deux tableaux cliniques :
  - l'un est *ischémique* : l'artère est obturée par un thrombus, ou collabée, ou encore contrainte (coudée ou écrasée), ce qui empêche la circulation sanguine en aval de la plaie. Le syndrome ischémique se traduit par des douleurs violentes, une pâleur de la peau voire une cyanose, et une disparition des pouls en aval. S'en suit une paralysie dans le territoire ischémique,
  - l'autre tableau est *hémorragique* : la brèche artérielle entraîne un écoulement de sang rouge, pulsatile, en jets, par la plaie. S'installe alors rapidement un choc hypovolémique se manifestant par une chute de la pression artérielle, une tachycardie rapidement suivie d'une bradycardie avec un pouls filant, une froideur des extrémités qui sont pâles et marbrées, une sensation de soif. C'est une urgence vitale, il est nécessaire de colmater la brèche chirurgicalement et de mettre en œuvre des mesures de réanimation (remplissage, transfusion...).

#### Les lésions nerveuses

Une atteinte nerveuse se manifeste par des signes sensitifs et moteurs en fonction du trajet du nerf lésé : perte de sensation tactile, fourmillement, hypo- ou hyperesthésie.

#### Les lésions articulaires et tendineuses

Elles se traduisent par des douleurs à la mobilisation de l'articulation, une hémarthrose (présence de sang dans l'articulation), une hydarthrose (présence de liquide dans l'articulation).

Une plaie articulaire impose de vérifier l'absence de corps étranger à l'intérieur de l'articulation. Le risque est l'évolution vers l'arthrite avec destruction du cartilage articulaire.

### Les localisations graves

Les plaies revêtent un caractère de gravité qui est fonction de leur localisation et des lésions organiques que celle-là laisse supposer. Les localisations ayant un facteur de gravité accru sont principalement les suivantes.

### Les plaies de la face

Ces plaies sont graves du fait de la variété des structures anatomiques pouvant être à l'origine de :

- lésions vasculaires en lien avec la richesse de la vascularisation veineuse (d'origine jugulaire) et artérielle (d'origine carotidienne), responsables de plaies hautement hémorragiques,
- lésions musculaires, dont les conséquences sont majeures et spécifiques de la fonction des muscles atteints (muscles d'expression, muscles mandibulaires), engendrant des pertes fonctionnelles,
- lésions nerveuses par atteinte du nerf facial dont les ramifications concernent le nerf oculomoteur et auditif, engendrant des paralysies,
- lésions esthétiques selon qu'elles touchent les unités anatomiques de la face (paupières, nez, joue, lèvres...).

### Les plaies de la main

Leur gravité est fonction des atteintes nerveuses et/ou tendineuses responsables de déficits fonctionnels voire d'amputations.

### Les plaies thoraco-abdominales

Leur gravité réside dans l'apparition de syndromes cliniques, physiologiques ou viscéraux en lien avec la fonction et l'organe touché. Les organes intéressés sont situés dans des cavités, ce qui permet, en fonction de la localisation de la plaie, de structurer l'exploration. Citons les principaux organes atteints.

- Dans la cavité péritonéale : atteinte du foie, rate, estomac, côlon transverse, diaphragme.
- Dans la cavité pelvienne : atteinte de la vessie, du rectum, des vaisseaux iliaques, des organes reproducteurs.
- Dans la cavité rétropéritonéale : atteinte de l'aorte abdominale, de la veine cave inférieure, du pancréas, rein, uretères, côlon descendant.
- Dans la cavité thoracique : atteinte pulmonaire, contusion cardiaque, rupture du diaphragme. Tout traumatisme thoracique engendre des modifications respiratoires et des défaillances cardiovasculaires.

Ces types de lésions sont accompagnés d'une symptomatologie clinique qui relève fréquemment de la prise en charge en réanimation du fait de la menace du pronostic vital. On parle alors de polytraumatisé[9].

Quant aux plaies spécifiques de la face et de la main, la prise en charge doit être la plus spécialisée possible pour limiter les séquelles esthétiques et fonctionnelles. Il existe en France des centres spécialisés, notamment pour la réparation de la main[10], répartis sur le territoire national pour faciliter la prise en charge.

9 Voir *infra* chapitre 6.

10 La fédération européenne des services d'urgences de la main regroupe en France une quarantaine de centres spécialisés.

## Points clés à retenir

▶ La peau est l'enveloppe externe de l'organisme, elle protège les tissus sous-jacents comme les vaisseaux, les muscles, les os, les organes... ce qui justifie qu'un examen complémentaire recherchera des lésions vasculaires, nerveuses, ostéotendineuses, viscérales

▶ En fonction de leur localisation, les plaies cutanées présentent un facteur de gravité variable tant par leurs conséquences fonctionnelles, esthétiques que vitales. Les localisations mettant en jeu le pronostic vital sont principalement les plaies thoraco-abdominales et celles de la boîte crânienne, celles mettant en jeu le pronostic fonctionnel sont principalement les lésions de la main et de la face. Toutes peuvent être inesthétiques, d'où la nécessité d'une prise en charge spécialisée et rapide.

## LES AXES THÉRAPEUTIQUES

Nous savons que les lésions cutanées sont répertoriées selon leurs caractéristiques, et que ces dernières sont révélées par l'examen clinique. Cet examen permet une observation qualitative de la plaie, depuis son apparition et tout au long de sa réparation jusqu'à sa complète cicatrisation. Il est complété d'une évaluation plus large afin de rechercher des lésions associées pouvant influencer la gravité de la lésion cutanée initiale ou compliquer sa prise en charge. Les tissus de notre organisme ont la capacité de se réparer selon un processus physiologique naturel qui s'enclenche dès l'atteinte du tissu. Ce phénomène naturel qui répare la peau est une succession d'étapes possédant chacune des distinctions spécifiques. Il est nécessaire de l'étudier pour comprendre et faire les liens entre les caractéristiques observées de la plaie et les différentes orientations thérapeutiques qui vont se présenter.

## PROCESSUS DE RÉPARATION

### La cicatrisation

La cicatrisation est le processus qui tend à restituer l'intégrité tissulaire de la peau et lui permettre d'assurer ses fonctions. C'est un phénomène naturel qui reste soumis à de nombreuses variations.

Nous l'avons vu précédemment, la morphologie de la plaie oriente le type de cicatrisation à privilégier. La cicatrisation peut être de deux sortes, de première ou de deuxième intention.

#### La cicatrisation de première intention

Elle concerne les plaies franches, suturables. Les étapes de la cicatrisation sont présentes, leur enchaînement est rapide et le rétablissement de la continuité épidermique est assuré en une dizaine de jours. C'est le cas de la plaie par incision chirurgicale, les plaies de catégories 1 et 2.

#### La cicatrisation de deuxième intention

Elle concerne les plaies contuses avec perte de substance pour lesquelles le rapprochement des berges par suture est impossible. Les différentes phases de la réparation sont présentes, mais le processus est dirigé, c'est-à-dire qu'il fait appel à des moyens thérapeutiques qui respectent l'écosystème de la plaie (milieu humide) et qui sont spécifiques aux différentes étapes du processus. La durée de cicatrisation est allongée. C'est le cas des plaies chroniques et des plaies aiguës avec pertes de substance, les plaies de catégories 2 et 3.

Le processus de cicatrisation est complexe et dépend de multiples facteurs qui interfèrent sur la rapidité et la qualité de la cicatrisation. Nous abordons ici le processus normal de cicatrisation.

La régénération tissulaire fait appel à différents acteurs cellulaires qui entrent en scène à des moments précis du processus et qui jouent un rôle spécifique à chacun de ces moments. En fonction de leur activité, apparaissent des phénomènes physiologiques qui se manifestent par des signes visibles, caractéristiques de cette activité et qui sont relevés lors de l'évaluation de la plaie.

## Les acteurs du processus de réparation

Plusieurs cellules sont ainsi impliquées dans le processus. Les principales sont :

- les leucocytes qui interviennent dans la détersion et l'inflammation,
- les plaquettes qui agissent comme agent déclencheur du processus de cicatrisation et interviennent dans la formation du caillot de fibrine,
- les fibroblastes du tissu conjonctif qui se transforment en myofibroblastes et forment ainsi un maillage riche en collagène,
- les facteurs de croissance, qui sont des molécules permettant la prolifération et la différenciation des différentes cellules impliquées dans la cicatrisation.

## Les quatre étapes du processus de réparation

L'activité spécifique de chacune de ces cellules fait progresser le processus de réparation selon des séquences chronologiques imbriquées les unes dans les autres.

Il est classique de diviser le processus de cicatrisation en quatre étapes. Chacune de ces étapes est induite par la précédente et n'apparaît que si l'étape préalable se déroule harmonieusement. La fin d'une étape se caractérise par la mort programmée des cellules impliquées, c'est l'apoptose.

- Une première phase vasculaire au cours de laquelle se crée un **caillot de fibrine** dans la plaie, assurant l'hémostase.
- Une phase inflammatoire durant laquelle des cellules inflammatoires sont acheminées jusqu'à la plaie. Elles assureront principalement la **détersion de la plaie**.
- La troisième phase est celle de la réparation tissulaire dermique et épidermique pendant laquelle les cellules qui assurent la reconstitution du tissu conjonctif, de la matrice extracellulaire et de l'épithélium prolifèrent. Cette étape aboutit à l'**épithélisation de la plaie**.
- La dernière phase est celle du **remodelage** de la matrice extracellulaire. Cette étape dure longtemps, elle est capitale pour l'aspect esthétique et pour la qualité de la peau régénérée.

### Étape vasculaire : la formation du caillot (J0 à J3)

Les blessures cutanées induisent des brèches vasculaires à l'origine de l'activation des plaquettes. Cette activation entraîne leur agrégation, pour former un clou plaquettaire, et enclenche une série de phénomènes de la coagulation aboutissant à la formation d'un thrombus (caillot) de fibrine dont le rôle est d'assurer l'hémostase. La fibrine se dépose dans le fond de la plaie formant la matrice provisoire, appelée tissu de granulation. La fermeture provisoire de la plaie est ainsi obtenue. La lésion du vaisseau et la formation du thrombus provoquent la libération de facteurs de croissance qui stimulent la migration et la prolifération des cellules inflammatoires. C'est le passage à la deuxième phase.

### Étape inflammatoire : la phase de détersion (J0 à J21)

La phase inflammatoire débute entre la 12e et la 24e heure. Elle est dominée par l'action des leucocytes. La lésion tissulaire provoque la libération de substances chimiques qui vont conduire à une vasodilatation et augmenter la perméabilité des capillaires, permettant l'exsudation de liquide et de protéines. Cet *exsudat* apporte aux tissus lésés des nutriments et véhicule les leucocytes attirés vers la plaie par un certain nombre de substances provenant de l'agrégation plaquettaire. Ces derniers traversent la membrane des capillaires en s'insinuant au milieu des cellules endothéliales, c'est la *diapédèse*. Ces leucocytes sont d'abord les neutrophiles, qui apparaissent vers la 1re heure de la cicatrisation. Premier rempart de l'infection, ils vont débuter la *phagocytose* (absorption des micro-organismes ou des débris exo-/endogènes). L'activité phagocytaire non spécifique des neutrophiles correspond à la phase de *détersion*.

En clinique, la réaction inflammatoire se caractérise par quatre signes classiques : la douleur, la chaleur, la rougeur et l'œdème :

- la dilatation des capillaires ou vasodilatation est responsable de la rougeur,
- l'activité phagocytaire augmente la température locale, c'est la chaleur,
- l'augmentation de la perméabilité capillaire, en favorisant l'exsudation plasmatique, est responsable de l'œdème,
- la pression exercée par l'œdème sur les terminaisons sensitives provoque la douleur.

Rapidement, les macrophages et les lymphocytes entrent en scène. Les macrophages fonctionnent comme des régulateurs. Ils poursuivent la détersion, mais surtout ils permettent la libération des facteurs de croissance qui contribuent à la prolifération des cellules épidermiques, les fibroblastes, les kératinocytes et les cellules endothéliales impliquées dans la phase suivante de prolifération.

### La phase proliférative (J3 à J12) et d'épithélisation (J12 à J30) : le bourgeonnement

Les capillaires lésés par le traumatisme se reforment à partir des cellules endothéliales, c'est l'*angiogenèse*. Cette étape est capitale car l'activité cellulaire au sein de la plaie dépend des conditions nutritionnelles et de vascularisation des cellules. Les néovaisseaux assurent cette fonction.

Durant la phase proliférative, qui dure environ 3 semaines, les fibroblastes se développent et produisent du collagène. Les cellules se régénèrent depuis les bords de la plaie. Ainsi se forme une nouvelle matrice extracellulaire. La prolifération des fibroblastes se poursuit, leur différenciation aboutit à leur transformation en myofibrilles. Ces cellules élaborent un maillage qui se dirige vers le centre de la plaie. Cela correspond à la formation du tissu de granulation qui va progressivement combler la perte de substance, en repoussant devant lui le caillot de fibrine qui devient une « croûte ». L'arrêt de cette prolifération se fait lorsque le tissu de granulation a comblé la perte de substance et est remonté au niveau des berges.

Les cellules épidermiques, les kératinocytes, se multiplient et se différencient pour permettre la maturation du collagène. C'est l'épithélisation qui correspond au développement de la cicatrice. La maturation du collagène rend le tissu granuleux contractile et les fibres de collagène se contractent pour rapprocher les deux berges de la plaie. Ce spasme survient quand l'épithélisation est complète, c'est-à-dire lorsque les kératinocytes permettent la protection de la couche extérieure de la plaie. Alors la « croûte » tombe et laisse apparaître le tissu rosé cicatriciel.

### La phase de remodelage (12 mois à 18 mois)

Durant cette étape, sous l'action des fibroblastes, la cicatrisation se poursuit par la persistance des contractions de la plaie. On assiste à l'apparition de cellules agissant selon des mécanismes contraires : l'un permet la prolifération et la différenciation des cellules et donc la formation de néotissus (nouvelle couche basale, réapparition des vaisseaux et filets nerveux), l'autre assure la dégradation et le remplacement du collagène.

Ainsi, en 18 mois, cette cascade d'évènements aboutit à l'apparition d'un tissu aussi proche que possible du tissu initial.

## Les phases de la cicatrisation et l'aspect clinique correspondant

<table>
<tr><th colspan="2">Phase de cicatrisation</th><th>Indicateurs d'observation clinique</th></tr>
<tr><td colspan="2">Phase 1 : formation du caillot (J0 à J3)</td><td>• Saignement<br>• État des berges<br>• Dimension de la plaie<br>• Présence d'un caillot</td></tr>
<tr><td colspan="2">Phase 2 : détersion (J0 à J21)</td><td>• Exsudation importante<br>• Signes de l'inflammation :<br>– rougeur locale<br>– chaleur locale<br>– douleur locale<br>– œdème local</td></tr>
<tr><td rowspan="2">Phase 3 :</td><td>prolifération (J3 à J12)</td><td>• Plaie rouge<br>• Exsudation modérée<br>• Formation d'une croûte</td></tr>
<tr><td>épithélisation (J12 à J30)</td><td>• Plaie rosée<br>• Exsudation limitée<br>• Comblement de la plaie</td></tr>
<tr><td colspan="2">Phase 4 : remodelage</td><td>• Perte de la croûte<br>• Fermeture de la plaie<br>• Peau superficielle fine, fragile, rosée</td></tr>
</table>

**Tableau 2.VII. Aspect clinique de la plaie en fonction de la phase de cicatrisation**

Si la cicatrisation ne suit pas cette succession d'étapes, elle s'enferme dans l'une d'entre elles et devient chronique.

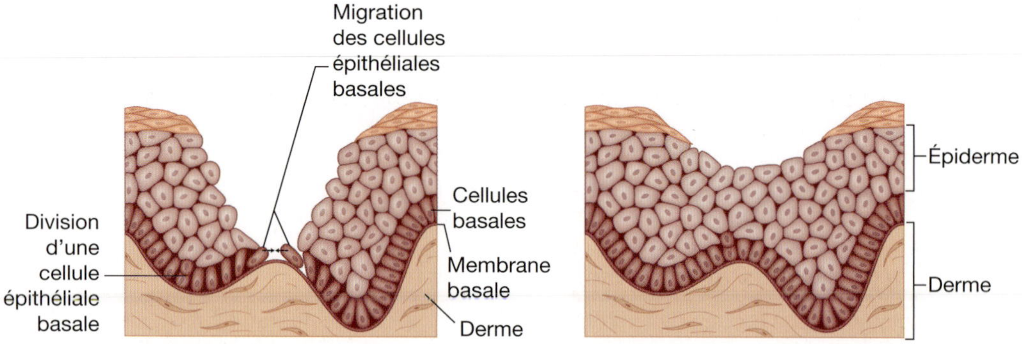


**Figure 2.9. La guérison d'une plaie superficielle**

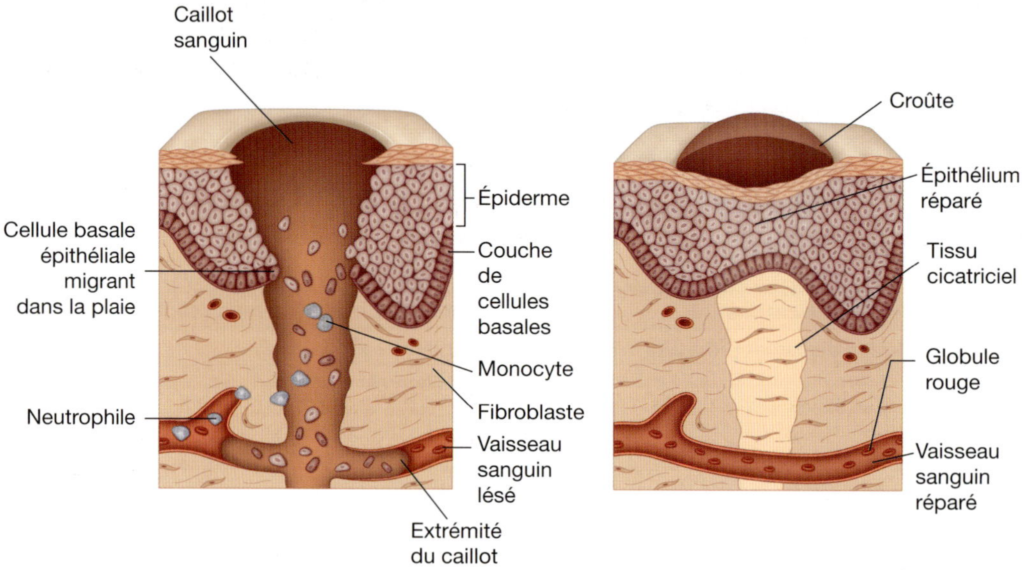


**Figure 2.10. La guérison d'une plaie profonde**

## La cicatrice

La cicatrice est l'aboutissement de ce processus de réparation. La cicatrice est discrète, rosée, presque semblable au tissu initial. Cependant, le nouveau tissu ne retrouvera jamais la structure initiale, qui provient de l'embryogénèse.

Parfois, la cicatrice présente des anomalies provoquées par des perturbations dans le processus de cicatrisation induisant des cicatrices excessives et des fibroses.

Lorsque la formation du tissu de granulation n'est pas stoppée, deux sortes de cicatrices sont identifiées : hypertrophique et chéloïde.

### Cicatrice hypertrophique

Cette cicatrice se développe souvent après des brûlures, une blessure profonde (incision chirurgicale). Cette cicatrice est érythémateuse, prurigineuse, douloureuse. Elle régresse avec le temps mais ne disparaît pas totalement.

### Cicatrice chéloïde

Cette cicatrice est rencontrée principalement sur les sujets possédant une peau mélanique. C'est une cicatrice douloureuse et prurigineuse qui se caractérise par la présence d'amas dont la surface présente un aspect de « chou-fleur ».

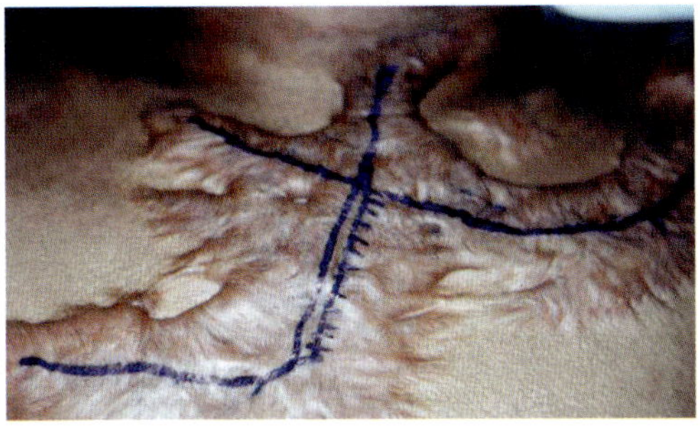

**Figure 2.11. Cicatrice hypertrophique observée après brûlure**

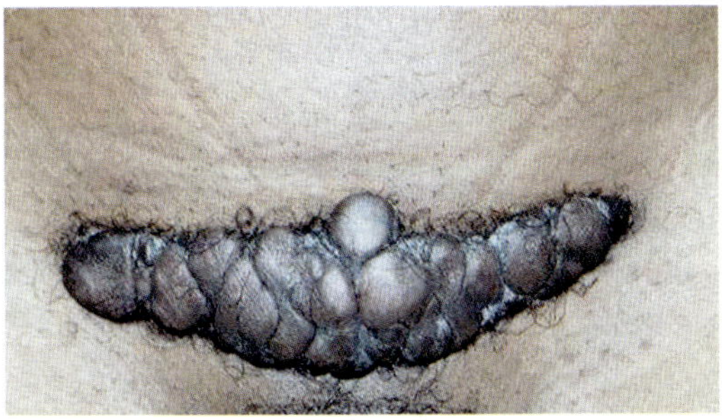

**Figure 2.12. Cicatrice chéloïde**

Lorsque le processus de cicatrisation est réitéré sur un même organe (organes internes affectés par une pathologie chronique, récidive chirurgicale sur une zone cicatrisée), il peut apparaître une *fibrose*. Il s'agit d'une formation excessive de fibres de collagène liée à des dérégulations biologiques.

## Les facteurs influençant la cicatrisation

Nous venons de le voir, le processus de la cicatrisation est physiologique, nécessitant l'intervention de plusieurs acteurs cellulaires, se déroulant selon un enchaînement précis d'étapes et un mécanisme complexe. Plusieurs études ont mis en évidence[11] que la cicatrisation était influencée par différents facteurs :

- le vieillissement,
- les pathologies métaboliques,
- la nutrition,
- la vascularisation,
- les médicaments.

### Le vieillissement

La peau du sujet âgé présente des particularités physiologiques en lien avec le processus de vieillissement. Il est à noter une atrophie cutanée (épiderme aminci, perte de l'élasticité, moindre résistance aux microtraumatismes, réseau veineux plus visible, fragilité et sécheresse cutanées), à laquelle s'associent le déclin des fonctions de la peau et le ralentissement des capacités de prolifération cellulaire.

Ces phénomènes n'empêchent pas la cicatrisation, ils modifient la composante temporelle de chacune des étapes. Il devient ainsi nécessaire d'accroître le respect de l'asepsie tant que

11 S. Meaume, L. Teot, O. Dereure. *Plaies et cicatrisations* (chap. 3, N. Faucher). Masson, Paris, 2005.

la barrière cutanée ne peut pas assurer sa fonction de protection, dans le but de limiter les infections.

La difficulté de cicatrisation observée chez le sujet âgé provient de l'existence d'un terrain polypathologique qui ralentit la cicatrisation, voire interfère dans le processus de réparation, au risque de devenir chronique. La sénescence (concerne les personnes très âgées) affaiblit les défenses immunitaires et diminue la résistance aux germes pathogènes, ce qui interfère dans le processus de cicatrisation.

### Les pathologies métaboliques

Certaines pathologies peuvent bloquer ou ralentir le processus de cicatrisation. Il s'agit de problèmes nutritionnels, métaboliques, vasculaires, neurologiques, infectieux et médicamenteux. Les atteintes métaboliques sont notamment le diabète, l'insuffisance rénale[12] et le cancer.

- Le diabète se caractérise par des troubles métaboliques qui se compliquent d'atteintes vasculaires et nerveuses.
- L'hyperglycémie est responsable de dysfonctionnements dans l'activité leucocytaire, perturbant la phase inflammatoire du processus de réparation tissulaire.
- L'atteinte vasculaire se manifeste par une réduction de la lumière des vaisseaux et un épaississement de la paroi des capillaires. Ces phénomènes contribuent à la réduction du flux sanguin et de la vasomotricité des vaisseaux. Ainsi, la mauvaise vascularisation impacte sur le déroulé du processus de réparation.
- Les atteintes nerveuses et notamment sensitives sont responsables d'une perte ou d'une diminution de la perception douloureuse, et par conséquent d'une absence de protection de la zone blessée vis-à-vis des microtraumatismes, ce qui bloque la cicatrisation de la blessure dans une phase intermédiaire.
- L'insuffisance rénale, par l'élévation du taux d'urée sanguin, altère la qualité du collagène et retarde la cicatrisation.
- Les cancers induisent des dysfonctionnements leucocytaires qui interférent dans la phase inflammatoire de la cicatrisation et retardent l'aboutissement de cette étape.

### La dénutrition

Elle concerne essentiellement la personne âgée et les sujets présentant une perte de poids importante. Elle se caractérise par une carence en protéines énergétiques, en vitamine A et en oligoéléments. La qualité des nutriments influe sur les phases de prolifération et de différenciation cellulaire, la synthèse du collagène est diminuée. Cela nuit à la réparation tissulaire et accentue le risque infectieux et la morbimortalité du sujet.

### Les atteintes vasculaires

La diminution d'apport en oxygène amoindrit la synthèse du collagène et réduit l'activité des cellules inflammatoires.

La présence d'un défaut de circulation, l'*hypoperfusion des tissus*, perturbe la cicatrisation car il existe une mauvaise irrigation de la plaie responsable d'une mauvaise alimentation en subs-

12 Le diabète et l'insuffisance rénale sont des pathologies abordées dans le processus défaillance organique, le cancer est développé dans le processus tumoral.

tances nutritives et en oxygène : c'est l'hypoxie tissulaire. L'hypoperfusion aboutit à des perturbations de la microcirculation cutanée, ce qui implique deux phénomènes : la perturbation de la cicatrisation et la possibilité de lésions trophiques (ulcère veineux ou artériel du membre inférieur).

Les troubles vasculaires limitent également l'apport des cellules sanguines au niveau de la plaie ce qui favorise l'infection du fait de l'inhibition de la phagocytose des micro-organismes pathogènes.

L'obésité entraîne une diminution de la vascularisation du tissu adipeux et l'augmentation des tensions sur la plaie qui se fragilise.

### Les médicaments

Les traitements concernés sont ceux qui interagissent sur l'étape inflammatoire de la cicatrisation. Ainsi on trouve :

- les corticoïdes qui, par leur fonction anti-inflammatoire, inhibent la prolifération cellulaire, ralentissent l'épithélisation, inhibent la contraction des fibres, dégradent le collagène et augmentent la fragilité cutanée,
- les anti-inflammatoires qui inhibent la phase inflammatoire et majorent le risque infectieux,
- la chimiothérapie et les immunosuppresseurs, qui ralentissent la cicatrisation car ils freinent la synthèse du collagène,
- la radiothérapie altère la structure des tissus irradiés et diminue la perfusion des tissus, car l'irradiation rétrécit la lumière des vaisseaux et donc ralentit le flux sanguin.

### Autres facteurs

- Un stress important provoque un excès de sécrétion de cortisol ce qui diminue le nombre de lymphocytes circulants et atténue la réaction inflammatoire.
- Le tabagisme diminue la capacité d'oxygénation de la plaie. Il est responsable de légères anomalies dans les petits vaisseaux, ce qui entrave le processus de nutrition et d'oxygénation cellulaire.

## Points clés à retenir

▶ La réparation d'une plaie cutanée est sa cicatrisation, il s'agit d'un processus de réparation physiologique se déroulant en quatre phases principales :

- phase vasculaire assurant l'hémostase,
- phase inflammatoire assurant la détersion,
- phase proliférative et d'épithélisation permettant le renouvellement des cellules,
- phase de remodelage redonnant à la peau sa qualité et son aspect initial.

▶ La cicatrisation est l'aboutissement de ce processus mais parfois la cicatrice peut être inesthétique – cicatrice hypertrophique ou chéloïde –, ou présenter un excès de fibres de collagène et former une fibrose cicatricielle.

▶ Le processus de cicatrisation peut être perturbé par différents facteurs qui interfèrent dans les étapes de la cicatrisation, comme certaines pathologies métaboliques, la dénutrition, les atteintes vasculaires, certains médicaments, le stress et le tabac.

## LES ORIENTATIONS THÉRAPEUTIQUES

Nous l'avons vu tout au long de ce chapitre, les plaies présentent une grande diversité du fait qu'elles sont fonction du mécanisme traumatique, de l'état du sujet, de la localisation. Elles peuvent être suturables ou nécessiter une cicatrisation dirigée. Elles présentent des niveaux de risque infectieux variables.

Malgré cette disparité, les objectifs du traitement des plaies sont invariables : il s'agit de permettre la cicatrisation et de prévenir l'infection par son recouvrement. L'infection est une complication redoutée et prévisible puisque la peau altérée ne peut plus assurer son rôle de protection sur une période brève (plaie aiguë) ou plus longue (plaie chronique).

L'orientation thérapeutique s'appuie sur la considération de l'ensemble de ces éléments. De ce fait, la prise en charge des plaies fait appel à des moyens et des techniques complémentaires : le geste chirurgical, l'utilisation de produit de santé médicamenteux et de dispositifs médicaux stériles.

L'axe essentiel de la thérapeutique reste le traitement de la cause.

### Les moyens

**Les dispositifs médicaux** : ils regroupent l'ensemble des produits (consommable et équipements spécifiques) utiles au recouvrement de la plaie et à sa réparation. C'est dans cette catégorie que l'on trouve les pansements.

**Le geste chirurgical** : il consiste en la suture de la plaie selon sa typologie, mais peut également être nécessaire à des phases de la cicatrisation pour favoriser le processus de régénération tissulaire : exérèse de détersion, suture, recouvrement cutané par greffe de peau...

**Le médicament** : il est caractérisé par la présence d'un principe actif qui a une action pharmacologique locale (topiques locaux) ou générale pour prendre en charge les troubles sous-jacents.

### Choix des techniques

Selon l'aspect de la plaie et sa capacité de réparation physiologique, le choix thérapeutique portera sur une cicatrisation dite de première ou de deuxième intention.

#### La cicatrisation de première intention : la suture

Il s'agit d'un geste technique qui va permettre le rapprochement des berges par une suture à l'aide de moyens adhésifs, de fils, d'agrafes. La plaie est ainsi suturée, les différentes phases du processus de cicatrisation sont présentes. Durant cette période, la plaie est protégée par un pansement de recouvrement jusqu'à l'obtention de la continuité épidermique.

### La cicatrisation de deuxième intention : le pansement

Lorsque la suture n'est pas envisageable en raison par exemple de la perte de substance importante, la cicatrisation est dirigée – ce qui implique que soient respectées ou restaurées les phases du processus de réparation. La cicatrisation fait donc appel à l'utilisation de matériaux adaptés aux caractéristiques de la plaie et de la peau en périphérie.

## Le pansement

Le terme générique de pansement représente, pour la majeure partie des soignants, « *l'ensemble des matériaux nécessaires au recouvrement de la plaie* » et « *l'action de panser* ». Cependant cette terminologie a évolué, distinguant, d'une part, le *pansement de recouvrement*, et d'autre part les *pansements modernes* qui favorisent la cicatrisation. Ainsi est apparue une gamme de produits non pharmacologiques dont l'intérêt réside en ce qu'ils respectent certaines normes :

- maintenir un « écosystème » au niveau du lit de la plaie qui soit chaud et humide[13],
- isoler la plaie du milieu extérieur,
- absorber l'exsudat,
- être atraumatique lors de son changement (ne pas adhérer à la plaie).

De telles exigences ont amené à proposer un cadre réglementaire européen[14] pour leur fabrication et leur utilisation, et à préciser leur définition. Ainsi, *ces pansements ne sont pas des médicaments mais des dispositifs médicaux*. Le législateur prévoit dans l'arrêté du 13 avril 2007 fixant la liste des dispositifs médicaux, ceux que l'infirmier est autorisé à prescrire dans le cadre de ses compétences.

Ces différents dispositifs médicaux sont répartis en quatre classes : I, IIa, IIb et III, selon leurs caractéristiques (tableau 2.VIII)

| | |
|---|---|
| **Classe I** | Pansements gras |
| **Classe IIa** | Film de polyuréthane |
| **Classe IIb** | Hydrocolloïdes |
| **Classe III** | Alginates |

**Tableau 2.VIII. Les quatre classes de pansements**

Du fait de leur implication dans le processus de réparation tissulaire, leur utilisation répond aux objectifs suivants :

- assurer la détersion,
- permettre l'absorption des exsudats,
- maintenir l'hydratation du lit de la plaie,
- assurer la protection.

### Indication des pansements

L'aspect de la plaie et sa situation dans une des étapes de son processus régénératif guident le choix parmi ces pansements (tableau 2.IX).

13 Il a été démontré que le milieu humide est plus favorable à la cicatrisation qu'un milieu sec.

14 Directive 93/42/CEE du Conseil du 14 juin 1993 relative aux dispositifs médicaux.

| Phase de Nécrose | Phase de Détersion | Phase de Bourgeonnement | Phase d'Épithélialisation |
|---|---|---|---|
| Plaie sèche<br>Plaque de nécrose | Plaie fibrineuse et exsudative | Plaie bourgeonnante (rouge) | Plaie en épidermisation (rose) |
| Hydrater | Absorber +++<br>Milieu humide | Absorber + à ++<br>millieu humide | Protéger |
| Gels amorphes | Alginates<br>Hydrocellulaires<br>Charbon actif +<br>Argent (si infection) | Hydrocellulaires<br>Hydrocolloïdes | Films hydrocolloïdes transparents Interfaces |

**Tableau 2.IX. Indication des pansements selon les phases de la cicatrisation**

À chacune de ces phases correspond un type de dispositif médical (pansement). Chaque dispositif possède des caractéristiques pertinentes face aux différentes étapes de la cicatrisation. Certains permettent la détersion, le bourgeonnement et l'épithélisation.

Ces pansements s'adaptent à toutes les plaies et aux patients du fait de leurs propriétés.

Le maintien du pansement jusqu'à sa saturation permet le maintien d'un milieu humide et chaud propice à la cicatrisation et disposant de vertus antalgiques. Leur renouvellement est espacé, limitant les soins et le coût des soins.

Les dispositifs présentent des formes différentes adaptées à l'anatomie de la zone à traiter, et sont pour la plupart imperméables, ce qui autorise la douche.

Ces pansements agissent en faveur de la cicatrisation, cependant la prise en charge s'accompagne nécessairement d'actions visant à corriger l'existence de facteurs favorisant la survenue de la plaie, et à déterminer et traiter les causes qui pourraient être responsables du retard de cicatrisation.

La prise en charge d'un trouble trophique reste une prise en charge pluridisciplinaire.

## Les traitements connexes

### La détersion

La phase de détersion est une étape clé de la cicatrisation. Il s'agit d'éliminer les tissus nécrotiques ou fibrineux, de procéder au nettoyage de la plaie et des berges afin d'obtenir un lit de la plaie propice à la cicatrisation. Il existe plusieurs techniques de détersion.

#### La détersion spontanée

Induite par l'activité des cellules inflammatoires (polynucléaire, macrophages...). C'est la première étape du processus physiologique de réparation tissulaire. Elle est longue.

#### La détersion assistée

Induite par une action agressive, elle s'exerce selon différents modes et aboutit à la mise au jour du tissu sain sous-jacent. Elle fait craindre l'hémorragie, l'exposition des tissus nobles sous-jacents et la douleur. Les modes de détersion assistée sont les suivants :

– détersion manuelle, exécutée au lit du patient à l'aide de curettes de Brock, de pinces à disséquer, de bistouris,

– détersion mécanique, exécutée au bloc opératoire, réservée aux plaies avec grandes pertes de substances. Ce parage chirurgical de la plaie permet d'exciser les tissus nécrosés et dévitalisés, d'assurer le lavage et éventuellement le drainage de la plaie,

– détersion par jet de NaCl à haute pression ; permet de découper, disséquer et laver la plaie,

– détersion par instrument électrique (bistouri et laser), réalisée au bloc opératoire ; limite la perte sanguine.

**La détersion par pansements**

Elle favorise la stimulation du processus naturel d'autolyse et d'élimination des déchets grâce au respect de l'écosystème humide et chaud (dispositifs médicaux).

La prévention de la douleur induite par l'acte agressif est indispensable. Les soignants doivent maîtriser les techniques élémentaires de détersion.

### La pression négative[15]

La pression négative consiste en l'application d'une mousse sur une plaie ouverte et creusée, avec perte de substance, sur laquelle vont s'exercer une dépression et des forces mécaniques influençant favorablement le processus de cicatrisation. Les effets de la pression négative portent sur l'amélioration de la perfusion tissulaire, le modelage tissulaire, l'accélération de l'angiogenèse, le contrôle de l'exsudation et la qualité du tissu bourgeonnant.

Le principe de fonctionnement repose sur la mise en place d'une mousse parfaitement taillée pour épouser les formes de la plaie reliée à un système aspiratif réglé pour exercer des pressions et pour recueillir l'exsudat. Le système est appelé *VAC* (*Vacuum Assisted Closure*).

Les indications de la pression négative sont principalement en traumatologie. Cependant la pression négative a aussi démontré son intérêt pour les plaies chroniques (escarres et ulcères de jambe).

## Le traitement de l'escarre : prévention et soins

Le traitement de l'escarre repose sur deux orientations majeures, la prévention et la prise en charge de la plaie. Il s'agit d'une prise en charge pluridisciplinaire, d'une sensibilisation et d'un engagement de chaque partenaire de soins.

### La prévention

Elle consiste en l'identification des facteurs de risque, en la réduction des pressions, le maintien de l'hygiène de la peau et de l'équilibre des apports nutritifs et hydriques.

**L'identification des risques**

Le premier geste de prévention repose sur l'identification des facteurs de risque et l'analyse permanente de leur raison d'être. L'Anaes propose des indicateurs pour guider ce jugement clinique. Ainsi l'apparition de l'escarre est à craindre en présence de :

– état d'affaiblissement général,

– réduction de la mobilité,

– trouble de la sensibilité,

15 S. Meaume, L. Teot, O. Dereure. *Plaies et cicatrisations* (chap. 10). Masson, Paris, 2005.

– modifications de la peau et de la masse musculaire associées à l'âge,

– mauvais état nutritionnel,

– présence de maladie chronique,

– incontinence,

– problèmes de soins personnels,

– traitements médicamenteux.

**■ La réduction des pressions**

La présence d'un de ces facteurs induit la nécessité de réduire les pressions qui favorisent la formation de l'escarre. Ainsi il s'agit de réduire la durée et l'intensité de l'appui. Il existe pour cela différents moyens.

### La réduction de la durée

Elle est réalisée par la mobilisation fréquente de la personne.

Le principe de la mobilisation est de réduire la durée de la pression sur une zone. Les recommandations sont une mobilisation toutes les 3 h. Le patient est changé de position, souvent par transfert d'un décubitus dorsal à un décubitus latéral. Cependant un décubitus latéral de 30° doit être favorisé car le groupe des fessiers protège la zone trochantérienne. Il existe des coussins de maintien pour faciliter les décubitus latéraux.

### La réduction de l'intensité

Elle peut être obtenue par l'utilisation de supports statiques et dynamiques.

– Les *supports statiques* augmentent la surface d'appui du patient sur le support par enfoncement dans celui-ci, diminuant la pression au niveau des zones à risques. Exemples : matelas mousse, surmatelas de fibres silicone, surmatelas à eau, coussins de mousse, à eau ou à air pour les fauteuils...

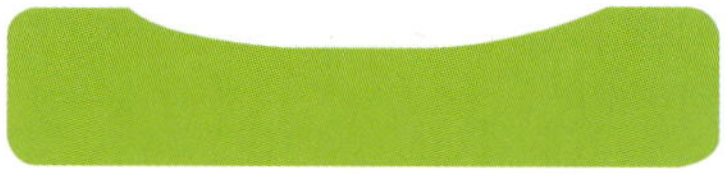

**Figure 2.13. Support statique**

– Les *supports dynamiques* permettent, grâce au gonflement alternatif de boudins, d'aménager des périodes de dépression pour les zones d'appui ; lorsqu'ils sont à pression constante, ils combinent les actions statique et dynamique. Exemples : surmatelas à air, matelas et lit à air...

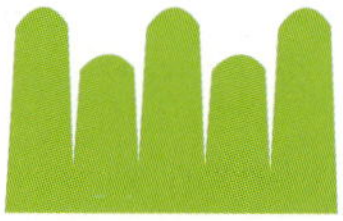

**Figure 2.14. Support dynamique**

L'efficacité de ces supports n'est plus à démontrer mais il convient de les sélectionner pour déterminer le support idéal pour le patient. Pour cela l'Anaes propose des indicateurs qui servent aux soignants à élaborer des stratégies de choix et à réaliser des protocoles.

**■ Le maintien de l'hygiène**

Il doit être impérativement assuré. Il prend en compte :

– l'hygiène corporelle quotidienne, avec vérification de l'état du lit (sec et sans miette, sans plis),

– l'hygiène sphinctérienne (change régulier).

Les massages, frictions, l'alternance de chaud et de froid sur la zone sont à proscrire. Seul l'effleurage avec des huiles peroxydées est recommandé.

## L'équilibre nutritif et hydrique

Il est indispensable à la prévention des escarres. Il est assuré à partir de :

– la mesure du poids et l'analyse de la courbe,

– le suivi des prises alimentaires et hydriques,

– si dénutrition : surveillance biologique (albumine par exemple).

## Les mesures thérapeutiques

Lorsque l'escarre est constituée, la mise œuvre des mesures thérapeutiques est spécifique au stade de l'escarre. L'Anaes propose des recommandations pour ce type de plaies, qui sont présentées dans le tableau 2.X. Cependant ces mesures n'auront d'efficacité que si l'agent causal est levé.

| Stade | Examen clinique | Mesures thérapeutiques |
|---|---|---|
| **Stade 0** | • Peau intacte mais présence de manifestations en faveur de son altération<br>• Modification de la couleur. La rougeur blanchit à la pression du doigt | • Prévention<br>• Identifier les facteurs favorisants<br>• Supprimer les pressions<br>• Informer<br>• Maintenir l'hygiène et l'équilibre nutritif/hydrique |
| **Stade 1** | • Peau intacte mais présence de manifestations en faveur de son altération visibles<br>• Modification de la température de la peau : chaleur/froideur<br>• Consistance du tissu : ferme/mou<br>• Modification de la sensibilité : douleur/démangeaison<br>• Modification de la coloration : la rougeur ne blanchit pas à la pression du doigt | • Possible réversibilité des lésions<br>• Supprimer les facteurs favorisants<br>• Lever les points d'appui<br>• Pratiquer l'effleurage<br>• Protéger la peau par hydrocolloïdes ou interfaces si cela ne gêne pas les soins de nursing<br>• Changer régulièrement les positions |
| **Stade 2** | • Perte d'une épaisseur de la peau, la peau est lésée superficiellement<br>• Phlyctène/abrasion/ulcération | • Possible réversibilité des lésions<br>• Réaliser une brèche avec un bistouri pour évacuer le liquide contenu dans la phlyctène, conserver le toit de la phlyctène (selon avis médical)<br>• Appliquer un pansement hydrocolloïde<br>• Mettre la zone hors d'appui |

| Stade | Examen clinique | Mesures thérapeutiques |
|---|---|---|
| **Stade 3** | • Perte de toute l'épaisseur de la peau, avec altération ou nécrose du tissu sous-cutané<br>• Ulcération profonde ou nécrose | • Réaliser l'évaluation de la plaie<br>• Assurer la détersion de la plaie<br>• Procéder au recouvrement de la plaie en sélectionnant le dispositif médical approprié aux caractéristiques de la plaie<br>• Utiliser le système de pression négative (VAC) |
| **Stade 4** | • Perte de toute l'épaisseur de la peau et destruction des tissus, atteinte des muscles, des os ou des structures de soutien (tendon)<br>• Ulcération profonde + fistule<br>• Infection | • Assurer le suivi de l'escarre<br>• Analyser l'évolution de la plaie car un geste chirurgical peut être nécessaire<br>• Appliquer les mesures nécessaires au soulagement de la douleur et au contrôle des facteurs de comorbidité relevé (nutrition, pathologie annexe, etc.)<br>• Mettre la zone hors d'appui |

**Tableau 2.X. Traitement des escarres : recommandations de l'Anaes**

## Les spécificités du pied diabétique

Le mal perforant plantaire est une lésion traumatique qui survient lorsque la sensibilité au niveau du pied est altérée du fait d'une neuropathie. Ce trouble sensitif ne permet pas au patient porteur d'une telle plaie d'adapter ses appuis puisqu'il ne ressent pas la douleur. Ainsi, malgré des lésions impressionnantes, le patient peut poursuivre la marche et entretenir de ce fait le processus traumatique.

La cicatrisation n'est possible qu'en l'absence de compression et de cisaillement sur la zone déjà lésée, il est donc nécessaire parfois de mettre le pied en décharge, c'est-à-dire d'interdire l'appui ou de transférer les forces d'appui sur une autre zone. Le recours à certains appareillages est parfois nécessaire et doit s'adapter à la localisation de la lésion, à sa gravité et au mode de vie de la personne.

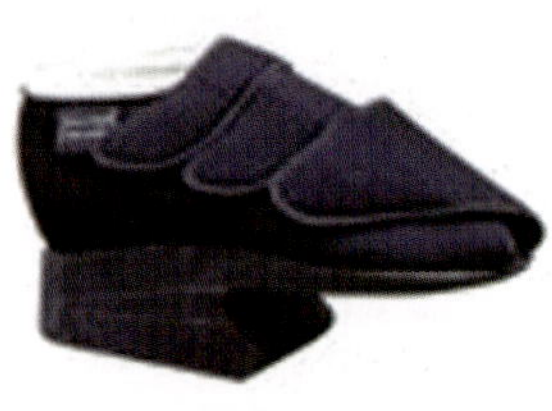

**Figure 2.15. Chaussure de Barouk**

Plusieurs appareillages sont disponibles pour mettre le pied en décharge : fauteuil roulant, cannes, béquilles, orthèses plantaires de décharge, chaussure thérapeutique à usage temporaire, botte de décharge, etc.

## Les traitements chirurgicaux

L'acte chirurgical nécessite une préparation physique et psychologique du patient qui dans un contexte d'urgence traumatique doit être adaptée.

La préparation psychologique vise à diminuer l'angoisse du patient avant l'intervention, lui apporter les informations relatives à l'acte opératoire qu'il va subir, l'informer sur les modalités de sa prise en charge avant, pendant et après l'intervention chirurgicale.

La préparation physique à pour but de limiter le risque infectieux et consiste en une préparation cutanée locale. Lorsque la lésion a altéré le revêtement cutané, cette préparation n'est plus possible, l'acte chirurgical débute alors par le parage de la plaie ou sa détersion, c'est-à-dire l'exérèse la plus minutieuse possible des débris qui souillent le lit de la plaie et la zone en périphérie, l'ablation des tissus nécrosés.

### La préparation cutanée

Elle consiste en une dépilation avec une tondeuse électrique chirurgicale. La dépilation s'effectue à sec. Elle est effectuée selon un protocole élaboré dans le service qui précise les spécificités de la dépilation en fonction de la région opératoire.

L'hygiène générale du patient est assurée autant que possible par une toilette générale à l'eau et savon antiseptique. Le patient est installé dans un lit propre, le linge est changé. Il revêt une casaque, des surchaussures et une charlotte à usage unique.

Cette hygiène est complétée par la préparation cutanée du site opératoire avec une même gamme de produits. Il s'agit d'un lavage avec un savon antiseptique de la zone opératoire, d'un rinçage au sérum physiologique, d'un séchage avec des compresses stériles et d'un badigeonnage final avec de la solution antiseptique. Le site opératoire est protégé d'un champ stérile.

### La suture

Une suture se fait plan par plan de la profondeur à la superficie. Les plans rencontrés sont alors : au plus profond, le muscle, puis l'aponévrose, le tissu cellulaire sous-cutané et la peau. Le rôle de la suture est de maintenir uni le tissu cutané, elle assure l'hémostase et l'étanchéité de la plaie.

Il existe quatre moyens pour suturer une plaie.

■ **La suture avec du fils résorbable.** Les fils utilisés pour réaliser ce type de suture seront éliminés dans les tissus, sur une période allant de 10 jours à 8 semaines selon les matériaux employés. Ces sutures sont généralement réalisées sur des tissus internes à l'aide d'aiguilles spécifiques à la chirurgie.

■ **La suture avec du fil non résorbable.** Les fils utilisés dans ce cas ne se décomposent pas, et restent intacts même plusieurs semaines après l'intervention. Ces sutures sont généralement réalisées sur une plaie en surface à l'aide d'aiguilles spécifiques. Les fils devront être enlevés au cours d'un soin ultérieur, une fois la plaie cicatrisée selon une technique variable en fonction du type de points. Il peut s'agir de :

- points séparés, l'ablation se fait fil par fil, le fil présente trois brins,
- surjet simple, l'ablation se fait en coupant le nœud de départ et en tirant le fil point par point,
- surjet intradermique, l'ablation s'effectue en tirant progressivement sur une extrémité du fil.

La date d'ablation des fils varie de 3 jours à 3 semaines. Elle sera précoce sur les zones vascularisées, fines et peu mobiles (arcade sourcilière, paupières), plus longue sur les zones épaisses, mobiles (abdomen, paume de la main : 20 jours).

■ **La suture avec des agrafes.** La suture est réalisée à l'aide d'agrafes métalliques (en inox) pour maintenir les berges de la plaie. L'agrafe peut être maintenue par son insertion dans l'os ou dans l'épiderme. La pose des agrafes se fait à l'aide d'une agrafeuse chirurgicale spécialement conçue pour ce domaine. L'ablation s'effectue à l'aide de la pince de Michel. Elle permet de pincer le centre de l'agrafe qui s'écarte et peut être retirée par une légère traction.

■ **La suture par collage.** L'utilisation d'une colle cutanée remplace les sutures classiques à fils ou agrafes. Cette technique est utilisée dans le cas de blessures de petite taille et peu profondes. La colle permet de réunir l'épiderme de part et d'autre ainsi que les berges de la plaie.

■ **La suture cutanée par adhésifs.** L'utilisation de bandelettes de sparadrap permet la fermeture de plaies superficielles (dispositif de type *Steri-strip*).

### La greffe

Cette technique a pour but d'apporter des cellules germinatives de l'épiderme sur une plaie afin d'obtenir sa cicatrisation et de la protéger des agressions extérieures. La peau greffée bénéficie de la vascularisation du site receveur.

Il existe plusieurs techniques de greffe :

– l'autogreffe : prélèvement de peau sur l'individu lui-même,

– la reconstruction de peau *in vitro* : culture des cellules pour parvenir à la reconstitution d'une peau normale qui sera greffée sur la plaie,

– l'hétérogreffe ou xénogreffe : prélèvement de peau provenant de porc. Il s'agit en fait d'un pansement biologique.

### Le lambeau cutané

Cette technique consiste à prélever des pédicules cutanés sur des régions du corps du patient, avec le système de vascularisation veineux et artériel correspondant. Au contact de la plaie, des anastomoses s'effectuent, permettant la vascularisation du lambeau. La zone prélevée peut faire l'objet d'une greffe en fonction de l'importance du lambeau prélevé.

## Les traitements médicamenteux

### La prise en charge de l'étiologie

Du fait des phénomènes physiologiques de réparation, les soins locaux sont efficaces quel que soit le dispositif médical utilisé. Cependant, si la plaie est localisée sur un terrain fragilisé par une pathologie sous-jacente, il est indispensable d'associer le traitement de cette affection à celui de la plaie pour parvenir à sa cicatrisation.

Ainsi, un ulcère veineux apparaît à la suite d'un traumatisme sur un terrain hypovascularisé. Il ne pourra se cicatriser que si la vascularisation locale permet le processus de réparation. Il est donc nécessaire de la favoriser, et d'associer aux soins locaux le port de bandes de contention. De même, l'escarre ne pourra cicatriser qu'en supprimant l'appui et en traitant les troubles traités (nutrition, hydratation...).

### La prise en charge de la douleur

Le patient porteur de plaies perçoit des douleurs multiples, évolutives, parfois provoquées par les soins. La douleur est souvent nociceptive, en lien avec la lésion tissulaire, et parfois neuropathique, en lien avec l'atteinte des fibres neuronales. Les douleurs les plus intenses sont décrites lors des soins.

Il convient de considérer attentivement cette douleur et de mettre en œuvre des mesures préventives appropriées. Cette démarche débute par l'évaluation de la douleur, à l'aide d'échelles de mesures qui quantifient son intensité, mais qu'il convient de compléter par des précisions sur la topographie de la zone douloureuse (schéma pour situer la zone), le profil évolutif de la douleur (permanente, intermittente), le type de sensation douloureuse (décharges, picotements, tiraillements...).

## Le traitement anti-infectieux

La peau lésée est propice à l'infection en raison de la rupture de la barrière cutanée, de la présence de tissus nécrotiques ou de débris, et dans le cas des brûlures, de la diminution des défenses immunitaires. Cependant la colonisation bactérienne n'est pas une infection.

Le risque infectieux doit être prévenu par l'application de mesures d'hygiène strictes et le respect d'une antisepsie rigoureuse des plaies.

### Les mesures d'hygiène

Elles reposent avant tout dans le lavage de mains antiseptique du personnel soignant.

### L'antisepsie

L'antisepsie est définie comme étant une opération au résultat momentané permettant d'éliminer des micro-organismes ou d'inactiver des virus présents au niveau des tissus vivants[16]. Pour ce faire, il convient d'employer les antiseptiques répondant aux normes pharmacologiques de l'Agence française de normalisation (Afnor). L'antisepsie est obtenue par l'utilisation de deux produits majeurs lors du renouvellement des pansements sur plaies suturées ou sur brûlure. L'application d'antiseptique sur une plaie avec perte de substance non infectée est inutile et peut avoir des actions néfastes sur les cellules impliquées dans le processus de réparation (fibroblastes et kératinocytes).

Les produits phares :

- la chlorhexidine, considéré comme l'antiseptique le plus efficace (action sur les germes Gram négatifs et le staphylocoque métirésistant) et le moins toxique en application sur peau saine,
- la polyvidone iodée : fongicide et virulicide, elle peut être néfaste localement sur le tissu de bourgeonnement.

### Les antibiotiques locaux

La suspicion d'une infection donne lieu à un prélèvement local (écouvillonnage) systématique. Les attitudes thérapeutiques sont diverses, il est entendu que la stratégie de prise en charge de l'infection vise à proposer des produits dépourvus de toxicité locale sur les cellules réparatrices.

Les produits phares : les topiques locaux, les pansements à base d'argent.

## La prévention antitétanique

Comme nous l'avons vu dans le chapitre 1, une altération de la barrière cutanée doit toujours faire rechercher l'existence d'un contact avec des particules telluriques. Si la prévention antitétanique est systématique aux urgences, il s'avère parfois nécessaire de vérifier l'immunisation du patient qui présente des plaies chroniques, longues à cicatriser, et de réévaluer le risque.

16 Voir aussi *Infectiologie et hygiène – Gestion des risques et soins infirmiers*, par C. Crouzilles, volume 7, collection Les Essentiels en IFSI.

Le tétanos[17] est une infection aiguë due aux exotoxines produites par un bacille anaérobie Gram positif, *Clostridium tetani*. Cette bactérie persiste dans les déjections animales et dans le sol sous forme sporulée, extrêmement résistante. Elle pénètre dans l'organisme via une plaie cutanée. Quand les conditions d'anaérobie (absence d'oxygène) sont réunies au niveau du site de la plaie, la germination des spores et la production de toxines sont enclenchées. Disséminées dans la circulation générale, ces toxines vont interférer avec les neurotransmetteurs, et entraîner, après une période d'incubation de 4 à 21 jours, une atteinte neuromusculaire avec des contractures, des spasmes musculaires et des convulsions.

La maladie peut se présenter sous trois formes :

- généralisée (la plus fréquente et la plus grave : 80 % des cas),
- localisée (région anatomique proche de la plaie),
- céphalique avec atteinte des nerfs crâniens.

Pour prévenir cette maladie, un vaccin d'une efficacité et d'une innocuité quasiment parfaites, existe depuis plus de 60 ans. En France, il fait partie des vaccins obligatoires depuis 1952.

**La sérothérapie**

La sérothérapie consiste en l'injection d'une antitoxine composée d'anticorps capables de neutraliser la toxine tétanique. Elle est proposée en cas de plaie grave (plaie pénétrante, plaie vue tardivement, brûlure étendue, avortement septique, gangrène…) et si la dernière vaccination remonte à plus de 10 ans – ou en cas de plaie même minime chez un sujet qui n'a jamais été vacciné.

**La vaccination**

Le type de prévention le plus répandu est la vaccination antitétanique, obligatoire en France dès 1 an (première vaccination en une série de trois injections), puis à 2 ans, 5 ans, et enfin tous les 10 ans.

Le vaccin antitétanique n'offre pas de protection directement contre la bactérie, qui en soi n'est pas une menace, mais contre la toxine. Il se compose d'une forme inactive de cette molécule de toxine, destinée à préparer le système immunitaire à y faire face sans entraîner de paralysie. C'est pourquoi on l'appelle fréquemment un « toxoïde ».

## Points clés à retenir

▶ Le choix thérapeutique dépend de l'aspect de la plaie. Il peut être chirurgical et/ou médical. L'objectif du traitement est la cicatrisation et la protection de la plaie contre l'infection.

▶ Si la plaie est suturable, le geste chirurgical consistera à rapprocher les berges, la plaie est ainsi suturée, le processus de réparation physiologique se poursuit. La suture est réalisée selon plusieurs techniques : fils, agrafes, colle, adhésifs. Ce geste s'effectue après un nettoyage de la zone périlésionnelle, où à l'issue d'une intervention chirurgicale.

17 Source InVs.

▶ S'il y a perte de substance, les berges ne sont pas rapprochables, le choix thérapeutique est donc une cicatrisation de deuxième intention et aboutit à la sélection de dispositifs médicamenteux adaptés aux différentes étapes du processus de cicatrisation. Ces dispositifs permettent d'assurer la détersion, parfois il est nécessaire de réaliser une détersion mécanique, d'absorber les exsudats, d'hydrater le lit de la plaie et de la protéger de l'extérieur.

▶ D'autres moyens peuvent être proposés selon la perte de substance, tels que les pansements par pression négative, les greffes, etc.

Si la lésion cutanée est localisée sur un terrain fragilisé par une pathologie sous-jacente (diabète, ulcère, cancer...), les soins de la plaie s'associent obligatoirement au traitement de la pathologie et à la protection de la zone par différents matériels (chaussure de Barouk, béquilles...).

▶ Toute plaie nécessite le traitement de sa cause, la plaie pouvant alors être considérée comme le symptôme.

▶ Toute plaie est douloureuse, il est indispensable de soulager avant la réalisation des soins, et d'anticiper la douleur engendrée par la réfection des pansements.

Du fait de la rupture de la barrière cutanée, une plaie est propice à l'infection. Le risque infectieux est prévenu par l'application des mesures d'hygiène standard : lavage de mains antiseptique et antisepsie locale.

▶ La suspicion d'une infection donne lieu à un écouvillonnage et à la mise en place d'un traitement antibiotique local ou par voie générale.

## Points clés à retenir

▶ L'escarre est une plaie qui nécessite les mêmes soins mais dont l'apparition est causée par des facteurs extrinsèques qu'il convient de lever pour permettre sa cicatrisation. L'Anaes met à la disposition des soignants des recommandations quant à l'observation clinique et aux soins à mettre en œuvre. Ces recommandations donnent lieu à l'élaboration de protocoles par les institutions, qu'il convient de connaître et d'appliquer.

▶ Il existe différents moyens pour prévenir la formation d'une escarre :

- identifier les sujets à risque,
- traiter les facteurs favorisants,
- réduire les pressions par une mobilisation régulière et l'utilisation de supports statiques et dynamiques,
- assurer l'hygiène corporelle de la personne,
- maintenir l'équilibre nutritif et hydrique.

## LES COMPLICATIONS

Les complications courantes sont souvent en lien avec la rupture de l'intégrité du revêtement cutanéomuqueux et donc l'altération de sa fonction de barrière protectrice. Il s'agit principalement de l'infection et de la chronicisation de la plaie.

### L'infection

L'infection est le risque principal du fait de l'altération de l'intégrité de la peau et de la présence de débris à l'intérieur de la peau.

Lorsque le revêtement cutané est indemne, seules quelques bactéries sont capables de franchir la peau. Toutes peuvent par contre mettre à profit une brèche du revêtement pour pénétrer l'organisme et devenir pathogène. On distinguera donc la *colonisation de la plaie*, quasi obligatoire, par les bactéries vivant à la surface de la peau, et l'*infection* proprement dite, qui se traduit par l'invasion des tissus par des micro-organismes pathogènes qui se multiplient et engendrent une réponse inflammatoire du fait de la destruction des tissus qu'ils occasionnent. Ainsi, toutes les plaies peuvent être contaminées par des bactéries endogènes (les bactéries de la flore digestive, génito-urinaire et buccale) qui s'implantent dans le revêtement cutané lésé, ou exogènes (les bactéries provenant de l'environnement comme les bactéries telluriques[18]) responsables d'autres pathologies.

Les plaies ne présentent pas toutes la même vulnérabilité au regard du risque infectieux exogène. Ainsi, en fonction de la typologie de la lésion et du contexte traumatique, le risque infectieux peut être hiérarchisé en trois niveaux[19].

#### Risque infectieux faible

Il correspond à une lésion cutanée superficielle sur une peau initialement intacte, saine : plaie franche, plaie suturée après incision chirurgicale...

#### Risque infectieux modéré

Il correspond à une ouverture ou une traversée d'une zone possédant une flore bactérienne commensale[20] qui pénètre l'organisme : stomie récente, plaie méchée, plaie non exposée à des particules telluriques (terre, échardes de bois...).

#### Risque infectieux élevé

Il concerne les plaies avec mise à nu des tissus profonds, les plaies sur une peau préalablement infectée, les plaies chirurgicales comportant de multiples portes d'entrées, les plaies ayant eu un contact avec un agent tellurique, plaie dont la prise en charge est retardée : chirurgie thoraco-abdominale avec multiples drainages, délabrement cutané, plaie exposée à un contact avec la terre (jardinage, morsure...), etc.

18 Provenant de la terre, comme le tétanos.

19 Hygiène des plaies et pansements, CCLIN ouest.

20 Commensal signifie « celui qui mange à la même table ». Il s'agit de bactéries qui vivent sur leur hôte mais ne génèrent pas de réaction pathogène.

## La chronicisation

Le retard de cicatrisation et l'installation de la plaie dans une spirale de chronicisation relèvent d'étiologies variables en lien avec le processus de réparation et le contexte traumatique, chirurgical ou médical. Il est la conséquence de l'arrêt de la perturbation de la séquence des phases du processus de cicatrisation.

Tout retard de cicatrisation doit aussi faire rechercher des perturbations psychologiques et doit amener à interroger le patient sur sa qualité de vie.

Les plaies sont des lésions visibles qui impactent sur la vie quotidienne du patient car elles réduisent son autonomie physique, modifient l'image et l'estime que le patient a de lui-même, font émerger des fantasmes péjoratifs (la plaie est qualifiée de sale, malodorante, répugnante) qui peuvent avoir un retentissement psychosocial, voire aboutir à un état anxiodépressif. Le patient s'isole, rompt le contrat de soins, se dévalorise.

L'acte de soin du pansement est un moment privilégié qui doit conduire à la recherche de troubles psychologiques et permettre d'instaurer une relation de soin ayant pour buts de :

- reconstituer un réseau social autour du patient en sollicitant les partenaires sociaux, de remobiliser autour du patient l'entourage sociofamilial...,
- créer une relation de soin avec le patient afin qu'il perçoive l'importance des liens thérapeutiques lors des soins,
- proposer des rencontres avec des groupes de patients, à visée éducative et de soutien,
- repérer le besoin d'aide médicamenteuse et l'accompagnement psychothérapeutique.

### Points clés à retenir

▶ Les complications principales sont l'infection et la chronicisation. L'infection s'explique par la rupture de la barrière cutanée, la chronicisation est souvent en lien avec le terrain pathologique sur lequel survient la lésion.

▶ Les complications sont lourdes de conséquences car elles altèrent la qualité de vie du patient qui est contraint à des soins réguliers, et qui perd de son indépendance. Les plaies longues à cicatriser impactent également sur l'image et l'estime de soi perturbant ainsi les relations que le patient peut entretenir avec son environnement social, familial, professionnel.

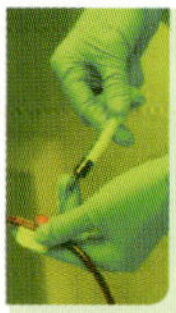

## Savoir-faire : la prise en charge aux urgences[21]

Elle s'effectue dès l'arrivée du patient, donc initialement aux urgences, et se poursuit en service d'hospitalisation. Elle a pour but de favoriser la cicatrisation et de limiter les conséquences fonctionnelles et esthétiques.

L'accueil initial du patient aux urgences est assuré par l'infirmier d'orientation qui priorise les actions à mettre en œuvre.

| Objectifs poursuivis | Actions de soins à mettre en œuvre | Résultats attendus |
|---|---|---|
| Accueillir le patient | • Accueillir le patient et son entourage en restant maître de ses émotions<br>• Installer et déshabiller le patient ou découper ses vêtements pour éviter les mobilisations de la zone altérée<br>• Retirer les objets circulaires pour éviter l'effet garrot (bagues, ceintures, chaussettes serrées...)<br>• Immobiliser provisoirement la zone traumatisée pour limiter les mouvements et soulager la douleur<br>• Laisser le patient à jeun (si nécessité d'une prise en charge chirurgicale)<br>• Ouvrir le dossier de soins du patient | • Patient prêt pour l'examen clinique<br>• Installation confortable<br>• Respect de la pudeur et de la confidentialité |
| Évaluer la situation traumatique<br>Repérer les signes de gravité | • Procéder à l'examen de l'état général du patient :<br>– mesure des paramètres vitaux (pouls, TA)<br>– réalisation de l'examen clinique de la plaie (berges de la plaie, débris, perte de substance...)<br>– recherche des éléments de gravité (sensibilité distale, chaleur...) | • Mesure des paramètres et analyse des résultats effective<br>• Application des gestes d'urgence s'ils s'imposent en fonction des résultats |

21 Conférence de Consensus : Prise en charge des plaies aux urgences, décembre 2005.

| Objectifs poursuivis | Actions de soins à mettre en œuvre | Résultats attendus |
|---|---|---|
| Évaluer la situation traumatique<br>Repérer les signes de gravité | • Recueillir les informations ciblant l'heure, le mécanisme d'apparition, l'agent vulnérant, le contexte, le lieu, le risque de contact avec des particules telluriques<br>• Identifier les actes éventuellement réalisés sur la lésion (application de produits, retrait de débris, etc.)<br>• Rechercher des éléments en faveur d'une réaction psychologique<br>• Noter les informations dans le dossier de soins | • Données descriptives recueillies |
| Soulager la douleur | • Évaluer la douleur (quantitative et qualitative)<br>• Administrer les antalgiques prescrits<br>• Mesurer l'efficacité du traitement | • Douleur soulagée ou diminuée |
| Protéger la plaie | • Nettoyer la plaie au sérum physiologique<br>• Protéger la plaie avec pansement de recouvrement stérile sec jusqu'à l'examen clinique médical | • Premiers soins assurés |
| Identifier le risque infectieux | • Recueillir les informations sur le statut vaccinal<br>• Réaliser les écouvillonnages sur le site lésé supposé infecté le cas échéant<br>• Appliquer les prescriptions d'antibiotiques à visée prophylactique selon prescription<br>• Assurer la traçabilité des actes réalisés dans le dossier de soins | • Prévention antitétanique<br>• Prophylaxie infectieuse (protocole ou prescription médicale) |

| Objectifs poursuivis | Actions de soins à mettre en œuvre | Résultats attendus |
|---|---|---|
| Assurer les soins de la plaie<br>Rechercher le consentement du patient | **Assurer les soins spécifiques de la plaie non contuse, non souillée**<br>• Informer le patient et obtenir son consentement<br>• Procéder à l'antisepsie de la plaie et de la zone périlésionnelle<br>• Protéger la plaie d'un champ stérile<br>• Regrouper le matériel en vue d'une suture<br>• Assister le médecin lors de la suture<br>Recouvrir la suture d'un pansement sec de protection | • Consentement donné<br>• Plaie suturée<br>• Soins réalisés |
| | **Assurer les soins spécifiques de la plaie contuse, souillée, avec perte de substance, non suturable**<br>• Informer le patient et obtenir son consentement<br>• Préparer le patient à l'anesthésie (locale)<br>• Réaliser le parage de la plaie (médecin et/ou infirmier) le cas échéant<br>• Réaliser le pansement en utilisant les dispositifs médicaux appropriés (détersion) | • Consentement donné<br>• Soins de plaie assurés |
| | • Recouvrir la plaie d'un pansement protecteur<br>Si patient doit être dirigé vers le bloc opératoire, préparer le patient (bilan sanguin, pose d'une voie veineuse, dépilation, désinfection de la zone, protection de la zone, transfert du patient et du dossier) | • Coordination avec le bloc opératoire |
| Assurer la traçabilité | • Notifier les actes | • Continuité des soins assurée |
| Prendre en compte l'anxiété du patient, de son entourage | • Initier une communication pour apaiser la situation de crise (laisser le patient s'exprimer, lui faire raconter l'accident…), rechercher d'éventuels signes de l'anxiété qui peuvent majorer la mise en jeu du pronostic vital (tachycardie, dyspnée…) | • Diminution de l'anxiété et du sentiment de culpabilité |

| Objectifs poursuivis | Actions de soins à mettre en œuvre | Résultats attendus |
|---|---|---|
| Prendre en compte l'anxiété du patient, de son entourage | • Être disponible et prendre le temps de répondre aux questions (cela évite les appels incessants, les modifications du comportement [agressivité, violence verbale] induites par la peur, par l'incompréhension de la situation et l'impossibilité d'y faire face et de la maîtriser) | • Satisfaction du patient |
| Informer le patient Dispenser des conseils pour la sortie | • Prévenir et expliquer l'attente<br>• Informer le patient du déroulé de sa prise en charge (les transferts vers un lieu d'examen, l'attente des résultats…).<br>• Expliquer les soins, préciser leurs objectifs<br>• Préparer la sortie (éventuellement) en apportant des conseils sur les soins et les modes d'hygiène de vie à adopter durant la cicatrisation en fonction du traitement (suture…)<br>• Expliquer les modalités de retrait des fils | • Patient informé, au courant des soins<br>• Satisfaction du patient |

L'urgence passée, le patient peut sortir du service pour un retour au domicile dans son cadre de vie habituel.

C'est le cas pour les patients dont la plaie a été suturée et qui ne présentent pas de complication.

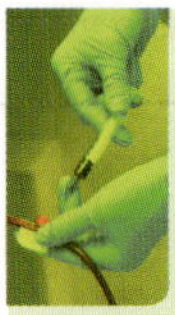

## Savoir-faire : la prise en charge des plaies en voie de cicatrisation

Durant l'hospitalisation, le patient bénéficie de soins protocolaires. En fonction de l'évolution de la cicatrisation, sa sortie sera envisagée. Certains patients devront bénéficier de soins supplémentaires à domicile, d'autres non.

| Objectifs poursuivis | Actions de soins à mettre en œuvre | Résultats |
|---|---|---|
| Réaliser le pansement de la plaie suturée | • Installer le patient confortablement<br>• Effectuer un lavage de mains antiseptique<br>• Évaluer la douleur et la soulager<br>• Réaliser le nettoyage, l'antisepsie et le recouvrement de la plaie<br>• Notifier l'aspect de la plaie, de la suture<br>• Procéder à l'ablation des fils et agrafes selon l'étape de la cicatrisation<br>• Assurer la traçabilité des soins réalisés | • Soins réalisés<br>• Analyse des résultats effective (présence ou absence d'une complication)<br>• Dossier mis à jour |
| Réaliser le pansement de la plaie non suturée | • Installer le patient confortablement<br>• Effectuer un lavage de mains antiseptique<br>• Retirer le pansement sale, noter son aspect<br>• Relever les critères d'évaluation de la plaie<br>• Comparer les données aux résultats antérieurs<br>• Évaluer et soulager la douleur avant les soins et pendant les soins<br>• Réaliser le nettoyage et rinçage de la plaie au sérum physiologique<br>• Sélectionner les dispositifs médicaux appropriés selon la phase de cicatrisation<br>• Assurer le recouvrement de la plaie<br>• Assurer la traçabilité des soins réalisés | |
| Assurer la prévention d'escarre | **Selon la situation :**<br>• Repérer les facteurs de risque de développer une escarre<br>• Prévenir le risque en mettant en place les actions de prévention appropriées<br>• Informer l'équipe sur les actes réalisés<br>• Informer le patient sur les actions qu'il doit mettre en place et leur importance dans la prévention<br>• Assurer la traçabilité des actes de soins | • Soins réalisés<br>• Matériel de prévention en place<br>• Patient informé<br>• Continuité des soins assurée |

| Objectifs poursuivis | Actions de soins à mettre en œuvre | Résultats |
|---|---|---|
| Informer/ éduquer le patient | • Rechercher les connaissances du patient sur l'hygiène à appliquer durant la cicatrisation<br>• Apporter un complément d'information et/ou des conseils pour la vie courante si nécessaire<br>• Indiquer au patient le rythme des soins à venir, s'il sort, les consultations ultérieures (suivi de la cicatrisation/ablation du matériel de suture…)<br>• Tenir le patient informé de l'évolution de la cicatrisation<br>• Répondre à ses questions<br>• Vérifier sa compréhension<br>• Assurer la traçabilité de l'information fournie | • Patient informé sur son état<br>• Patient acteur de ses soins<br>• Satisfaction du patient<br>• Dossier à jour |
| Dispenser des soins de soutien | • Faire exprimer au patient ses sentiments, sa perception de la plaie en fonction de sa localisation, de son étendue…<br>• Aider le patient à identifier des stratégies pour adapter son mode de vie au rythme des soins, aux contraintes imposées par la plaie (*décharger une zone d'appui, visibilité du pansement, présence d'exsudat important, etc. sont des contraintes à considérer*)<br>• Repérer les besoins d'aide (sociale, psychologique…) | • Patient écouté<br>• Réduction de la perte d'autonomie du patient<br>• Soutien du patient |

## Points clés à retenir

### Les techniques de soins à maîtriser

**Soins transversaux**

- Lavage des mains
- Nettoyage et désinfection des locaux et du matériel
- Circuit des déchets hospitaliers
- Prise et surveillance des paramètres vitaux
- Évaluation de la douleur
- Préparation et gestion du chariot d'urgence
- Entretien infirmier

**Soins spécifiques**

- Prélèvement bactérien
- Préparation cutanée préopératoire
- Réalisation de pansements spécifiques
- Ablation de fils et agrafes
- Pose de perfusions
- Gestes de premier secours

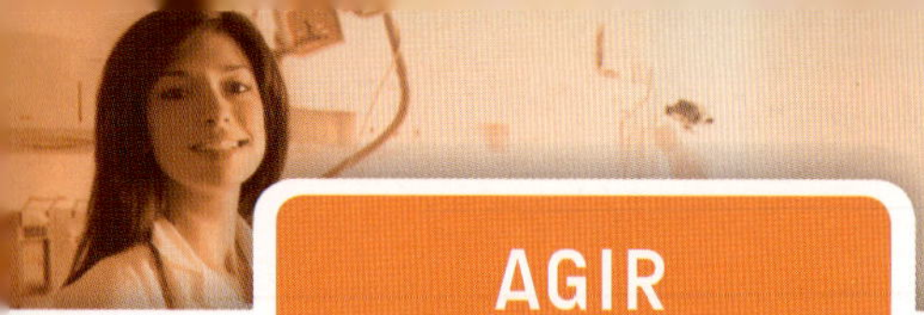

## AGIR

# SITUATION PROFESSIONNELLE : MAXIME, 17 ANS, CHUTE DE VÉLO

Maxime, 17 ans, se présente aux urgences après une chute de vélo. Il faisait du VTT en forêt lorsqu'une acrobatie mal maîtrisée a empêché sa bonne réception. Il a fait une pirouette et s'est trouvé au sol, la pédale du vélo ayant percuté son crâne au niveau de l'occiput. Il s'est relevé et est remonté sur son VTT pour rejoindre ses copains. Ceux-ci lui ont signalé qu'il saignait au niveau du cuir chevelu et sur la pommette.

Maxime a décidé de rentrer à son domicile et de prévenir sa mère. Au regard de la situation et du saignement de la plaie, elle l'a accompagné aux urgences. Elle lui a conseillé auparavant de prendre une douche, a protégé ses plaies avec des compresses et préparé le carnet de santé.

À son arrivée, il maintient une compresse ensanglantée au niveau du cuir chevelu, la plaie mise en évidence est profonde et longue de 5 cm environ, les berges sont franches, des débris sont présents. Maxime ne signale pas de douleur. Au niveau de la pommette, les lésions semblent superficielles, à type de dermabrasion, sans saignement.

Face à cette situation l'infirmier recherche les éléments pour comprendre et évaluer la situation. Pour y parvenir il procède par étapes. La première consiste à identifier les éléments significatifs. Il s'agit dans cette situation de sélectionner les éléments contenus dans l'énoncé qui peuvent avoir une incidence sur la situation et qui précisent le contexte dans lequel s'inscrit la situation.

## 1 IDENTIFIER LES DONNÉES SIGNIFICATIVES

| Quelles données relève-t-on ? | Pourquoi sont-elles significatives ? |
|---|---|
| **Prénom et âge :**<br>Maxime, 17 ans | Connaître son prénom permet d'identifier la personne, d'établir une relation personnalisée. Situer l'âge permet d'instaurer une communication adaptée, ici à un adolescent<br>Converser permet de repérer sa capacité à répondre et de dépister d'éventuels troubles de la conscience qui pourraient être en lien avec un traumatisme crânien du fait de la localisation de la plaie (cuir chevelu) |
| **Objet vulnérant :**<br>Le vélo | La connaissance de l'objet vulnérant précise le mécanisme traumatique, ce qui permet de rechercher les complications éventuelles |

| Quelles données relève-t-on ? | Pourquoi sont-elles significatives ? |
| --- | --- |
| **Contexte de l'accident :**<br>En forêt, se retrouve au sol, la pédale percute son crâne<br><br>**Soins préalables portés** : Faire prendre une douche, protéger les plaies | Ces éléments mettent en évidence l'existence d'un contact avec des particules telluriques<br>À lui seul le contexte ne permet pas de dire si le risque est élevé, il le laisse supposer<br><br>La connaissance de ces actions effectuées sur la blessure avant l'arrivée aux urgences oriente sur la maîtrise de la situation par la mère |
| **Examen clinique *(aspect cutané)* :**<br>Compresses ensanglantées, berges franches, présence de débris. Dermabrasion au niveau de la pommette<br>**Examen clinique *(signe clinique)* :**<br>Absence de douleur | Ces données sont en faveur d'une plaie simple, non algique, suturable, et de soins réalisables dans le service des urgences. L'examen clinique oriente sur la prise en charge envisageable de Maxime |
| **Recherche d'informations :**<br>Carnet de santé | Le fait que la mère ait pensé à apporter le carnet de santé laisse supposer qu'elle n'a pas été impressionnée par la blessure, qu'elle a fait preuve de sang-froid<br>Disposer du carnet de santé est le moyen de s'assurer du statut vaccinal et de la protection antitétanique avec certitude |
| **Présence de sa mère** | Identification d'un représentant légal du mineur et identification d'une personne capable de soutenir son fils durant les soins si nécessaire |

## 2 COMPRENDRE ET ÉVALUER LA SITUATION

| Que faut-il comprendre ? | Évaluation |
|---|---|
| L'expression de Maxime est claire et cohérente, les réponses aux questions sont logiques et précises. Le risque de traumatisme crânien ne semble pas prédominant. Cependant des signes de survenue différée peuvent apparaître (perte de connaissance, vomissement…), il est donc nécessaire de rester prudent et de poursuivre l'observation du comportement de Maxime<br>Le fait qu'il soit rentré chez lui après la chute et qu'il ait pris sa douche avant de venir sont des éléments qui laissent présumer d'un temps suffisamment long séparant la chute et l'admission et donc ne font pas craindre les complications d'un traumatisme crânien<br>SAVOIRS FONDAMENTAUX Processus traumatique (manifestations cliniques du traumatisme crânien) | Présence d'un traumatisme crânien mais celui-ci semble sans répercussion sur la fonction cérébrale |
| La chute peut provoquer des lésions du squelette et des organes internes qui peuvent passer inaperçues du fait de la focalisation sur la plaie visible. Cependant l'absence de douleur est un élément en défaveur d'un tel risque, puisqu'une lésion tissulaire engendre une douleur nociceptive alertant et nécessitant de procéder à une exploration pour en déterminer l'origine<br>Le fait de parvenir à cette analyse permet d'évaluer le degré de gravité de la plaie et de prioriser les prises en charge aux urgences et les actions à mettre en œuvre pour Maxime<br>SAVOIRS FONDAMENTAUX Processus traumatique (douleur) | Il s'agit d'un choc mécanique avec un objet vulnérant tranchant, sans lésion associée, absence de gravité des lésions |

| Que faut-il comprendre ? | Évaluation |
|---|---|
| L'étude des données sur le contexte et le lieu de l'accident permet de confirmer l'existence d'un contact avec des particules telluriques :<br>• le fait qu'il était en forêt signifie qu'il y a eu contact avec de la terre<br>• l'objet vulnérant, la pédale, était probablement souillée de particules de terre<br>• la présence de débris dans le lit de la plaie confirme qu'il y a eu un contact avec la terre<br>Le fait que la mère ait apporté le carnet de santé permet de vérifier le statut vaccinal. À cet âge, le DTP est obligatoire<br>SAVOIRS FONDAMENTAUX Processus traumatique (prévention du risque de tétanos) | Risque tétanique évincé |
| La localisation sur le crâne, région richement vascularisée, permet de comprendre le saignement<br>L'aspect des plaies oriente l'infirmier sur le degré de gravité. Les berges sont franches et permettent leur rapprochement, la plaie sur la pommette semble superficielle<br>La plaie du cuir chevelu laisse envisager la suture. Cela sera confirmé par le médecin à l'issue de l'examen clinique<br>Les actions effectuées sur la plaie par la mère avant l'arrivée aux urgences sont adéquates, il n'y a pas d'incidence à redouter au niveau local<br>La lésion sur la pommette est superficielle<br>SAVOIRS FONDAMENTAUX Processus traumatique (évaluation des plaies, axes thérapeutiques des lésions cutanées) | Présence de plaies superficielles, suture possible |
| La mère présente est identifiée comme le représentant légal à qui il est possible de s'adresser pour fournir des informations<br>Maxime est mineur, il doit être tenu informé des soins qui lui sont portés<br>SAVOIRS FONDAMENTAUX aspects légaux de la PEC d'un mineur | Identification du représentant légal<br>Consentement aux soins |

**Synthèse de l'évaluation de la situation** : il s'agit d'un adolescent, Maxime, présentant des plaies superficielles de la pommette, et une plaie du cuir chevelu sans risque de tétanos pour laquelle une suture semble être possible. Traumatisme cranien sans perte de connaissance

## 3 METTRE EN ŒUVRE LES ACTIONS

| Quelles actions met-on en œuvre ? | Pourquoi ? |
|---|---|
| Accueillir Maxime<br>Conduire un entretien de données complémentaire<br>Procéder à l'examen clinique<br>SAVOIR-FAIRE PROFESSIONNELS Démarche clinique infirmière,<br>Soins relationnels | L'installation dans un box permet de réaliser l'examen clinique dans de bonnes conditions (installation confortable, éclairage dirigé sur la plaie, etc.), de conduire un entretien de recueil d'informations en respectant la confidentialité<br>Le complément d'information vise à renseigner le dossier de soins ouvert pour tout patient, à rechercher une allergie à un produit antiseptique, à rechercher les peurs de Maxime quant aux soins à faire, à compléter les informations pour remplir le dossier de soins |
| Mesurer les paramètres vitaux<br>SAVOIR-FAIRE PROFESSIONNELS Techniques de soins | L'appréciation des paramètres vitaux et l'examen clinique concourent à regrouper des données pour aider le médecin dans l'identification du diagnostic |
| Évaluer la douleur<br>SAVOIR-FAIRE PROFESSIONNELS Démarche clinique, Techniques de soins, Soins de confort | La prise en charge de la douleur est un engagement institutionnel pour tous les patients. Si la douleur est présente, son soulagement est obligatoire. La plaie étant localisée au niveau du cuir chevelu, elle est souvent peu douloureuse, par contre la pommette est plus sensible, avant de débuter les soins il faut donc vérifier auprès de Maxime son ressenti |
| Nettoyer les plaies et préparer la peau pour la suture<br>SAVOIR-FAIRE PROFESSIONNELS Techniques de soins, Hygiène | Le processus de réparation est enclenché dès la lésion tissulaire, il convient de retirer les débris rapidement afin de permettre la formation du caillot et ne pas interférer dans le processus physiologique<br>La suture ne pourra être réalisée que sur une plaie propre, des berges saines et une zone périlésionnelle désinfectée<br>La dermabrasion est nettoyée avec un antiseptique non alcoolisé et laissée à l'air |

| Quelles actions met-on en œuvre ? | Pourquoi ? |
|---|---|
| Assister le médecin durant la réalisation de l'acte médical<br>SAVOIR-FAIRE PROFESSIONNELS Techniques de soins, Hygiène | La suture est un acte médical, l'infirmier assiste le médecin, prépare le matériel et le sert puisqu'il porte des gants stériles<br>La suture sur le cuir chevelu n'est pas recouverte d'un pansement, difficulté de le maintenir sans raser les cheveux, des conseils d'hygiène sont donc apportés à Maxime et sa maman |
| Assurer la traçabilité des soins<br>SAVOIR-FAIRE PROFESSIONNELS Législation professionnelle | Les soins sont notés dans le dossier de soins pour assurer la traçabilité légale |
| Informer Maxime et sa mère sur les soins et surveillance<br>SAVOIR-FAIRE PROFESSIONNELS Démarche éducative | Maxime doit être rassuré, il convient de lui expliquer le déroulement de la suture et d'obtenir le consentement pour les soins (Maxime et mère)<br>Sa sortie étant présumée à l'issue de ces soins, il faut apporter les informations relatives à la protection de la plaie :<br>• prévenir le risque infectieux en réalisant des soins d'antisepsie quotidiens<br>• préciser la conduite à tenir au regard de la plaie sur la pommette : désinfection et laisser à l'air, ne pas tenter de retirer les croûtes, elles tomberont seules, éventuellement appliquer de la vaseline<br>• informer sur les gestes à réaliser et sur le matériel nécessaire à leur réalisation<br>• préciser le temps nécessaire à la cicatrisation<br>• noter la date fixée par le médecin pour l'ablation des fils<br>• informer sur le suivi d'un TC sans perte de connaissance<br>• répondre aux questions éventuelles |

## 4 NOTER ET ANALYSER LES RÉSULTATS OBTENUS

| Résultats | Évaluation des résultats de la prise en charge |
|---|---|
| TA = 125/68 mmHg, pouls : 68 bpm*<br>EVA = 1/10<br>Orientation temporo-spatiale/propos cohérents | Les paramètres mesurés sont conformes aux normes en vigueur et démontrent d'une hémodynamique stable, la douleur est minime<br>Les résultats sont notés dans le dossier de soins infirmiers<br>Absence de complication immédiate |
| Plaie suturée par 8 points<br>Peau en périphérie saine et propre, pansement protecteur sec<br>Dermabrasion nettoyée, laissée à l'air | Les plaies sont propres ce qui est en faveur d'une évolution sans complication<br>Traçabilité des soins assurée |
| Couverture antitétanique vérifiée | Patient immunisé. Pas de risque de tétanos, date du vaccin notée dans le dossier de soins<br>Évaluation du risque par le médecin |
| Conseils donnés et compris. Pas de demande d'information supplémentaire<br>Sortie prescrite | Notification de la démarche dans le dossier de soins, les soins à réaliser à domicile sont compris, la mère sera capable de les assurer, la date de consultation pour l'ablation des fils est fixée, les papiers de sortie sont préparés, la personne est dirigée vers le service administratif pour sa sortie<br>Patient satisfait |

*battements par minute

# S'ENTRAINER

## VÉRIFIER SES CONNAISSANCES

### 1 Questions à réponses ouvertes courtes (QROC)

**1.** Énoncez les différents types de plaies traumatiques aiguës et pour chacune d'elle proposez un exemple.

**2.** Définir l'escarre et énoncez les signes cliniques permettant d'identifier son stade d'évolution.

**3.** Citez les couches successives de la peau et annotez le schéma ci-dessous.

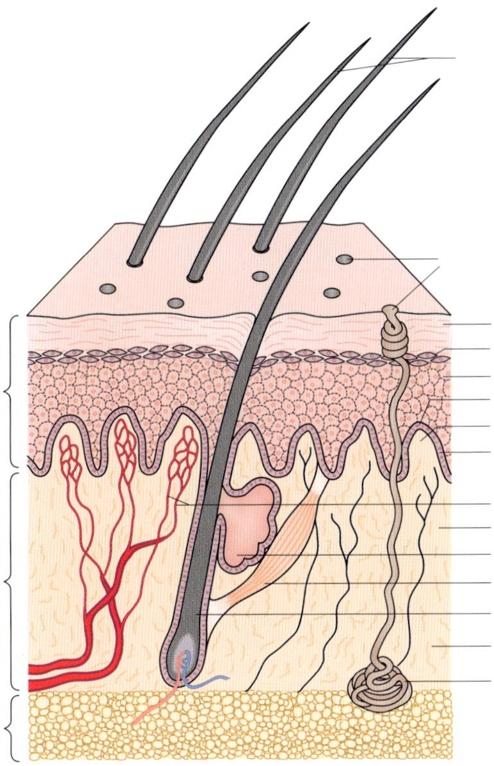

**4.** Énoncez et expliquez en quelques lignes les fonctions de la peau.

**5.** Expliquez ce qu'est une perte de substance.

**6.** Énoncez les critères observés pour décrire une plaie.

**7.** Citez trois facteurs explicatifs et trois facteurs prédictifs favorisants l'apparition des escarres.

Sur un schéma du corps, coloriez les zones à risque.

**8.** Citez les étapes du processus de réparation tissulaire. Précisez pour chaque étape les phénomènes physiologiques.

**9.** Énoncez les objectifs des dispositifs médicaux utilisés pour la cicatrisation des plaies non suturables.

**10.** Identifiez pour chaque type de plaie les objectifs de soins poursuivis et choisissez, dans la gamme des dispositifs médicaux, celui qui est le plus approprié :

| Type de plaie | Plaies nécrotiques et sèches | Plaies infectées | Plaies fibrineuses | Plaies bourgeonnantes | Plaie en voie d'épidermisation |
|---|---|---|---|---|---|
| Objectifs poursuivis | | | | | |
| Dispositifs médicamenteux | | | | | |

## TRANSFÉRER À D'AUTRES SITUATIONS

### 1 CAS CLINIQUE

M. P., 88 ans vit à son domicile, seul. Il est très entouré par son fils qui vient le voir une fois par jour. Afin qu'il puisse rester chez lui, comme c'est son souhait, un réseau de prise en charge à domicile avec aides-soignants, auxiliaires de vie et infirmière est mis en place. Il sort d'une hospitalisation de 2 semaines pour une fracture du col fémoral. Le kinésithérapeute passe le voir tous les jours. M. P. participe à la rééducation, il marche avec un déambulateur quand le kiné ou son fils sont là. Il est incontinent urinaire depuis l'opération et porte des couches.

Dans la journée, il regarde la télévision, fait des mots croisés, somnole après les repas. Malgré la présence de l'auxiliaire lors des repas, il mange très peu, préfère les aliments sucrés, ne mange pas la viande car il faut la mastiquer trop longtemps à son goût. Il ne parvient pas à boire sa bouteille d'eau par jour.

Lors des soins d'hygiène les aides-soignantes assurent des effleurements au niveau du sacrum et des talons. Il n'a pas de coussin sur son fauteuil ni de matelas statique dans son lit. Il ne ressent pas de douleur locale. Malgré les conseils qu'elles lui donnent il reste assis toute la journée et dort sur le dos.

**Question** : recherchez dans cette situation, les éléments en faveur d'un risque élevé d'escarre, justifiez votre choix et citez les mesures préventives à appliquer pour chacun d'eux.

| Facteurs de risque | Justification | Actions préventives |
|---|---|---|

### 2 CAS CLINIQUE

Geneviève, 68 ans s'est fait opérer récemment d'un hallux valgus. Elle fait faire par un infirmier à domicile ses soins de broches externes. Ce matin, elle ressent une vive douleur en se levant. Elle examine son pied et observe une rougeur inhabituelle, un léger écoulement de sérosité au niveau d'une broche. Son pied est chaud. Vous êtes l'infirmier qui réalise ses soins ; que faites-vous ? Justifiez votre réponse.

| Actions à réaliser dans cette situation | Justification des choix |
|---|---|

# CORRIGÉS

## VÉRIFIER SES CONNAISSANCES

### 1 Questions à réponses ouvertes courtes (QROC)

**1.** Les différents types de plaies traumatiques aiguës
– Plaies aiguës accidentelles : coupure, brûlure, dermabrasion, gerçure...
– Plaies aiguës chirurgicales : appendicite, thoracotomie, laparotomie...
– Plaies aiguës du sujet âgé : escarre, dermabrasion...

**2.** L'escarre et les signes cliniques de son évolution
L'escarre est une lésion cutanée d'origine ischémique liée à une compression des tissus mous entre un plan dur et les saillies osseuses.
– Stade 1 : rougeur
– Stade 2 : phlyctène
– Stade 3 : ulcération profonde et nécrose
– Stade 4 : nécrose, perte de substance, infection

**3.** Les couches successives de la peau
– Épiderme
– Derme
– Hypoderme

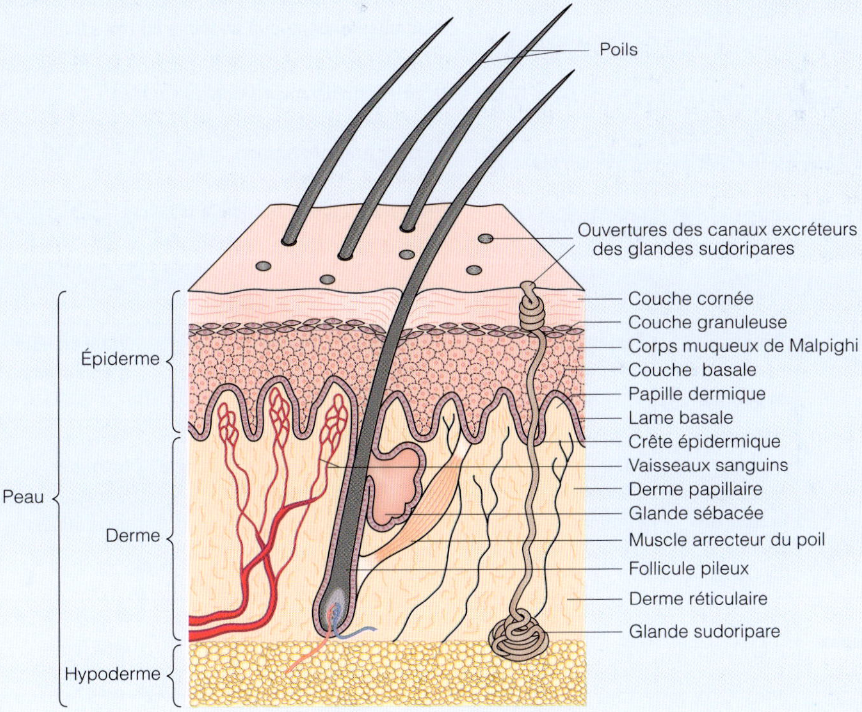


**4.** Les fonctions de la peau
– La sensibilité : perception sensitive grâce aux terminaisons nerveuses situées dans le derme assurant ainsi une fonction de défense et d'adaptation à l'environnement.
– Régulation thermique : sous l'action de l'hypothalamus qui déclenche la sécrétion des glandes sudoripares et la vasodilatation périphérique, la peau participe au maintien de la température interne du corps à 37 °C pour les régions thoraco-abdominales et 20 °C pour les extrémités.
– L'imperméabilité : la couche cornée et le sébum forment une couche imperméable à la surface de la peau qui empêche les entrées et les pertes d'eau.
– La protection : grâce à sa flore microbienne et aux caractéristiques de sa constitution, la peau assure une protection à l'organisme contre l'infection ; elle a la capacité de résister à certains agents pathogènes.

– Synthèse de la vitamine D : la peau contient une substance qui convertit les rayons ultraviolets du soleil en vitamine D.

**5.** Perte de substance

Lors de la lésion traumatique, l'agent vulnérant a provoqué un déchirement et un arrachement des parties molles : la peau, les muscles, la graisse. Selon son importance, la lésion peut laisser apparaître le tissu osseux car les structures enrobantes sont lacérées, écrasées ou arrachées.

**6.** Critères de description d'une plaie

– L'étendue de la plaie dans les trois dimensions.
– Le niveau d'exsudation.
– L'aspect de la plaie.
– L'aspect de la zone périlésionnelle.
– L'aspect des berges.
– La présence de douleur.

**7.** Facteurs explicatifs et prédictifs de l'apparition des escarres

– Les facteurs *explicatifs* sont la pression, la friction, le cisaillement, la macération, la fièvre.
– Les facteurs *prédictifs* sont l'immobilisation, la dénutrition, les troubles, les neuropathies, l'âge, l'état psychologique du patient, l'état général avec ses comorbidités.
– Les principales *zones à risque* sont l'occiput, le coude, le sacrum et les talons en décubitus dorsal. En décubitus latéral ce sont les genoux et les crêtes iliaques.

**8.** Étapes du processus de réparation tissulaire

– *Phase vasculaire* : c'est la formation d'un caillot de fibrine qui va assurer l'hémostase et déclencher la prolifération des cellules inflammatoires.
– *Phase inflammatoire* : c'est l'action des cellules inflammatoires qui migrent vers la plaie et assurent la détersion physiologique. Les signes de l'inflammation sont visibles.
– *Phase de réparation tissulaire* qui consiste en la prolifération des cellules assurant la formation d'un tissu de granulation, qui va progressivement combler la perte de substance.
– *Phase de remodelage* qui aboutit à la formation d'un tissu aussi proche que possible du tissu initial.

**9.** Objectifs des dispositifs médicaux utilisés pour la cicatrisation des plaies non suturables

– Assurer la détersion.
– Permettre l'absorption.
– Maintenir l'hydratation du lit de la plaie.
– Assurer la protection de la plaie.

**10.**

| **Type de plaie** | **Plaies nécrotiques et sèches** | **Plaies infectées** | **Plaies fibrineuses** | **Plaies bourgeonnantes** | **Plaie en voie d'épidermisation** |
|---|---|---|---|---|---|
| **Objectifs poursuivis** | *Déterger la plaie Hydrater et ramollir les tissus nécrotiques* | *Rétablir l'équilibre bactérien Éliminer les bactéries* | *Favoriser le bourgeonnement Éliminer la fibrine* | *Maintenir l'équilibre humide Favoriser l'épidermisation* | *Protéger, favoriser la migration des cellules* |
| **Dispositifs médicamenteux** | *Hydrogels* | *Sels d'argent* | *Irrigo-absorbants Hydrofibres Alginates* | *Hydrocellulaires Hydrocolloïdes Interfaces* | *Hydrocolloïdes Interfaces* |

# TRANSFÉRER À D'AUTRES SITUATIONS

## 1 CAS CLINIQUE

**Éléments en faveur d'un risque élevé d'escarre, mesures préventives à appliquer pour chacun d'eux**

| Facteurs de risque | Justification | Actions préventives |
|---|---|---|
| 88 ans | Fragilité de la peau de la personne âgée | Hydratation, soins d'hygiène en douceur, bien sécher la peau… |
| Sort d'une hospitalisation | Affaiblissement de son état<br>Rééducation en cours, donc tendance à l'immobilité | Incitation au changement de position fréquent |
| Marche avec déambulateur | Il s'agit d'une ressource à utiliser | Le faire marcher lors de la présence des soignants |
| Incontinent urinaire<br>Porte des couches | La macération fragilise sa peau | Assurer les soins d'hygiène régulièrement<br>Inciter M. P. à préférer un pénilex pour éviter la macération |
| Regarde la TV, mots croisés, somnolence, reste assis | Ces données démontrent que M. P. reste longtemps assis ; la pression est ainsi importante au niveau du sacrum | L'inciter à changer de position<br>L'inciter à se lever toutes les 3 h pendant 5 à 10 mn<br>Installer un dispositif préventif sur le siège de son fauteuil |
| Mange peu, + d'aliments sucrés, boit peu | Déséquilibre alimentaire et hydrique | Assurer l'équilibre alimentaire et hydrique<br>Inviter M. P à manger des protéines<br>Éventuellement informer son médecin traitant et solliciter un complément nutritif au goût de M. P. |
| Absences de dispositifs préventifs sur le lit et son fauteuil | Comme il reste assis toute la journée et se couche sur le dos, sa peau est toujours soumise au phénomène de pression et donc augmente le risque de formation d'une escarre sur les zones d'appui | Mettre ces dispositifs en place, faire une demande de prescription au médecin traitant |
| Effleurements sacrum et talon | Les facteurs de risque sont identifiés, les soignants mettent en place des actions | Les poursuivre sur toutes les zones à risques |
| N'applique pas les conseils | Les conseils sont adaptés mais pas suivis d'action car M. P. est seul durant la journée et ne se motive pas pour les mettre œuvre | Planifier les visites des soignants toutes les 3 h, ainsi, à chaque passage il pourra y avoir un changement de position, un change régulier, une incitation à boire, une prévention locale par effleurement<br>S'entretenir avec le fils pour la coordination |

## 2 CAS CLINIQUE

– Je suspecte une infection au niveau de la broche.
– J'effectue un écouvillonnage avant de procéder au nettoyage.
– Je nettoie la plaie avec l'antiseptique.
– Je protège la plaie avec un pansement sec.
– Je prends contact avec le chirurgien pour lui faire part de l'écouvillonnage réalisé et de l'état de la plaie.
– J'oriente la personne vers le chirurgien pour évaluation et traitement de l'infection.
– J'explique les démarches à la personne.

# 3 Les traumatismes de l'appareil locomoteur : les fractures

## COMPRENDRE

La peau, nous l'avons vu, protège l'organisme des agressions externes. Elle lui donne sa morphologie physique, mais également psychologique puisque notre image est en lien avec l'aspect physique que nous renvoie notre corps. Le squelette participe à cette image, il sculpte la masse de peau qui nous enveloppe, il lui donne forme mais surtout il assure posture et mouvement en association avec les parties molles qui s'insèrent à son pourtour. Nous étudions dans ce chapitre les aspects traumatiques concernant les éléments constitutifs de l'appareil locomoteur.

**L'os** est le tissu le plus dur de notre organisme. C'est un tissu conjonctif qui s'est minéralisé grâce au dépôt de sels minéraux, donnant une substance calcifiée et dure, dont il existe deux sortes : le tissu osseux lamellaire, ou tissu compact, et le tissu spongieux, rempli de moelle. Ces tissus sont différents de par leur structure, leur rôle et leur répartition.

**Le muscle** est un tissu constitué de cellules excitables qui se contractent et permettent la mobilité et la motricité viscérale. Il existe deux sortes de tissus musculaires :

- le tissu musculaire strié, commandé de façon volontaire, il assure les mouvements et la posture,
- le tissu musculaire lisse, stimulé par le système nerveux autonome, il assure la motricité viscérale.

Quant au muscle cardiaque, il constitue un type musculaire à part puisqu'il combine des propriétés du muscle strié et du muscle lisse.

La réaction du tissu osseux et du tissu musculaire à une agression mécanique est fonction de leur capacité élastique à résister à l'agent traumatique. Il peut se produire altération du tissu, voire une rupture.

Nous développons successivement sur les chapitres 3 et 4 les différentes lésions qui affectent le squelette, les muscles et les articulations.

# GÉNÉRALITÉS

## Physiopathologie de la fracture

Le tissu osseux présente des propriétés biomécaniques lui permettant de résister à certaines contraintes. Ces propriétés lui confèrent une élasticité de déformation, avant de rompre sous la contrainte subie. Ce phénomène de contrainte/déformation cède lorsque la contrainte cesse. Lorsque la contrainte est excessive et déborde les capacités d'amortissement du tissu osseux, c'est la phase de rupture : la fracture.

## Définition et origine des fractures

La fracture, définie comme une interruption de la continuité d'un os, présente une variabilité selon sa topographie anatomique (localisation sur le squelette), sa localisation sur l'os lui-même (épiphyse/diaphyse), ses rapports avec une articulation sus- ou sous-jacente. Cette scission brutale de la continuité osseuse abolit le rôle mécanique de l'os qui est de subir et de répartir les charges. Il en résulte une incapacité temporaire et partielle à la locomotion.

Il existe deux étiologies aux fractures : elles peuvent être d'origine traumatique ou pathologique.

### Fracture traumatique

Elle est induite par un choc mécanique dont l'énergie dépasse la capacité de résistance du tissu osseux (au décours d'un accident sportif, accident de circulation, accident du travail, chute...). C'est l'étiologie principale des fractures.

### Fracture pathologique

Elle est induite par une fragilité de l'os consécutive à une altération de la structure osseuse (ostéoporose, tumeur primitive ou secondaire...), entraînant un amoindrissement de sa résistance physiologique. La plus fréquente est la fracture du col fémoral chez le sujet âgé. Ce type de fracture peut faire découvrir une pathologie sous-jacente comme une tumeur ou un kyste osseux.

## Mécanisme d'apparition

Quelle que soit l'étiologie de la fracture, l'os peut se rompre au niveau de la zone qui reçoit le choc, ou à distance. On distingue ainsi trois mécanismes.

**Mécanisme direct :** l'os se rompt au point d'application de la force. La force peut être l'impact de l'agent vulnérant, le contact direct avec le sol.

**Mécanisme indirect :** l'os se rompt à distance de l'application de la force selon plusieurs effets induits par la synergie du mouvement. Ce peut être par flexion, par torsion ou par compression.

**Mécanisme de fatigue :** l'os se rompt sous la répétition de microtraumatismes ou d'une contrainte intensive pour laquelle il n'a pas été préparé.

Anne, 70 ans, chute dans l'escalier.

Lors de sa chute elle se protège le visage en mettant son bras devant sa face. Elle se fracture la diaphyse du cubitus qui entre en contact direct avec le bord de la marche. C'est un mécanisme direct. Le trait de fracture est transversal. ...

...

Avec l'autre bras, elle tente de se réceptionner mais chute sur la main et se fracture la diaphyse humérale. Le mécanisme sera indirect. Le trait de fracture visible à la radiographie met en évidence une fracture avec de nombreux fragments osseux.

Anne ne parvient pas à se relever, de plus, elle ne peut plus bouger sa jambe droite. Lors de la chute, elle s'est fracturé le col du fémur. En effet, Anne a une fragilité osseuse du fait d'une ostéoporose. Le traumatisme, sur un terrain fragilisé, a favorisé la fracture.

Pour comprendre les formes que peuvent revêtir les fractures, étudions la morphologie des os.

## ANATOMIE OSSEUSE

Les os constituent la structure rigide du corps. Ils sont les points d'ancrage des muscles, tendons et ligaments qui interviennent dans le mouvement.

Ils ont des formes différentes, adaptées à leur localisation anatomique. Ainsi on distingue les os longs, les os courts et les os plats.

### Les os longs

Ils forment les membres. Ils sont entourés par les muscles striés, indispensables à la mobilité, à l'équilibre et à la posture du corps. Ils sont constitués d'une diaphyse et de deux épiphyses et sont entourés d'une membrane de tissu conjonctif : le périoste.

#### La diaphyse

C'est le corps de l'os. Elle est constituée d'os compact qui forme une corticale autour du canal médullaire dans lequel se trouvent la moelle nourricière de l'os et les cellules constitutives de l'os (ostéoblastes et ostéoclastes). La diaphyse est soumise à de fortes contraintes auxquelles elle résiste du fait d'une morphologie courbe et non rectiligne.

#### Les épiphyses

Ce sont les têtes osseuses. Elles sont situées à chaque extrémité de la diaphyse et contiennent l'os spongieux donnant naissance aux cellules sanguines. Elles sont recouvertes d'un cartilage articulaire.

#### Les métaphyses

Elles constituent la jonction entre diaphyse et épiphyse. C'est à ce niveau que se trouve le cartilage de conjugaison permettant la croissance de l'os en longueur. Ces cartilages disparaissent à l'âge adulte.

#### Le périoste

C'est une membrane qui recouvre l'os et qui assure la vascularisation et la croissance en épaisseur de l'os. Elle joue un rôle de protection de l'os en le séparant des parties molles, muscles et ligaments, qui s'insèrent à sa surface externe.

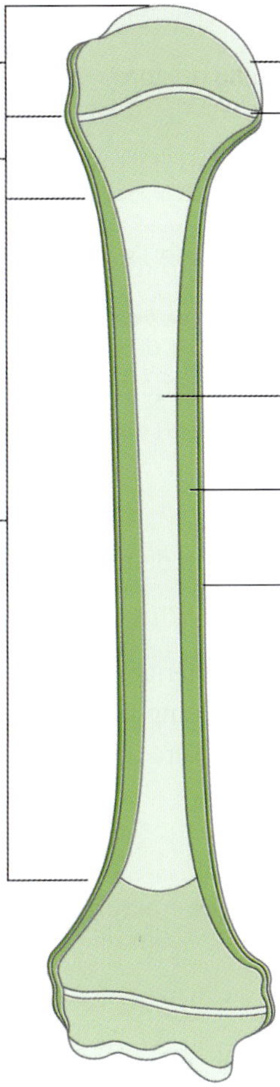


**Figure 3.1. Anatomie de l'os**

## Les os courts

Ils forment les os du carpe [poignet], du tarse [cheville] et les vertèbres. Ce sont des os légers mais très résistants qui possèdent plusieurs surfaces articulaires. Ils sont constitués d'os spongieux et sont recouverts d'une couche d'os compact assurant leur solidité.

## Les os plats

Ils constituent principalement le crâne, l'omoplate, le sternum, les côtes. Ils sont constitués de deux couches d'os compact séparées d'os spongieux. Ils sont richement vascularisés et supportent de nombreuses insertions musculaires.

# LES ASPECTS ANATOMIQUES DES FRACTURES – TYPOLOGIE

Une fracture peut revêtir des formes variées en fonction de sa localisation, de la description de son trait de fracture mais aussi en fonction de l'aspect et du nombre de fragments osseux qui en découlent.

## Le siège des fractures

**Fracture diaphysaire** : elle siège au niveau du corps de l'os – exemple : fracture de la diaphyse humérale.

**Fracture épiphysaire** : elle siège au niveau de l'extrémité supérieure ou inférieure de l'os – exemple : fracture de la tête fémorale.

**Fracture articulaire** : elle siège au niveau de l'articulation – exemple : fracture du plateau tibial.

**Fracture métaphysaire** : elle siège au niveau du cartilage de conjugaison ; cela ne concerne que l'enfant et l'adolescent puisque cette zone de croissance osseuse disparaît à l'âge adulte. Elle peut avoir une incidence sur la croissance en longueur de l'os.

## Le type de fracture

La description du foyer de fracture permet de distinguer plusieurs types de fractures.

### Fracture incomplète

Il persiste une continuité des deux fragments osseux grâce au périoste qui n'est pas totalement rompu. Il peut s'agir d'une fissure, ou bien souvent d'une fracture en « bois vert » chez l'enfant.

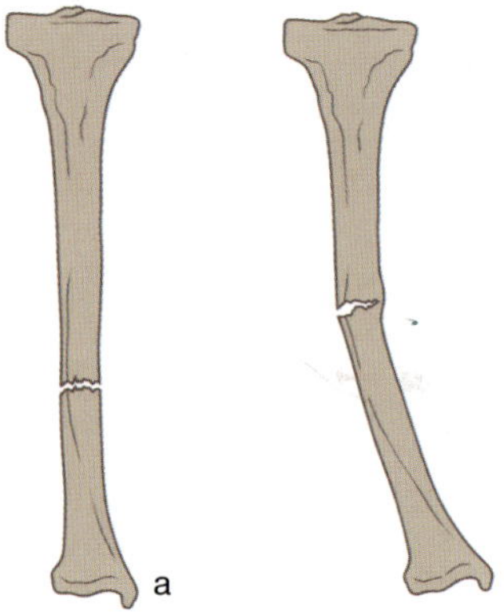


**Figure 3.2. a : fracture complète. b : fracture incomplète.**

### Fracture complète

La discontinuité de l'os est totale, le trait de fracture est visible de part en part de la corticale.

### Fracture fermée

Il n'existe pas de contact avec l'extérieur au niveau du foyer de fracture.

### Fracture ouverte

La fracture communique avec l'extérieur par l'intermédiaire d'une plaie des téguments. De ce fait, la peau et les parties molles qui protègent l'os sont très endommagées et peuvent parfois être arrachées. On parle de perte de substance. Cette situation est gravissime, elle engendre un risque infectieux majeur car l'os est mis à nu et est en contact avec des micro-organismes exogènes (débris, souillures…). Il existe deux mécanismes de fracture ouverte :

- **de dedans en dehors** : c'est le fragment osseux acéré qui lèse la peau. Le risque infectieux est moindre,
- **de dehors en dedans** : c'est l'agent vulnérant qui lèse le revêtement cutané puis atteint l'os. La lésion cutanée est de gravité variable, elle s'accompagne souvent de perte de substance importante (revêtement cutané, muscle, os). Ce tableau est à haut risque infectieux.

### Fracture stable/instable

La fracture stable est la fracture dont on pourra maintenir le positionnement des fragments osseux dans leur axe anatomique (réduction) par une contention plâtrée. La fracture est instable dès lors qu'elle présente peu de surface de contact entre les fragments osseux.

## Les traits de fracture

Le trait de fracture correspond au « tracé » de la fracture. Il est visible à la radiographie, il permet le diagnostic de la fracture et oriente sur le traitement.

### La fissure

Il s'agit d'une fêlure de l'os qui survient à la suite d'un traumatisme tolérable pour le tissu osseux. Elle passe parfois inaperçue à la radiographie initiale du fait de la réaction inflammatoire qui entoure la lésion osseuse. Il est ainsi nécessaire de faire un contrôle radiologique 15 jours après le traumatisme. C'est un trait de fracture qui consolide spontanément.

### La fracture « en bois vert »

Il s'agit d'une forme particulière de la fracture diaphysaire ou métaphysaire de l'enfant. Une corticale est incomplètement fracturée et le périoste la maintient. L'angulation obtenue est impressionnante, mais la fracture est stable.

### Trait de fracture transversale

Il s'agit d'une discontinuité de la corticale. L'os est rompu en deux fragments distincts. La fracture est liée habituellement à un traumatisme violent, par choc direct pouvant induire une lésion cutanée.

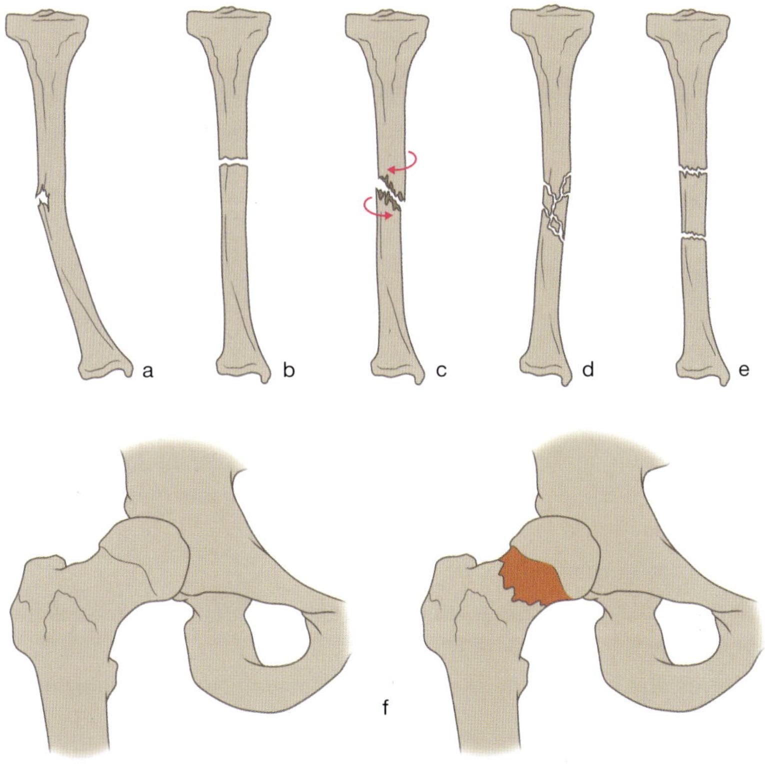


**Figure 3.3. Traits de fracture. a : en bois vert. b : transversale. c : spiroïde. d : comminutive. e : bifocale. f : engrenée.**

### Trait de fracture spiroïde et oblique

Il s'agit d'un trait de fracture qui tourne autour de la diaphyse, comme une spirale. Cette fracture résulte d'un traumatisme indirect par torsion (fracture du skieur).

### Fracture comminutive

Il s'agit d'une fracture caractérisée par la présence de nombreux fragments osseux au niveau de la fracture. C'est une fracture instable du fait du peu de surface de contact entre les fragments osseux. Elle résulte d'un traumatisme violent, des lésions des parties molles périphériques sont associées.

### La fracture bifocale

Il s'agit d'une fracture à double étage, c'est-à-dire que deux traits de fracture séparent un fragment osseux. Ce fragment intermédiaire peut être peu vascularisé, ce qui va faire obstacle à sa réparation. Il rend la fracture instable.

### La fracture engrenée

Il s'agit d'une fracture dont les fragments osseux sont « compactés » par écrasement l'un dans l'autre. C'est une fracture qui touche plus particulièrement les épiphyses riches en os spongieux (tête fémorale, tête humérale).

### La fracture par compression

Il s'agit d'une fracture par tassement de la partie antérieure du corps vertébral. C'est donc une fracture caractéristique des corps vertébraux (voir figure 5.3).

### Les fractures par arrachement des apophyses

Il s'agit d'un arrachement d'un fragment osseux sous la rétraction d'un muscle. Il s'agit fréquemment d'un traumatisme sportif; les os les plus atteints sont le trochanter, le trochiter de l'humérus et les tubérosités tibiales.

## Les déplacements

Le déplacement de la fracture est l'espace qui existe entre les fragments osseux séparés par le trait de fracture. Le déplacement résulte de la perte de l'alignement anatomique des fragments osseux. Il peut être initial : il découle alors de la rupture du tissu osseux et donc de la perte du respect anatomique de l'os; il est la conséquence immédiate du traumatisme. Il peut être secondaire : il s'agit alors soit d'un déplacement sous l'effet des contractions musculaires, soit de la perte de la réduction, c'est-à-dire de l'alignement obtenu après le geste médical visant à restituer l'axe anatomique pour aboutir à la réparation tissulaire.

Il existe quatre types de déplacement :

- le déplacement par translation : il existe un contact entre les fragments osseux fracturés par une partie de leur surface,
- le déplacement avec chevauchement : il s'agit d'un recouvrement longitudinal des fragments impliqués dans la fracture,
- le déplacement avec angulation : il s'agit du positionnement des fragments osseux en angles, engendrant des contraintes anormales au niveau des articulations,
- le déplacement avec rotation : il s'agit d'un retournement rotatif des fragments osseux.

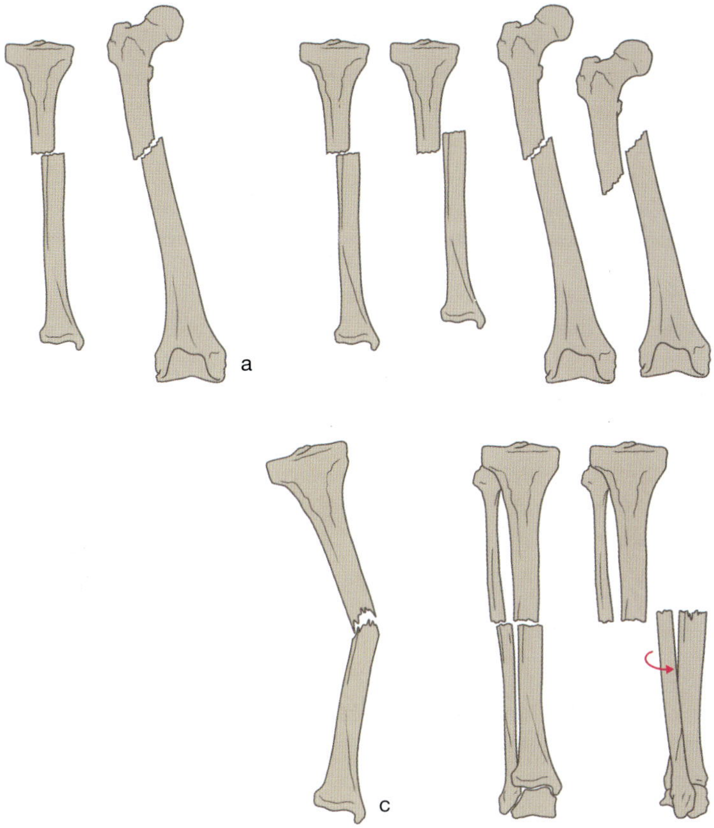


**Figure 3.4. Déplacements. a : par translation. b : avec chevauchement. c : avec angulation. d : avec rotation.**

## Points clés à retenir

▶ La fracture est une interruption de la continuité osseuse provoquée par un traumatisme ou une pathologie.

▶ Sous l'intensité de la contrainte exercée, l'os se rompt soit au niveau de l'impact soit à distance de la force exercée. On distingue ainsi plusieurs mécanismes : le mécanisme direct, l'indirect et la fracture de fatigue.

▶ La connaissance de l'anatomie osseuse permet de localiser le siège de la fracture sur l'os et d'en comprendre la répercussion mécanique. Ainsi, si le trait de fracture se situe au niveau des épiphyses, il met en jeu la fonction articulaire, au niveau de la diaphyse, il compromet la stabilité de l'os. L'aspect anatomique de la fracture décrit le trait de fracture, le type de fracture et enfin le déplacement provoqué. Ces éléments expliquent les déformations axiales, la douleur et l'impotence relevées lors de l'examen clinique de la fracture.

## EXAMEN CLINIQUE

Le contexte de la fracture est le plus souvent violent, et est responsable d'une symptomatologie physique, touchant l'appareil locomoteur, associée à une symptomatologie psychique concernant le ressenti de la personne et sa capacité à surmonter le traumatisme psychologique lié à l'accident et au contexte de sa survenue.

### Symptômes physiques

Certaines fractures, selon leur localisation, peuvent être à l'origine d'un état de choc, qui reste le symptôme d'urgence à éliminer. Les signes de choc à repérer sont la *pâleur*, la *lipothymie*, l'*accélération du pouls* et la *chute de la pression artérielle*. Ces fractures réputées choquantes sont essentiellement la fracture de la diaphyse fémorale, en lien avec la violence du traumatisme et l'importance de l'hématome qui l'accompagne (500 à 2000 ml de sang), et les fractures ouvertes, le polyblessé et le polytraumatisé.

La sémiologie de la fracture est l'association de quatre signes cliniques majeurs : la douleur, la déformation et l'impotence fonctionnelle absolue, la mobilité du segment osseux.

Apparaissent progressivement un hématome ou des ecchymoses, un œdème et des phlyctènes qui résultent de la réponse physiologique du tissu osseux à son agression, enclenchant le processus de réparation.

#### La douleur

Elle est liée au traumatisme du tissu osseux. C'est une douleur aiguë, localisée, intense, majorée à la mobilisation et à la palpation. La douleur est constante et souvent le blessé la décrit en l'associant au craquement douloureux provoqué par la rupture de l'os.

#### La déformation axiale

Il s'agit d'une attitude aberrante de l'axe du membre ou d'un segment – comme par exemple le raccourcissement en rotation externe du membre inférieur à la suite de la fracture du col du fémur.

Les désaxations du segment de membre sont :

- de face : un varus, os dévié en dedans ou un valgus, os dévié en dehors,
- de profil : une angulation antérieure ou postérieure.

#### L'impotence fonctionnelle

C'est l'impossibilité d'effectuer un mouvement volontaire. Elle peut être totale ou relative – c'est-à-dire interdisant certains mouvements mais en permettant d'autres.

#### La mobilité

Il existe une mobilité anormale du segment de membre associée à une crépitation osseuse qui est due à la mobilisation des fragments osseux l'un contre l'autre. La mobilité et la crépitation sont perceptibles lorsque des mouvements sont imposés au patient (retirer un vêtement, préparer un examen).

### Symptômes psychiques

Selon l'intensité et la brutalité de l'émotion ressentie par la personne à la suite du traumatisme, les réactions psychologiques prennent la forme de symptômes tels que l'hyperexcitation somatique (agitation, angoisse), la panique ou le détachement face à la situation, etc. Cet état peut devenir chronique et être associé à d'autres problèmes (alcoolisme, dépression, anxiété, troubles du sommeil...).

## Points clés à retenir

▶ La symptomatologie classique d'une fracture se caractérise par :
- la douleur,
- la déformation axiale,
- l'impotence fonctionnelle,
- la mobilité du segment,
- les signes locaux de l'inflammation : hématome, œdème.

▶ En fonction de la violence du choc et du contexte traumatique (accidents de la voie publique et du travail), un retentissement psychologique peut y être associé.

# EXAMENS COMPLÉMENTAIRES

## Les investigations

### Le bilan radiologique

Le bilan radiologique réalisé en première intention, soit aux urgences, soit au lit du patient, comporte un cliché de face et un autre de profil, accompagnés de la visualisation des articulations sus- et sous-jacentes, montrant les éléments osseux dans leur ensemble. Cette investigation renseigne l'orthopédiste de façon précise. En fonction des lésions relevées sur les différents clichés et de la symptomatologie clinique, l'orthopédiste pourra avoir recours à d'autres explorations.

### L'arthroscopie

Il s'agit de l'examen de l'intérieur d'une articulation à l'aide d'une caméra. Elle est indiquée lors de lésions articulaires, et notamment au niveau du poignet ou du genou. Le chirurgien visualise la région intra-articulaire sur un écran de contrôle, et par des incisions réalisées sur les côtés, peut faire pénétrer les mini-instruments qui vont lui servir pour son intervention chirurgicale. Il peut ainsi réparer des ménisques, renforcer des ligaments lésés, remodeler le cartilage endommagé, éliminer des corps étrangers.

L'intervention est légère, et diminue les incidences infectieuses puisqu'il n'est pas nécessaire de pratiquer une ouverture de l'articulation. Les principales indications portent sur :
- le cartilage : suppression des irrégularités, des fissures,
- la synoviale : ablation partielle ou totale des membranes,
- les fragments libres : extraction des corps étrangers présents dans l'articulation,
- les ligaments : réparation de ligaments (notamment les croisés du genou),
- les ménisques : ablation des zones lésées,

- les tendons : réinsertion des tendons de la coiffe des rotateurs au niveau de l'épaule,
- la capsule articulaire : remise en tension de la capsule articulaire de l'épaule dans les instabilités de l'épaule liées à des luxations récidivantes.

### L'artériographie

- **L'artériographie** est l'examen qui met en évidence les troncs artériels après injection d'un produit de contraste. Cet examen est particulièrement indiqué lors d'une suspicion d'ischémie traumatique (ou artéritique) dans un but diagnostique. Il est réalisé en urgence lorsque la brèche vasculaire est majeure et nécessite une réparation chirurgicale rapide pour contenir l'hémorragie, notamment sur le petit bassin.

### Le scanner et l'IRM

Ces examens présentent de nombreuses indications dans le cadre des lésions des parties molles ou d'une lésion du rachis.

### L'échographie

Cet examen révèle les lésions tendineuses ou ligamentaires et il présente un avantage dans le diagnostic des contusions internes car il permet de mettre en évidence l'hématome, qui en fonction de son volume peut ainsi être exploré ou drainé.

## La gravité des fractures

Le patient ayant subi un traumatisme de l'appareil locomoteur doit faire l'objet d'une surveillance particulière car il peut présenter des signes de complications précoces en lien avec l'affection du squelette et des lésions associées.

### Les complications précoces

#### Les atteintes vasculaires

Toute fracture, toute lésion osseuse même sans fracture, provoque un saignement dont le volume est proportionnel à plusieurs facteurs :
- la violence du traumatisme,
- l'ampleur des dégâts anatomiques causés par l'agent vulnérant,
- la rupture vasculaire associée,
- le calibre de l'os fracturé (le fémur),
- la morphologie et la situation du trait de fracture,
- le nombre de traits de fracture,
- l'état général du patient.

Les lésions vasculaires surviennent rapidement, elles sont plus fréquentes lors d'une fracture à grand déplacement dans les zones où l'axe artériel est proche du squelette (coude, genou). Elles se manifestent par différents signes :
- un hématome : la fracture est fermée, mais le traumatisme provoque un saignement qui va constituer un hématome. Le saignement par brèche veineuse cesse dès que la pression à l'intérieur de l'hématome correspond à la pression diastolique du patient. Ainsi un patient hypertendu – qui présente une pression diastolique plus élevée qu'un patient normotendu – aura un hématome plus conséquent,

– un syndrome des loges : il s'agit de la compression par un saignement interne dans une cavité non extensible. Cette compression concerne plus fréquemment les muscles des membres inférieurs. Le sang s'accumule dans les loges musculaires dont l'aponévrose est inextensible et agit comme une armature hermétique, écrasant l'artère contre l'os. L'absence d'irrigation tissulaire provoque une nécrose des fibres qui devient rapidement irréversible.

– une rupture des vaisseaux par embrochage provoqué par un fragment osseux acéré. Cette lésion se manifeste par une perte de la perception du pouls.

– une thrombose : l'écrasement d'un vaisseau attire les parois internes de celui-ci, favorisant la formation d'une thrombose.

– une ischémie : un territoire tissulaire hypoperfusé est endommagé ce qui aboutit, sans traitement rapide, à une ischémie voire une nécrose dont la finalité dramatique peut être l'amputation.

Les signes d'une lésion vasculaire sont la froideur des extrémités, l'hypo-anesthésie ou l'anesthésie de celles-ci, l'absence de pouls distal (pédieux, radial, tibial postérieur), l'absence de pouls capillaires et la douleur.

La chirurgie osseuse réparatrice prothétique agit sur l'os comme un traumatisme et ces mêmes complications sont à redouter à l'issue de l'intervention chirurgicale.

#### ■ L'état de choc

Il est dans ce contexte essentiellement hypovolémique. Il se manifeste par la pâleur (décoloration des conjonctives), la présence d'un pouls rapide et peu perceptible, et la chute de la pression artérielle.

L'état de choc est à redouter dans les cas suivants :

– *fracture diaphysaire du fémur*, du fait de pertes sanguines importantes et de la constitution d'un hématome important (500 à 2 000 ml de sang),

– *fracture du bassin*, par association de l'atteinte de la vessie, des uretères et des viscères,

– *fracture thoraco-abdominale*, par l'association fréquente d'un hémothorax, d'une fracture de rate, de lésions des organes situés dans la zone traumatisée (colon, vessie, rein, foie, etc.),

– *fracture ouverte*, du fait des lésions vasculo-nerveuses fréquentes et de l'ampleur des lésions cutanées,

– *fracture de la clavicule*, pouvant être responsable d'un pneumo- ou d'un hémothorax par embrochage de l'apex pulmonaire.

### Les lésions associées

#### ■ Les lésions des tissus mous

Leur classification est fonction de l'énergie du mécanisme traumatique. À titre indicatif, citons-en trois. La classification de Byrd met en évidence quatre situations :

– faible énergie : la peau est le seul élément lésé des parties molles,

– moyenne énergie : la lésion cutanée est inférieure à 2 cm et le muscle est intact,

– haute énergie : comminution osseuse avec attrition musculaire,

– très haute énergie : dévitalisation de la peau, du muscle et de l'os nécessitant une réparation en urgence.

La gravité de l'atteinte cutanée est évaluée à l'aide de l'échelle de Cauchoix :
- type 1 : plaie simple sans décollement, traitement simple,
- type 2 : plaie plus large, suture possible mais risque de nécrose secondaire,
- type 3 : perte de substance cutanée large, suture impossible, nécessité de lambeau ou greffe de peau.

Les lésions musculaires, du périoste et l'ischémie sont évaluées selon la classification de Gustillo :
- IIIa : attrition étendue des parties molles, mais couverture du foyer de fracture par du muscle ou l'aponévrose,
- IIIb : perte de substance étendue des parties molles avec dépériostage,
- IIIc : perte de substance et dépériostage avec lésion artérielle et ischémie du membre.

**Les atteintes nerveuses**

Elles surviennent selon le même schéma que les lésions vasculaires. Il peut s'agir :
- d'une compression d'un nerf par un hématome ou par un moyen de contention, se manifestant par des troubles de la sensibilité et de la motricité distale,
- d'une section de la moelle épinière en lien avec un traumatisme au niveau du rachis, se caractérisant par les signes de défaillance fonctionnelle spécifique à la lésion de la moelle (voir chapitre 5),
- d'un embrochage d'un nerf par un fragment osseux acéré, un déplacement osseux, provoquant des troubles de la sensibilité et de la motricité, voire une perte du maintien du segment distal. Par exemple, une atteinte du nerf radial dans la fracture de la diaphyse humérale se traduit par la chute de la main et l'impossibilité de la redresser.

**Les lésions articulaires**

Lors de la fracture d'un membre, les articulations peuvent être lésées du fait de la mobilité du fragment osseux, du déplacement des fragments et de la déformation de l'axe anatomique de l'os. Les atteintes articulaires sont principalement une *hydarthrose* – c'est-à-dire la présence de liquide synovial dans l'articulation –, une *hémarthrose* – présence de sang dans l'articulation –, une luxation, une entorse ou une fracture par arrachement des ligaments.

**Les atteintes viscérales**

Celles-ci sont en lien avec la zone traumatisée ; nous aborderons cet aspect dans le chapitre 6, consacré aux lésions thoraco-abdominales et aux polytraumatismes.

## Points clés à retenir

▶ Le diagnostic de fracture est confirmé par l'imagerie médicale : l'examen de référence reste la radiographie qui met en évidence le trait de fracture. Cependant, il est parfois nécessaire de réaliser des explorations complémentaires en fonction de la localisation et de la clinique pour rechercher des complications. Les principales complications qui confèrent à la fracture un critère de gravité sont :

– les atteintes vasculaires : hématome, rupture vasculaire, état de choc hypovolémique,

– le syndrome des loges,

– les lésions associées à la fracture : la fracture ouverte (degré de lésion cutanée apprécié par l'échelle de Cauchoix), les atteintes nerveuses, les lésions articulaires, les atteintes viscérales.

▶ Les examens clinique et complémentaires orientent sur le mode de prise en charge.

## LE PROCESSUS DE RÉPARATION TISSULAIRE

Comme pour les lésions cutanées, le tissu osseux est doté d'une capacité physiologique à se réparer, il s'agit du processus d'ostéogenèse réparatrice (POR) ou consolidation osseuse.

La consolidation est un phénomène physiologique qui aboutit à la cicatrisation du tissu osseux. Ce processus est une succession de phénomènes complexes, qui se décompose en quatre périodes :

- la formation d'un hématome périfracturaire,
- la prolifération cellulaire ou la formation du cal conjonctif,
- la formation du cal osseux,
- le modelage du cal.

Pour comprendre l'ostéogenèse, il est nécessaire de connaître la structure microscopique de l'os et les mécanismes de l'ossification.

### Physiologie osseuse

#### La constitution du tissu osseux

Nous l'avons vu en abordant précédemment la structure d'un os, l'os long est composé :

- d'une diaphyse faite d'os compact qui entoure le canal médullaire contenant la moelle osseuse jaune, graisseuse,
- de deux épiphyses qui sont recouvertes d'une couche externe d'os compact enrobant l'os spongieux.

La diaphyse est séparée de chaque épiphyse par un cartilage de conjugaison qui s'ossifie durant la croissance. La totalité de l'os long est recouverte d'une membrane de tissu conjonctif, le périoste. C'est une membrane très vascularisée qui présente deux couches :

- la couche externe, fibreuse, sur laquelle s'insèrent des muscles et des tendons, et qui protège l'os des agressions,
- la couche interne, dite ostéogénique, c'est-à-dire contenant les cellules osseuses impliquées dans le remaniement osseux permanent.

Le périoste est remplacé par une surface de cartilage hyalin au niveau des articulations synoviales.

Les os courts et plats sont composés du tissu spongieux recouvert d'une mince couche d'os compact. Le tissu spongieux contient la moelle rouge osseuse qui nourrit les cellules osseuses. Ils sont entourés depuis l'extérieur du périoste. Au niveau des os du crâne, la couche interne du périoste est remplacée par la dure-mère.

Le tissu osseux est un ensemble de cellules osseuses, de sels minéraux, d'eau et de matrice extracellulaire :

- les cellules osseuses sont les ostéoblastes, ostéocytes et ostéoclastes,
- la matrice extracellulaire est constituée par les fibres de collagène, les composants de la substance fondamentale, ou ostéoïde, à savoir la fibronectine, l'ostéopontine et l'ostéocalcine,
- les sels minéraux : phosphate de calcium, carbonate de calcium, magnésium et fluor en plus faibles quantités.

## Structure microscopique de l'os

On appelle ostéon ou système haversien la structure de base du tissu osseux. Ces ostéons se retrouvent en grand nombre dans l'os compact et sont rares dans l'os spongieux.

### L'os compact ou cortical

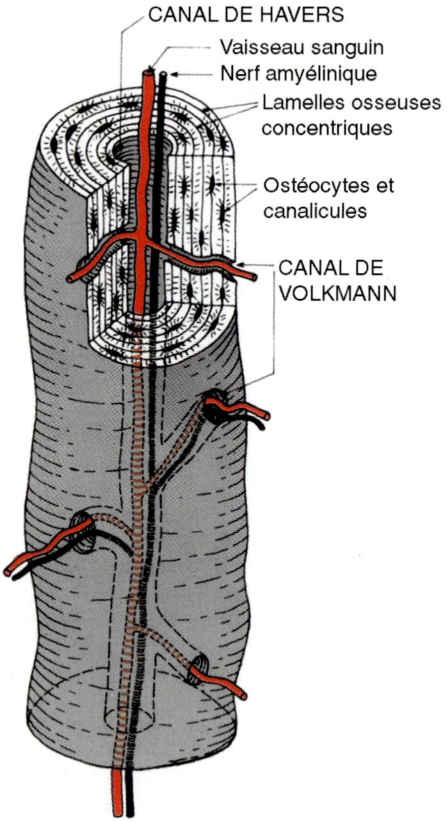


**Figure 3.5. Structure microscopique de l'os compact**

L'examen microscopique de l'os compact révèle la présence de nombreux ostéons. Un ostéon se compose :

– du canal central : le canal de Havers qui contient les vaisseaux sanguins, quelques vaisseaux lymphatiques et nerfs. Ce canal est entouré d'anneaux concentriques d'os, les lamelles,
– des canaux de Volkmann : ramifications perpendiculaires au canal central, par lesquelles peuvent également passer quelques vaisseaux,
– des lamelles : ce sont des anneaux concentriques qui contiennent des lacunes contenant du liquide interstitiel ou tissulaire, où baignent les cellules osseuses matures, les ostéocytes,
– des lacunes : espaces contenant les ostéocytes reliés au canal de Havers par des canalicules formés par les ostéoblastes.

Cette organisation tubulaire confère à l'os légèreté et résistance.

### ■ L'os spongieux ou trabéculaire

L'os spongieux est formé de trabécules, petites travées qui sont constituées par des lamelles dans lesquelles les ostéocytes baignent dans du liquide interstitiel. Les trabécules s'organisent en un réseau de travées osseuses qui délimitent des espaces contenant la moelle rouge osseuse qui nourrit les ostéocytes.

## Les cellules osseuses

Les cellules osseuses sont les ostéoblastes. Elles se différencient soit en cellules ostéogéniques, c'est-à-dire formatrices d'os, soit en chondroblastes, c'est-à-dire en cellules génératrices du cartilage. Les études ont mis en évidence que cette différenciation serait en lien avec les apports en oxygène. Un faible apport d'oxygène favoriserait la prolifération des chondroblastes.

### ■ Les ostéoblastes

Le rôle des ostéoblastes est d'élaborer le tissu osseux immature, encore appelé tissu ostéoïde, et de permettre sa calcification en élaborant des protéines (phosphoprotéines) et des enzymes (phosphatase alcaline).

Ces cellules sécrètent le collagène et d'autres constituants du tissu osseux. Elles se trouvent principalement dans les couches profondes du périoste, dans les tissus osseux en croissance ou en transformation et par conséquent se retrouvent au niveau d'un foyer de fracture.

Après un certain nombre de divisions, l'ostéoblaste élabore la matrice osseuse, dans un premier temps au niveau de la surface osseuse, puis il s'entoure de ce tissu osseux, il s'emmure et se transforme en ostéocyte afin d'assurer la diffusion des éléments nutritifs de la matrice formée. Il conserve des liens avec les autres cellules via des prolongements cytoplasmiques. C'est une cellule qui ne se divise pas et qui meurt.

### ■ Les ostéoclastes

L'os est en perpétuel remodelage pour adapter sa structure aux contraintes auxquelles il est soumis. Les ostéocytes et les ostéoblastes travaillent en synergie avec les ostéoclastes, cellules responsables de la résorption osseuse. La dégradation de la trame osseuse est effective sous l'action des enzymes protéolytiques (peptidases[1]) sécrétées par les ostéoclastes, sous le contrôle de la parathormone, et par la diminution du pH au contact de la matrice osseuse. La résorption osseuse s'effectue sous le périoste et autour des parois du canal médullaire. La lyse cellulaire provoque la libération du calcium et du phosphore qui retournent dans le liquide interstitiel.

Les ostéoclastes sont présents dans les tissus osseux en voie de résorption.

■ **Matrice osseuse**

Le tissu osseux est un tissu conjonctif spécialisé. Il est donc constitué d'une matrice extracellulaire et de cellules. La matrice extracellulaire a trois composantes : la substance fondamentale, les fibres de collagène et les glycoprotéines.

- La substance fondamentale est une matrice minérale constituée de divers éléments, parmi lesquels les sels minéraux (cristaux) qui suivent les fibres de collagène.
- Les fibres de collagène sont parallèles les unes aux autres et sont organisées en fonction des forces de pression exercées sur l'os. Ces fibres constituent la matrice organique.
- Les glycoprotéines (mucopolysaccharides) sont les éléments jouant un rôle chimique dans les relations entre les cellules et la matrice.

### Formation du tissu osseux

La formation et la croissance osseuse débutent au cours du développement fœtal et se poursuivent jusqu'à l'âge adulte, environ 21 ans.

L'ostéogenèse comporte deux processus :

■ la sécrétion d'os ostéoïde par les ostéoblastes (formation du tissu osseux immature) qui s'accompagne de la destruction des chondroblastes et permet le remplacement du cartilage par de l'os au cours du développement,

■ la calcification de l'os ostéoïde par la cristallisation des sels minéraux sur les fibres de collagène.

Le développement des os longs et courts se fait à partir d'une ébauche embryonnaire cartilagineuse. Des points d'ossification riches en cellules ostéogéniques apparaissent et sont le départ de la croissance de l'os.

Le développement des os plats s'effectue à partir d'une ébauche embryonnaire membraneuse.

En regard de ces ébauches, le collagène de l'os ostéoïde s'organise de deux façons : sans lamelle ou en lamelles.

■ Dans l'os non lamellaire, les fibres de collagène sont disposées en faisceaux irréguliers : cela concerne les os d'ébauche membranaire comme les os du crâne, du maxillaire.

■ Dans l'os lamellaire, les fibres sont organisées en lamelles caractéristiques. Cette disposition se retrouve dans les os compact et spongieux, cela concerne les ébauches cartilagineuses des os longs.

### Croissance de l'os

La croissance de l'os long s'effectue en longueur et en épaisseur.

1 Les *peptidases* (ou *protéases* ou *enzymes protéolytiques*) sont des enzymes qui brisent les liaisons protidiques des protéines. On parle alors de coupure *protéolytique* ou de *protéolyse*. Ce processus implique l'utilisation d'une molécule d'eau ce qui les classe parmi les hydrolases. Les fonctions biologiques des protéases sont variées : elles interviennent dans la maturation des protéines, dans la digestion des aliments, dans la coagulation sanguine, dans le remodelage des tissus au cours du développement de l'organisme et dans la cicatrisation.

**La croissance en longueur**

Elle se fait par l'ossification des cartilages de conjugaison : c'est l'ossification enchondrale. La croissance s'arrête dès que le cartilage de conjugaison est totalement ossifié, permettant ainsi la fusion des épiphyses avec la diaphyse. Les ostéoclastes détruisent le tissu osseux au niveau de la diaphyse pour former le canal médullaire.

**La croissance en largeur**

Elle a lieu au niveau de la couche profonde du périoste, là où les ostéoblastes produisent une matrice osseuse qui va s'ossifier progressivement.

Le développement de l'os plat est différent. Les zones d'ossification membraneuses sont peu minéralisées, si bien qu'à la naissance, ces zones fusionnent totalement et se minéralisent progressivement.

### Régulation hormonale

La régulation de la croissance osseuse est sous le contrôle de différentes hormones.

- Les hormones qui stimulent la croissance :
  - l'hormone de croissance (GH) sécrétée par l'hypophyse,
  - la thyroxine et la triiodothyronine sécrétées par la glande thyroïde.
- Les hormones qui influencent la croissance : la testostérone et les œstrogènes qui modifient la croissance : poussée de croissance, élargissement des os du bassin chez la fille, masculinisation du squelette du garçon...
- Les hormones qui interviennent dans le remaniement osseux : la calcitonine, sécrétée par la thyroïde, et l'hormone parathyroïdienne, sécrétée par les glandes parathyroïdes, sont impliquées dans le maintien des taux de calcium sanguin et osseux nécessaires au développement de l'os.

## Les étapes de la consolidation

Les acteurs de la consolidation sont principalement les ostéoblastes, les ostéoclastes et les chondroblastes.

### La formation d'un hématome périfracturaire

Du 1er jour au 20e jour, la réaction inflammatoire qui fait suite à la fracture favorise la formation d'un hématome périfracturaire (au niveau du foyer de fracture).

Lors du traumatisme il apparaît une hémorragie qui a deux origines :

- une origine locale : l'hémorragie résulte de la déchirure des capillaires osseux, aponévrotiques et musculaires au niveau du foyer de fracture,
- une origine régionale, c'est-à-dire provenant de la rupture des artérioles situées dans le canal centromédullaire, ou d'une artère centromédullaire.

Le rôle de l'hématome est important car l'élément initial du processus de réparation est un processus inflammatoire (comme pour la réparation des tissus cutanés). Les cellules inflammatoires vont être apportées jusqu'au foyer fracturaire du fait de la vasodilatation et de la diapédèse locale. Les capillaires se reforment et les néovaisseaux vascularisent la zone lésée, apportent les éléments nutritifs et l'oxygène aux cellules.

Les lymphocytes vont débuter la phagocytose des débris osseux et tissulaires nécrosés. La vascularisation va permettre la prolifération des fibroblastes à l'origine de la formation du tissu de granulation. Les fibroblastes, cellules du tissu conjonctif fibreux, vont progressivement se différentier et se transformer en chondroblastes et ostéoblastes durant la phase de prolifération cellulaire suivante.

Progressivement l'hématome est ainsi remplacé par un tissu conjonctif fibreux qui stabilise partiellement les fragments osseux. L'hématome est par ailleurs riche en calcium, élément favorisant l'ossification. La mise en route de l'ostéogenèse est immédiate, c'est pourquoi il est important de préserver l'hématome périfracturaire lors du traitement.

### La formation du cal conjonctif

Du 20e jour au 30e jour, le tissu conjonctif fibreux prend forme autour du foyer de fracture sous l'action des ostéoblastes qui élaborent la matrice osseuse (tissu ostéoïde) et des chondrocytes qui élaborent le cartilage. Durant la constitution de ce tissu fibrocartilagineux, le périoste s'épaissit. Ce tissu forme une structure en forme de pont entre les fragments fracturés, qui se minéralise progressivement et se transforme en os spongieux lamellaire. C'est le cal primaire. Les ostéoblastes génèrent la minéralisation par la production d'une enzyme, la phosphatase alcaline. Durant cette étape, le cal est relativement fragile.

### La formation du cal osseux

Au cours de l'élaboration du tissu osseux, les ostéoblastes situés dans les lacunes se différentient en ostéocytes. Le tissu ostéoïde est remplacé par de l'os compact. L'os se minéralise et à partir du 30e jour, apparaît une néoformation osseuse : le cal osseux.

### Le remodelage

Au 60e jour, la consolidation est efficace, et le cal se remodèle en permanence par l'activité périostique des ostéoblastes et ostéoclastes. Ce remaniement osseux peut durer jusqu'à 12 mois. Les ostéoblastes et ostéoclastes donnent au cal osseux les propriétés et la structure du tissu osseux initial. Les ostéoblastes interviennent dans l'élaboration de l'os compact en assurant le renforcement des zones de faiblesse. Les ostéoclastes restaurent la cavité médullaire en détruisant le cal en excès au niveau de l'os compact et des couches profondes du périoste.

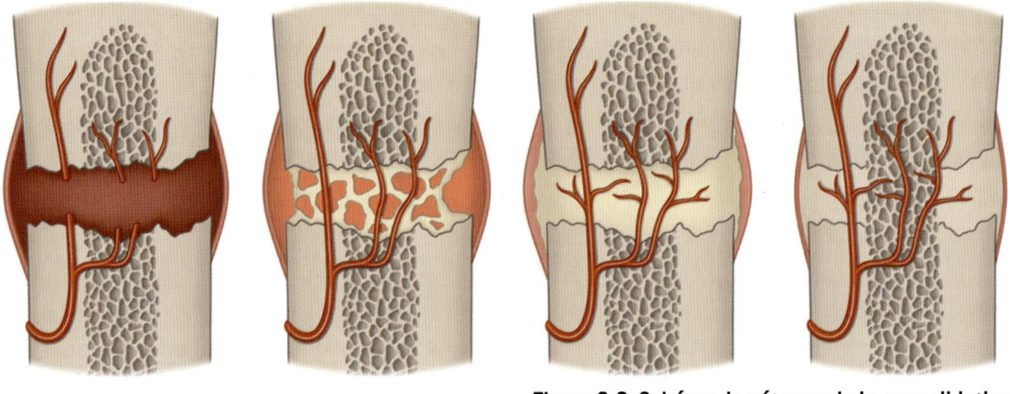

**Figure 3.6. Schéma des étapes de la consolidation**

## Les facteurs favorisant la consolidation

Le délai de consolidation d'une fracture varie en fonction de l'âge, du type d'os concerné, de la présence de facteurs perturbants (infection, perte de substance…). Il est toujours plus long pour le membre inférieur, dont la fonction est essentiellement le soutien du squelette, ce qui nécessite une solidité plus grande. Il faut compter un délai de 3 mois environ pour la consolidation d'une fracture du membre inférieur.

Les facteurs intervenant dans la consolidation osseuse sont les facteurs mécaniques, l'apport d'oxygène, la vascularisation.

### Les facteurs mécaniques

Ils concernent la mise en compression ou en traction des fragments fracturés. Cette contrainte mécanique peut être proposée par les moyens thérapeutiques (contention plâtrée, fixateurs externes, traction) et par l'appui qui va favoriser la contraction musculaire qui engendrera des contraintes mécaniques favorables.

### L'apport d'oxygène

Il garantit la vie cellulaire et favorise la différenciation des cellules en ostéoblastes ou chondroblastes. Une insuffisance en oxygène favorise la prolifération des chondroblastes, et le cal osseux met ainsi plus de temps à se former, engendrant des complications (pseudarthrose).

### La vascularisation

C'est un élément majeur puisque la vasodilatation des vaisseaux permet l'apport des cellules inflammatoires par la diapédèse au niveau du foyer de fracture, et bien sûr l'oxygénation et la nutrition des cellules impliquées dans le processus d'ostéogenèse réparatrice.

## Points clés à retenir

▶ Le processus d'ostéogenèse réparatrice est constitué de quatre périodes :
- la formation d'un hématome périfracturaire,
- la prolifération cellulaire ou la formation du cal conjonctif,
- la formation du cal osseux,
- le modelage du cal.

▶ Ce processus de réparation fait intervenir les cellules osseuses, il convient donc d'acquérir les connaissances sur l'ostéogenèse initiale pour saisir le rôle de ces cellules tout au long du processus.

▶ Durant ce processus l'os doit être mis dans sa position anatomique axiale, il faut donc lever la déformation et réduire le déplacement, maintenu dans son orientation anatomique durant tout le processus.

▶ Le délai de la consolidation est variable en fonction du contexte et de l'âge, mais il est indispensable pour son déroulement favorable qu'il y ait une oxygénation des tissus et donc une bonne vascularisation, et que puisse être exercée rapidement une contrainte mécanique.

## LES AXES THÉRAPEUTIQUES

La prise en charge thérapeutique des fractures consiste en quatre principes :

- le soulagement de la douleur,
- la réduction de la fracture, manuelle ou chirurgicale,
- la contention, orthopédique ou chirurgicale,
- la rééducation.

### Le soulagement de la douleur

La douleur est une sensation désagréable dont le soulagement permet le confort physique et psychologique de la personne, une meilleure participation aux soins et à la rééducation.

La douleur traumatique est une douleur par excès de stimulation nociceptive en lien avec une lésion tissulaire. Il existe plusieurs moyens de la soulager.

#### L'immobilisation provisoire du foyer de fracture par une attelle

Cela évite les déplacements des fragments osseux lors des examens diagnostiques à effectuer et soulage la douleur dans l'attente de la mise en œuvre du traitement orthopédique ou chirurgical.

#### Les traitements médicamenteux

Les médicaments agissant sur la douleur sont principalement les antalgiques, les anti-inflammatoires non stéroïdiens et les morphiniques. Ces différents traitements vont agir de façons différentes.

Les anti-inflammatoires non stéroïdiens (AINS) sont destinés à contrôler les effets de la réaction inflammatoire. Les plus utilisés sont principalement les dérivés propioniques (*Profénid*, *Surgam*...), dont les propriétés anti-inflammatoires sont faibles et ne perturbent donc pas la première phase du processus de réparation tissulaire, et pour lesquels les effets antalgiques sont supérieurs.

Les antalgiques sont soit uniquement sédatifs de la douleur (on les appelle aussi analgésiques), soit à la fois analgésique et antipyrétique. Le choix de l'antalgique dépend de la caractéristique de la douleur. Le paracétamol est le plus utilisé (*Doliprane*, *Dafalgan*, *Pro-Dafalgan*...).

La morphine est l'antalgique de référence, dont l'action sur le système nerveux est recherchée pour soulager les douleurs aiguës (contusion, fracture).

### La réduction de la fracture manuelle ou chirurgicale

La réduction consiste dans le rétablissement anatomique des surfaces articulaires et de l'axe osseux. Il s'agit de réduire la déformation et de présenter les fragments osseux dans leur alignement anatomique.

En fonction du nombre de traits de fracture et de la déformation imposée aux fragments osseux, la réduction peut être manuelle ou chirurgicale. Elle s'effectue sous anesthésie, et est contrôlée par une image radiologique.

Elle peut être extemporanée, c'est-à-dire réalisée en même temps que la contention (c'est souvent un temps opératoire), ou être progressive : elle consiste alors en la correction de l'alignement de façon progressive, sur plusieurs jours, par traction.

### Réduction manuelle

Le chirurgien, sous anesthésie, va replacer les fragments osseux dans leur alignement par une manipulation manuelle.

### Réduction chirurgicale

Du fait d'un nombre important de fragments, la reconstitution de l'alignement anatomique ne peut être envisageable qu'avec l'aide de matériel d'ostéosynthèse ou orthopédique. La réduction est faite au bloc opératoire, sous anesthésie générale. C'est une réduction extemporanée associée à la pose du matériel de contention.

## La contention orthopédique ou chirurgicale

La contention ou l'immobilisation est le moyen de maintenir les fragments osseux réduits dans leur rapport anatomique jusqu'à la formation du cal osseux.

Cette immobilisation est :

- soit réalisée à l'aide de moyens de contention externes : c'est le traitement orthopédique. La contention est assurée par un plâtre, un bandage, d'une attelle, une traction.
- soit interne : elle fait alors appel à un matériel d'ostéosynthèse pour réunir les fragments osseux : vis, plaques, broche, clou centromédullaire...

## La rééducation

La prise en charge d'une lésion traumatique de l'appareil locomoteur est pluridisciplinaire. Après l'étape diagnostique, la mise en place de la stratégie thérapeutique fait appel à différents spécialistes : chirurgiens, orthopédistes, médecins, rééducateurs fonctionnels. L'objectif est commun : permettre à la personne de récupérer la fonction locomotrice. Ainsi, il convient de proposer les méthodes de contention les plus appropriées à la situation afin de réduire au strict minimum la phase d'immobilisation et permettre une rééducation précoce évitant les complications telles que la fonte musculaire, les raideurs articulaires, l'impotence...

Afin d'assurer la récupération fonctionnelle du membre, la rééducation et la réadaptation par kinésithérapie sont débutées le plus tôt possible – la finalité étant que le patient retrouve son autonomie et la fonctionnalité du membre le plus rapidement possible.

## Points clés à retenir

- La prise en charge thérapeutique consiste en quatre phases successives :
  - le soulagement de la douleur,
  - la réduction de la fracture,
  - la contention,
  - la rééducation.
- Il existe plusieurs moyens de soulager la douleur, les principaux étant une immobilisation provisoire, durant la phase de diagnostic et d'exploration, associée ou non à un soulagement médicamenteux.

▶ La réduction, c'est-à-dire le positionnement des segments osseux dans leur axe anatomique, peut être manuelle ou chirurgicale. Elle est réalisée sous anesthésie.

▶ La contention est la période d'immobilisation des fragments osseux réduits. Cette contention peut être orthopédique – elle fait alors appel à des moyens externes tels que le plâtre, les attelles, etc. –, ou chirurgicale – elle est alors couplée à la réduction et utilise des moyens internes comme des plaques, vis, fixateurs, etc.

▶ La période d'immobilisation dure le temps du processus d'ostéogenèse réparatrice, mais certains facteurs peuvent prolonger cette phase. À son issue, il convient de mettre en œuvre les soins favorisant une reprise de la fonctionnalité du membre et de l'articulation immobilisés, c'est la période de rééducation. Elle débute le plus tôt possible, est assurée par un kinésithérapeute, et consiste en des exercices, l'utilisation d'un appareillage pour assurer la marche et toutes les techniques d'adaptation permettant à la personne de recouvrer son autonomie.

## LES MOYENS DE CONTENTION

### Le traitement orthopédique

Il fait appel à différents moyens : la contention plâtrée ou en résine, le bandage, la traction continue, l'orthèse.

#### La contention plâtrée ou en résine

Il s'agit de confectionner un appareillage léger, solide, simple, lisse et résistant.

L'appareillage étant circulaire, il est indispensable qu'il soit fendu longitudinalement pour éviter les compressions. Il doit obligatoirement bloquer l'articulation sus- ou sous-jacente. Lors de sa réalisation, il est moulé, lissé, modelé aux formes du membre et ne doit pas être retouché. Il peut être renforcé par une talonnette facilitant l'appui, il peut nécessiter une ouverture (fenêtre) pour visualiser certaines régions.

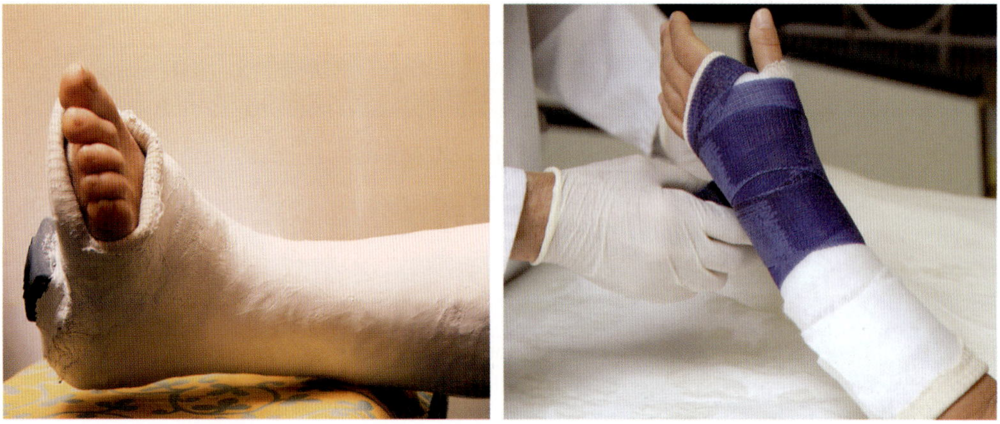

**Figure 3.7. Contentions plâtrées**

L'appareillage plâtré peut engendrer des complications qu'il convient de prévenir.

### Les complications sous plâtre

Le plâtre, lorsqu'il est indiqué dans la prise en charge thérapeutique, est posé rapidement après la réduction. L'œdème périfracturaire est encore conséquent, aussi le plâtre peut-il comprimer cet œdème et avoir un effet « garrot » sur le muscle, provoquant des compressions vasculaires et nerveuses.

**Le syndrome de Volkmann.** Cette compression est responsable de l'ischémie du muscle. Elle survient le plus souvent au niveau du membre supérieur lors d'une fracture du poignet par exemple. Le muscle ischémique entraîne la rétraction des tendons fléchisseurs des doigts, la main se rétracte et prend la forme d'une « griffe », irréversiblement. C'est le syndrome de Volkmann.

Il se caractérise par une sensation douloureuse, des fourmillements au niveau des doigts, une cyanose et un refroidissement des extrémités, la disparition du pouls.

C'est une urgence et la complication la plus redoutable de toute immobilisation plâtrée. Elle peut s'installer dans les heures qui suivent la pose du plâtre ou dans les 10 jours suivants. Elle est fréquente chez l'enfant et lors d'un traumatisme du coude. L'ablation du plâtre s'impose pour lever la compression au plus vite mais parfois il est nécessaire d'avoir recours à un geste chirurgical pour libérer l'artère comprimée et réaliser une aponévrotomie.

**Compression nerveuse.** L'appareillage peut entraîner une distension du nerf en présence d'une traction-suspension ou une compression lorsque le plâtre appuie sur le nerf. Cette complication survient principalement au niveau du nerf cubital ou radial pour le membre supérieur, au niveau du nerf sciatique poplité pour le membre inférieur.

**Complications cutanées.** Ces complications sont fréquentes avec des plâtres circulaires. Elles sont provoquées par des irritations localisées qui peuvent provoquer des douleurs et parfois un fébricule. L'évolution de la lésion cutanée est variable, de la rougeur à l'escarre, en passant par la formation de phlyctènes douloureuses. Les signes d'alerte sont donnés par le patient qui signale une douleur, des démangeaisons, une mauvaise odeur. Le plâtre peut être taché.

**Le déplacement sous plâtre.** Lorsque l'œdème se résorbe, le plâtre peut devenir trop large et ne plus assurer son rôle de contention, nuisant ainsi au maintien des fragments osseux dans leur axe anatomique et donc à leur consolidation fonctionnelle et esthétique. D'autres raisons peuvent être à l'origine d'un déplacement secondaire sous plâtre : l'amyotrophie, en raison de l'absence de contractions musculaires, la fragilisation du plâtre (trop fin, délabré, il n'est plus assez solide). La personne ressent alors une sensation de flottement du membre dans le plâtre, qui est trop large.

Il est donc nécessaire d'effectuer des contrôles radiographiques réguliers durant la période d'immobilisation, notamment dans les premières 48 h pour surveiller l'évolution de l'œdème périfracturaire.

**La raideur articulaire.** Elle est liée à l'immobilisation de l'articulation sus- ou sous-jacente à la zone fracturée. Pour la prévenir il est recommandé de faire pratiquer par le kinésithérapeute des contractions isométriques (contractions sans raccourcissement du muscle).

**L'algodystrophie.** Il s'agit d'une sorte d'ostéoporose localisée au niveau de la zone épiphyso-métaphysaire engendrant des réactions régionales telles que des douleurs, une modification de la peau qui devient violacée, luisante et distendue. La contraction sous plâtre est un moyen de la prévenir.

### La traction ou l'extension

#### L'extension transosseuse

Elle consiste à exercer une traction sur l'un des fragments de l'os fracturé, une traction en sens opposé étant exercée par le poids du corps. L'action de ces deux forces opposées maintient les fragments osseux alignés. Ce système nécessite la pose d'une broche (ou d'un clou) à travers l'os sur laquelle sera fixé un étrier qui supportera le poids des tractions imposées.

#### L'extension collée

Il s'agit du même système, mais les poids seront fixés sur des bandes adhésives appliquées en forme de U de part et d'autre du membre. La traction collée supporte un maximum de 4 à 5 kg.

Un système d'attelles, de poulies et de cadres de lit soutient les poids en suspension pour qu'ils exercent la force de traction voulue. C'est le chirurgien qui fixe le poids.

#### Les complications

La complication principale est le risque infectieux par contamination osseuse au niveau de la broche. Les signes d'appel d'une infection sont la fièvre, la douleur à la mobilisation du membre, la possibilité de la rotation de la broche, la sensation de brûlure.

L'évolution à redouter est l'ostéite que nous aborderons dans la section sur les complications.

### Les orthèses

Par opposition à la prothèse qui remplace un élément déficitaire, l'orthèse est un appareillage mécanique qui vise à compenser une fonction absente, à appliquer une force compensatrice pour corriger un mouvement, une posture, pour stabiliser un segment corporel.

Les attelles sont des moyens de contention non circulaire (contrairement au plâtre) qui servent à immobiliser un membre pour le maintenir dans une position corrigée, pour limiter les axes de l'articulation et empêcher la mobilité anormale…

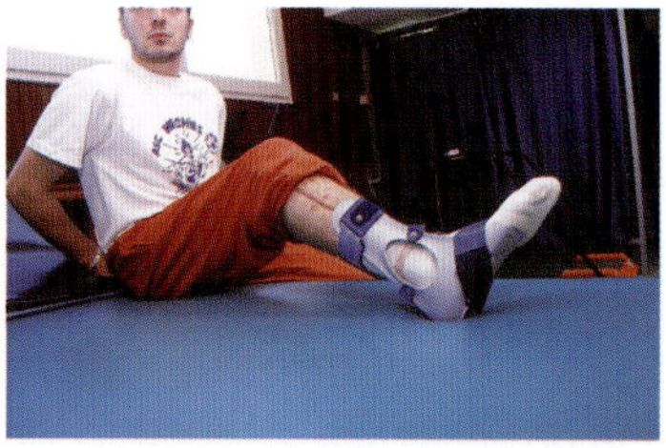

**Figure 3.8. Exemple d'orthèse**

## Le traitement chirurgical

Il s'agit de la réunion (ou synthèse) de deux ou de plusieurs fragments osseux par différents moyens internes : fils d'acier, broches, haubanage, vis, plaques vissées, enclouage centromédullaire, fixateurs externes.

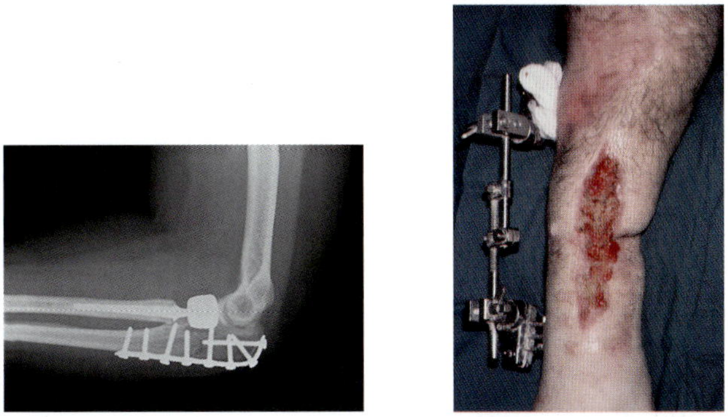

**Figure 3.9. Exemples de procédés de synthèse chirurgicale d'une fracture.**
**a : plaque et vis. b : fixateur externe.**

## Points clés à retenir

▶ Les moyens de contention assurent la stabilité des fragments osseux fracturés après réduction afin de permettre au cal de se former harmonieusement et de combler la perte de matière osseuse due à la fracture.

▶ Elle est soit orthopédique, soit chirurgicale.

▶ Les moyens orthopédiques sont les plâtres. D'apparence anodine, les appareillages plâtrés peuvent provoquer des complications dont l'étiologie principale est la compression de l'œdème fracturaire, responsable du syndrome de Volkmann.

▶ Les moyens chirurgicaux sont très variés, et les complications redoutées sont l'ostéite et l'infection du foyer de fracture (surtout dans les fractures ouvertes), qui vont perturber le processus de réparation.

# LES COMPLICATIONS

## Les complications thrombo-emboliques

La thrombose veineuse désigne l'obstruction d'une veine, le plus souvent du membre inférieur, par un caillot ou thrombus. On parle de maladie thromboembolique. Lorsque la thrombose est localisée au niveau d'une veine du membre inférieur, il s'agit d'une phlébite. La complication redoutée est la migration de ce thrombus vers l'artère pulmonaire, provoquant l'embolie pulmonaire.

### Étiologie

La chirurgie orthopédique et la traumatologie sont des contextes hautement emboligènes pour plusieurs raisons.

■ La chirurgie orthopédique ne peut se réaliser sans toucher des territoires très vascularisés et provoquer des décollements iatrogènes des réseaux veineux, ce qui diminue le retour veineux de façon momentanée et augmente la stagnation veineuse à l'origine de la thrombose.

■ L'accident traumatique et la chirurgie orthopédique imposent souvent un décubitus prolongé ou une immobilisation d'un segment de membre, ce qui favorise la stase veineuse.

■ L'incidence est élevée dès que la chirurgie concerne la hanche et le genou, les fractures du membre inférieur. La phlébite peut être étendue à toute la jambe ou concerner les veines de la région pelvienne (thrombose pelvienne).

■ La thrombose veineuse ne concerne pas l'enfant, elle frappe les sujets à partir de 40 ans et surtout ceux entre 60 et 70 ans. Elle est d'autant plus à redouter que les patients présentent des facteurs de risque tels que des pathologies cardio-vasculaires, des antécédents de varices, une obésité, un traitement par œstrogènes...

### Anatomopathologie de la phlébite

La formation des caillots commence habituellement dans le réseau veineux musculaire du mollet et évolue segment par segment jusqu'à une obstruction totale de la voie veineuse principale.

Tout d'abord, le caillot constitué est très obstructif et reste mobile, il est porté par le flux sanguin. À ce stade le risque de migration vers l'artère pulmonaire est majeur. Un fragment du caillot se détache, emporté par le courant sanguin, et vient obturer le tronc ou une branche de l'artère pulmonaire. C'est l'embolie pulmonaire. Lorsque l'obstruction est totale, l'embolie est massive et peut entraîner la mort brutale du sujet.

Puis le caillot se rétracte et adhère à la paroi de la veine, provoquant une réaction inflammatoire dont la symptomatologie est caractéristique de la phlébite.

### Symptomatologie de la phlébite

■ **Le signe de la pancarte** désigne une ascension thermique progressive mais minime (fébricule) avec une élévation du pouls (sans cohérence avec la fébricule), en suite opératoire, sans explication ou signes d'appel infectieux, doit faire craindre une complication veineuse. On parle d'une dissociation du pouls et de la température. L'analyse quotidienne de la courbe de température et du pouls est essentielle en termes de dépistage.

■ **La symptomatologie locale comporte :**

- une douleur spontanée du mollet à type de crampe, pesanteur, perturbation de la température locale (chaud/froid),
- une douleur à la palpation du mollet,
- une douleur à la dorsiflexion du pied : le patient ne peut pas redresser son pied, le mouvement est limité par la douleur provoquée au niveau du mollet, c'est le signe de Homans,
- la perte du ballottement naturel du mollet,
- un œdème dur,
- une circulation collatérale discrète, c'est-à-dire la dilatation des veines superficielles, majorée lorsque le patient a les jambes pendantes.

### Prévention thérapeutique

■ Injection d'héparine de bas poids moléculaire.

■ Mobilisation précoce.

■ Lutte contre la stase veineuse par le port de bas de contention (membre surélevé et si possibilité exercices musculaires du mollet...).

## Les complications infectieuses

Elles découlent de la contamination du tissu osseux par un agent pathogène, principalement le staphylocoque doré et l'*Escherichia coli*.

### Étiologies

L'introduction de l'agent pathogène s'effectue par deux voies principales :

- voie directe : la contamination a lieu à partir d'une plaie ouverte : fracture ouverte, chirurgie osseuse,
- voie sanguine : la contamination provient de l'existence d'un foyer septique dans l'organisme (rhinopharyngé, pyélonéphrite).

### Anatomopathologie

Le tissu osseux est mal irrigué et donc ne dispose pas de moyens suffisants pour combattre une infection. En effet, la concentration des leucocytes dans le tissu osseux est faible et l'inoculation des germes peut aboutir à deux tableaux cliniques :

- **l'ostéite** est une infection osseuse qui touche la corticale de l'os,
- **l'ostéomyélite** est une infection osseuse touchant la corticale, le périoste et la moelle osseuse.

### Symptomatologie

- **Symptomatologie générale :** début brutal avec fièvre à 39-40 °C associée à des frissons et des douleurs osseuses, présence d'adénopathie inguinale.
- **Symptomatologie locale :** infection du foyer de fracture avec suppuration de la plaie et présence des signes locaux de l'inflammation (chaleur, œdème, rougeur, douleur), augmentation du volume du membre.
- **Symptomatologie biologique :** la numération-formule sanguine révèle une hyperleucocytose avec polynucléose. La vitesse de sédimentation et la protéine C-réactive révèlent une augmentation des indicateurs de l'inflammation.
- **Symptomatologie bactériologique :** l'écouvillonnage local et/ou les hémocultures montrent la présence de germes pathogènes (staphylocoque).

### Prévention thérapeutique

L'infection du foyer de fracture nécessite la mise en place d'une antibiothérapie adaptée, et parfois il y a besoin d'une reprise chirurgicale, de l'ablation du matériel d'ostéosynthèse. Les conséquences peuvent être fonctionnelles, l'infection entraîne un retard de consolidation ou une absence de consolidation, la pseudarthrose.

Les moyens de prévention reposent sur des mesures d'hygiène et une prophylaxie antibiotique avant, pendant et 6 h à 24 h après la chirurgie :

- hygiène cutanée de la peau du patient avant intervention et tout au long de la cicatrisation,
- hygiène des soignants : lavage des mains antiseptiques lors des soins de plaies,
- asepsie des soins,
- antibioprophylaxie.

## Les complications mécaniques

### Retard de consolidation

C'est l'allongement du délai de consolidation d'une fracture. Sans qu'il existe un délai standard, il est classique de présumer qu'une fracture consolide en 6 semaines. Ce délai moyen est fonction de l'âge, de la typologie de la fracture, de l'importance du déplacement et des complications associées.

### Pseudarthrose

C'est l'absence de consolidation ou l'impossibilité d'obtenir un cal unissant les fragments fracturés. Il existe une persistance de la mobilité du foyer de fracture anormale. À la radiographie, aucune ébauche de cal n'est visible.

### Cal vicieux

C'est la formation d'un cal osseux entre les fragments qui ne respecte pas l'axe anatomique. On distingue différents cals vicieux.

- Cal vicieux en rotation : les fragments osseux ne sont pas bien orientés entre leurs parties proximale et distale, entraînant un « pied en canard »,
- Cal vicieux en translation-chevauchement : le déplacement n'a pas été corrigé totalement, provoquant un raccourcissement du membre et donc un déséquilibre postural.
- Cal vicieux angulaire : maintien d'un angle et absence d'alignement des fragments. Les plus fréquents sont les valgus, varus, récurvatum (hyperextension) et flessum (perte de l'extension).

### Déplacement secondaire

Il s'agit de la perte de l'alignement anatomique obtenu après la réduction. Cette perturbation dans le processus d'ostéogenèse peut engendrer au mieux un retard de consolidation, mais peut aussi aboutir à la formation d'un cal vicieux ou à l'impossibilité de formation du cal (pseudarthrose).

Il peut être dû à la fonte de l'œdème périfracturaire, à l'ablation du matériel d'ostéosynthèse du fait d'une infection, à la luxation d'une prothèse.

## Les complications du décubitus prolongé

L'altération du squelette et le moyen de traitement de la fracture réduisent considérablement la mobilité, et le patient subit des situations de décubitus prolongé qui engendrent des perturbations spécifiques induites par la perte de l'orthostatisme, le stress lié aux contraintes de la perte de l'autonomie physique. Du fait du décubitus, les structures osseuses et articulomusculaires sont peu, voire pas sollicitées, les systèmes cardio-vasculaire et respiratoire se modifient pour s'adapter à la situation, enfin l'immobilité est source de complications digestives et urinaires. La personne immobilisée est plus vulnérable aux complications physiologiques et psychocognitives de l'immobilité.

### Complications cutanées

Les complications cutanées sont dominées par l'escarre. Il s'agit d'une complication particulièrement grave, car elle aggrave la situation, entraîne des soins longs et douloureux, et prolonge la durée d'hospitalisation.

Les mesures de prévention reposent sur la levée des pressions locales. Se référer au chapitre 2 concernant les lésions cutanées.

### Complications cardio-vasculaires

Du fait du décubitus, les volumes sanguins se répartissent différemment, le tonus vasculaire est affaibli, ce qui favorise l'apparition de thromboses veineuses. Les modifications du volume sanguin sont responsables d'une diminution des capacités d'endurance, d'hypotension orthostatique.

Les mesures de prévention sont les suivantes :

- port de bas de contention,
- verticalisation précoce et progressive,
- contractions musculaires des membres inférieurs, si possible,
- traitement antithrombotique.

### Complications infectieuses broncho-pulmonaires

Le décubitus perturbe les phénomènes sécrétoires pulmonaires et modifie les mouvements diaphragmatiques. Ces évènements sont responsables d'un syndrome restrictif favorisant la stase bronchique et l'apparition d'infections pulmonaires (pneumopathies).

Les mesures de prévention cherchent à lutter contre la stase bronchique et l'hypoventilation. Il s'agit principalement de mesures de kinésithérapie :

- expiration lente et prolongée,
- toux contrôlée,
- postures spécifiques,
- hydratation hydrique,
- aérosolthérapie/fluidifiant bronchique.

### Complication de l'appareil locomoteur

L'orthostatisme perturbe l'équilibre entre la résorption et la formation osseuse, ce qui engendre une perte osseuse et aggrave un déficit calcique. Au niveau articulaire, des raideurs et des rétractions ligamentaires apparaissent. L'immobilisation altère les propriétés du muscle, ce qui est source de fonte musculaire, de perte de la force de contraction, de diminution des capacités d'endurance à l'effort et l'apparition de rétractions musculaires.

Les mesures de prévention s'appuient sur :

- le travail musculaire, la mobilisation des articulations, le renforcement musculaire (séances de kinésithérapie),
- la verticalisation précoce,
- le maintien d'un positionnement anatomique des articulations.

### Complications urinaires

La perte de mobilité nécessite que la personne modifie ses habitudes d'élimination. Elle devra recourir à l'utilisation d'un bassin, ou urinal, ou faire de nombreux efforts pour atteindre les toilettes. Les complications sont principalement la stase urinaire, c'est-à-dire la persistance d'un résidu postmictionnel dû à des mictions incomplètes consécutives à l'élimination en position allongée ou à des troubles neurologiques. Ces phénomènes sont à l'origine d'infections urinaires voire d'incontinences.

Les mesures de prévention reposent sur l'entretien d'une diurèse d'au moins 1,5 l/24 h.

- hydratation régulière,
- évacuation des résidus postmictionnels.

### Complications intestinales

La perte de la mobilité, les contraintes de l'hospitalisation modifient les habitudes alimentaires et d'élimination de la personne qui a un transit irrégulier. La constipation qui en découle se manifeste par un ballonnement, la rareté des selles, l'émission de selles dures et sèches, la difficulté à éliminer. Le décubitus favorise l'apparition d'un reflux gastrœsophagien et, selon l'âge du sujet (la personne âgée), des fausses routes par retard de déclenchement du réflexe de déglutition.

La prévention consiste en :

- position demi-assise après les repas,
- adaptation diététique (solide/hydrique/fibre),
- verticalisation,
- hydratation 1,5 l/24 h,
- prévention par laxatif osmotique.

### Perturbation du concept de soi

La personne a une perception négative de sa situation, se sent désarmée face à sa situation et entrevoit difficilement une issue. Les relations sociales, professionnelles et familiales sont perturbées provoquant parfois des pertes de repères et des difficultés à s'adapter à son état, à supporter l'hospitalisation ou à surmonter son invalidité temporaire ou définitive. Les réactions d'angoisse sont les plus fréquentes, elles se manifestent par des insomnies, des plaintes somatiques, des réactions dépressives.

Chez la personne âgée, le décubitus peut être source de confusion mentale, d'hallucination, de régression psychologique.

Les mesures de prévention reposent sur un accompagnement relationnel de la personne et de son entourage.

## Points clés à retenir

▶ D'autres complications existent que celles liées aux traitements des fractures. Certaines sont liées à :

– l'immobilisation induite par le traitement : les complications du décubitus,

– la chirurgie orthopédique : le risque thromboembolique, l'infection,

– le type de la fracture : infection, lésions organiques, polytraumatisme...

– la perturbation du processus de réparation : retard de consolidation, pseudarthrose, cal vicieux,

– le traitement orthopédique : déplacement secondaire, cal vicieux...

# TOPOGRAPHIE DES FRACTURES DES MEMBRES

## Les fractures du membre supérieur

La sémiologie des fractures revêt des caractéristiques fonction de sa topographie, mais la triade de signes cliniques demeure la même :

- impotence fonctionnelle absolue,
- attitude typique du traumatisé du membre supérieur,
- douleur vive localisée.

### Traumatisme de l'épaule (tableau 3.I)

L'épaule est une région exposée aux traumatismes directs (coup, choc) ou indirects (chutes).

Les lésions les plus fréquentes sont la fracture de la clavicule et la luxation de l'épaule (traitée dans le chapitre 4, consacré aux lésions ostéoarticulaires).

Le complexe articulaire de l'épaule comporte trois articulations principales (voir volume 1) :

- l'articulation gléno-humérale,
- l'articulation acromioclaviculaire,
- l'articulation sternoclaviculaire.

Au niveau de ces articulations, il existe des renforts ligamentaires importants pour assurer leur stabilité.

Les particularités anatomiques du complexe de l'épaule en font un site de prédilection des pathologies traumatiques à la fois au niveau des articulations (luxation), des éléments osseux (fractures), ainsi que des structures tendineuses (tendinites, ruptures, contusions de la coiffe des rotateurs).

| Signes cliniques spécifiques selon la fracture | Prise en charge thérapeutique |
|---|---|
| Saillie du fragment osseux avec risque de fracture ouverte de dedans en dehors<br>Moignon de l'épaule abaissé | • Traitement orthopédique par contention avec des anneaux claviculaires<br>• Traitement chirurgical par réduction-ostéosynthèse (plaque, fixateur, haubanage)<br>• Traitement antalgique<br>• Rééducation |

**Tableau 3.I. Fracture de la clavicule : signes et prise en charge**

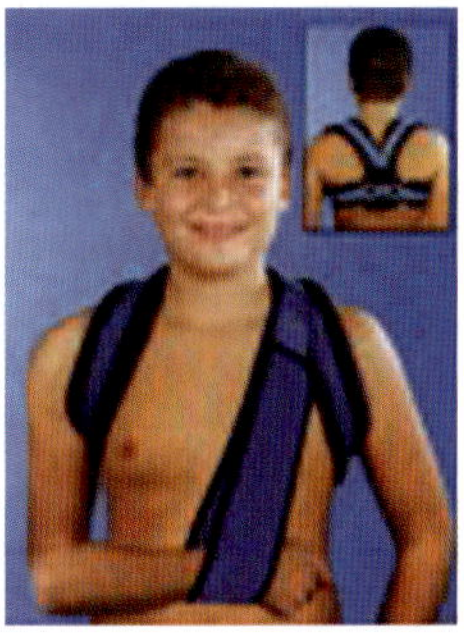

**Figure 3.10. Orthèse en cas de fracture de la clavicule**

### Traumatisme du bras (tableau 3.II)

Le trait de fracture peut siéger au niveau de la diaphyse ou de la tête humérale, du coude, du poignet.

Quel que soit le siège de la fracture, le patient présente :

- une impotence fonctionnelle absolue,
- une attitude typique du traumatisé du membre supérieur,
- une déformation et un raccourcissement du membre.

| Signes cliniques spécifiques selon la fracture | Prise en charge thérapeutique |
|---|---|
| Complication immédiate à redouter : la paralysie par atteinte du nerf radial : anesthésie dorsale de la main et main tombante | Si la fracture n'est pas déplacée :<br>• traitement orthopédique par immobilisation du bras, coude plié contre le corps par contention plâtrée (plâtre pendant, plâtre thoracobrachial) ou orthèse<br>• traitement chirurgical ostéosynthèse (enclouage/plaque vissée) et immobilisation à l'aide d'une contention souple de type Dujarrier<br>• traitement antalgique<br>• rééducation<br>Si fracture articulaire :<br>• traitement chirurgical avec parfois recours à la pose d'une prothèse : arthroplastie<br>• traitement antalgique<br>• rééducation |

**Tableau 3.II. Fracture de la diaphyse humérale : signes et prise en charge**

### Traumatisme du coude (tableau 3.III)

La fracture peut siéger au niveau de l'extrémité inférieure de l'humérus, c'est souvent la fracture de l'enfant, au niveau de l'olécrane ou encore au niveau de l'épiphyse radiale.

Quelle que soit sa localisation, la complication la plus redoutée est le syndrome de Volkmann.

| Signes cliniques spécifiques selon la fracture | Prise en charge thérapeutique |
|---|---|
| • Déformation du coude<br>• Œdème important | • Traitement orthopédique ou chirurgical si la fracture est déplacée<br>• Le traitement de la fracture de l'olécrane impose une ostéosynthèse |

**Tableau 3.III. Fracture siégeant au coude : signes et prise en charge**

### La fracture du poignet dite fracture de Pouteau-Colles (tableau 3.IV)

Elle concerne l'extrémité inférieure du radius et c'est la plus fréquente des fractures.

| Signes cliniques spécifiques selon la fracture | Prise en charge thérapeutique |
|---|---|
| • Déformation en dos de fourchette si déplacement<br>• Risque de lésions nerveuses par compression du nerf médian, c'est le syndrome du canal carpien | Si la fracture n'est pas déplacée et la réduction manuelle possible :<br>• traitement orthopédique par immobilisation avec un plâtre brachi-antébrachio-palmaire durant 6 semaines. Le risque est le syndrome de Volkmann précoce car l'œdème persiste dans les premiers jours de la fracture. Le plâtre circulaire doit être fendu<br>• suivi radiologique pour dépister un déplacement sous plâtre lors de la fonte de l'œdème<br>• traitement antalgique<br>• rééducation si besoin<br>Si fracture déplacée :<br>• traitement chirurgical par ostéosynthèse : plaque vissée, fixateurs |

**Tableau 3.IV. Fracture de Pouteau-Colles : signes et prise en charge**

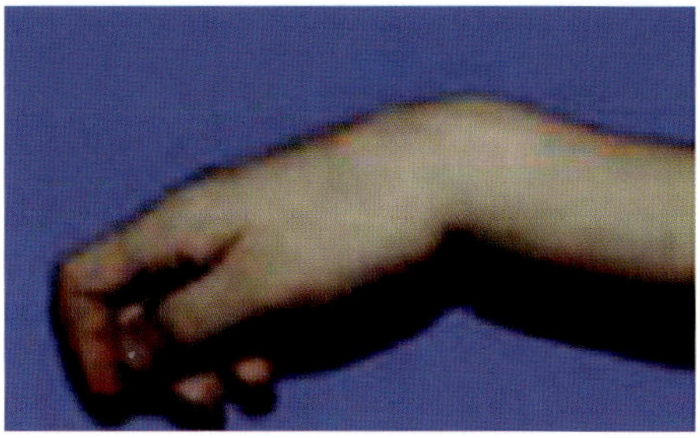

Figure 3.11. Fracture de Pouteau-Colles.

## Les fractures du membre inférieur

### La fracture du col du fémur (tableau 3.V)

Véritable problème de santé publique, car leur incidence ne cesse de croître, les fractures de l'extrémité supérieure du fémur sont lourdes de conséquences.

Dans la forme typique il s'agit d'une fracture du sujet âgé, de sexe féminin, survenant au décours d'une chute de sa hauteur. La population féminine est plus souvent atteinte car la principale cause de ces fractures est l'ostéoporose, plus fréquente en post-ménopausique. Elles mettent en jeu le pronostic vital chez la personne âgée car elles exposent le sujet aux risques opératoires et aux complications du décubitus.

Chez le sujet jeune, il s'agit d'un accident violent à haute énergie, souvent dans le cadre d'un polytraumatisme. Ces fractures menacent le pronostic fonctionnel chez le sujet jeune.

Il y a deux types de fracture du col fémoral en fonction de sa localisation par rapport à l'artère qui vascularise la zone : la fracture cervicale vraie, classiquement appelée la fracture du col du fémur, et la fracture pertrochantérienne.

- La *fracture cervicale vraie* concerne le col du fémur. C'est cette partie anatomique qui vascularise l'os. Sa lésion engendre un risque élevé de nécrose de la tête fémorale qui n'est plus vascularisée du fait de l'interruption de la continuité osseuse. Elle se complique souvent d'une nécrose de la tête fémorale.
- La *fracture du massif du trochanter* (*fracture pertrochantérienne*) : la vascularisation de la tête fémorale étant assurée, la fracture est d'évolution favorable.

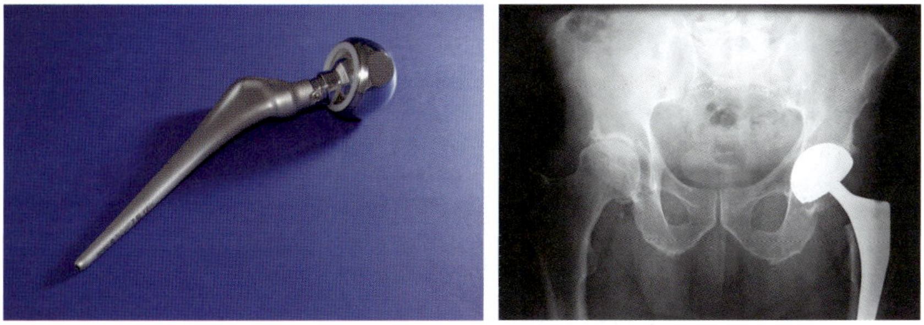

Figure 3.12. Fracture du col du fémur. a : prothèse de Moore. b : aspect radiologique de la prothèse totale de hanche.

| Signes cliniques spécifiques selon la fracture | Prise en charge thérapeutique |
|---|---|
| • Douleur au niveau de la hanche<br>• Impotence fonctionnelle totale<br>• Hématome local<br>Si déplacement :<br>• déformation du membre en rotation externe et avec raccourcissement | Le traitement est chirurgical. Il consiste en :<br>• une arthroplastie, c'est-à-dire la pose d'une prothèse pour remplacer la tête fémorale. La pose d'une prothèse implique l'information et l'éducation du patient à la prévention de la luxation de la prothèse en évitant les postures et les mouvements luxants<br>ou :<br>• réduction et ostéosynthèse par vis/plaque ou enclouage permettant de conserver la tête fémorale, cela concerne notamment les fractures pertrochantériennes<br>• rééducation précoce, premier lever à J1 avec appui complet, sauf contre-indication<br>• traitement antalgique<br>• traitement prophylactique : antibiotiques sur 24 h du fait de l'ampleur du geste chirurgical<br>• traitement préventif du risque thromboembolique par injection d'HBPM<br>• comme il touche la personne âgée, prévenir la déshydratation, assurer l'hygiène alimentaire, prévenir l'anémie et le syndrome de décubitus |

HBPM : héparine de bas poids moléculaire

**Tableau 3.V. Fracture du col du fémur : signes et prise en charge**

### La fracture de la diaphyse fémorale (tableau 3.VI)

Elle se rencontre dans un contexte violent, souvent accident de la voie publique.

L'importance du choc et la présence d'un hématome de volume important dans le muscle font redouter un état de choc (par hypovolémie et donc défaillance circulatoire).

Il est fréquent que la fracture soit déplacée et ouverte.

| Signes cliniques spécifiques selon la fracture | Prise en charge thérapeutique |
|---|---|
| • Douleur majeure et impotence fonctionnelle totale<br>• Déformation de la cuisse<br>• Hématome local important<br>• Probables complications à rechercher :<br>– état de choc : il est provoqué par les importantes pertes sanguines issues de la rupture de l'os et de l'ouverture du canal médullaire<br>– embolie graisseuse : il s'agit de la migration d'emboles de graisse provenant de la moelle du canal médullaire, dans la circulation sanguine, pouvant entraîner des troubles de la coagulation et une insuffisance respiratoire aiguë. La prise en charge est assurée en réanimation<br>– complications cutanées et vasculo-nerveuses | • Le traitement est toujours une urgence<br>• Il s'agit de gérer rapidement l'état de choc par la mise en place d'une voie d'abord avec perfusion de solutés de remplissage<br>• Prise en charge de la douleur : immobilisation provisoire du foyer de fracture avec attelle et traction immédiate<br>• Administration de traitement médicamenteux (morphine) et possibilité d'utiliser le gaz MEOPA* pour assurer les interventions immédiates de façon plus confortable pour le patient<br>• Le traitement est chirurgical :<br>– la réduction est assurée par enclouage avec clou centro-médullaire. Si le foyer de fracture est ouvert, la réduction et l'immobilisation sont assurées par fixateurs externes<br>• Vérification de la couverture antitétanique et si besoin, vaccination/sérothérapie<br>• Prévention du risque thromboembolique par l'injection préventive d'HBPM jusqu'à la reprise totale de la mobilisation<br>• Rééducation au plus tôt |

* Gaz MEOPA : mélange équimoléculaire oxygène-protoxyde d'azote

**Tableau 3.VI. Fracture de la diaphyse fémorale : signes et prise en charge**

## Fracture de la jambe (tableau 3.VII)

La fracture se situe le plus fréquemment au niveau de la diaphyse du tibia et du péroné.

La couverture cutanée à ce niveau est très mince, et souvent la fracture provoque des déchirements cutanés, le foyer de fracture est alors ouvert. Les délabrements des parties molles peuvent être conséquents et susceptibles d'engendrer des troubles vasculo-nerveux et une infection.

| Signes cliniques spécifiques selon la fracture | Prise en charge thérapeutique |
|---|---|
| • Déformation du membre en rotation externe<br>• Œdème et risque de syndrome des loges<br>• Lésions cutanées fréquentes (dégantage) | • Le traitement est chirurgical<br>– si fracture fermée : réduction par matériel d'ostéosynthèse : enclouage centromédullaire<br>– si fracture ouverte : réduction avec matériel d'ostéosynthèse : fixateur externe et soins cutanés (greffe de lambeau)<br>• Prise en charge de la douleur : immobilisation provisoire du foyer de fracture avec attelle<br>• Vérification de la couverture antitétanique et si besoin, vaccination/sérothérapie<br>• Prévention du risque thromboembolique par l'injection préventive d'HBPM jusqu'à la reprise totale de la mobilisation<br>• Rééducation au plus tôt |

**Tableau 3.VII. Fracture de la jambe : signes et prise en charge**

### Fracture bimalléolaire de la cheville ou fracture de Dupuytren (tableau 3.VIII)

Fracture qui se situe au niveau de la malléole interne du tibia et de la malléole externe du péroné.

Le relief osseux des malléoles fragilise le revêtement cutané, qui, dès lors qu'il est traumatisé, se déchire et transforme la fracture en fracture ouverte.

Le risque d'infection de l'articulation de la cheville est important.

| Signes cliniques spécifiques selon la fracture | Prise en charge thérapeutique |
|---|---|
| • Déformation, si la fracture est déplacée, du pied en coup de hache<br>• Lésions cutanées : phlyctènes, ecchymoses | Si fracture non déplacée :<br>• réduction manuelle et plâtre cruropédieux pendant 6 semaines (le genou et la cheville sont immobilisés pour éviter les rotations), puis relais avec une botte plâtrée pendant 4 semaines<br>• absence d'appui pendant 10 à 12 semaines<br>• traitement antalgique<br>• prévention du risque thromboembolique avec HBPM et relais avec AVK jusqu'à reprise de la marche<br>Si fracture déplacée :<br>• traitement chirurgical avec matériel d'ostéosynthèse : vis et/ou plaque et relais avec botte plâtrée pour 6 semaines<br>• traitement des lésions cutanées<br>• traitement antalgique<br>• prévention du risque thromboembolique avec HBPM et relais avec AVK jusqu'à reprise de la marche<br>• rééducation active jusqu'à reprise de la fonctionnalité de la cheville. Il est important de mettre en œuvre une rééducation active du fait du risque d'arthrose de l'articulation et de l'impotence fonctionnelle qui s'en suit |

AVK : antivitamine K

**Tableau 3.VIII. Fracture de Dupuytren : signes et prise en charge**

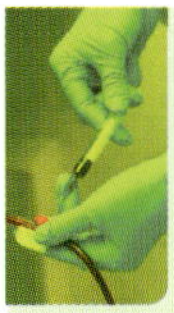

## La prise en charge aux urgences

La prise en charge de la personne présentant un traumatisme du squelette a pour objectifs de :

- repérer rapidement les signes de gravité,
- prioriser les soins,
- soulager la douleur par une immobilisation provisoire et l'administration d'antalgiques selon la prescription et/ou le protocole,
- assurer les gestes d'urgence s'ils s'imposent,
- contribuer à informer le patient et/ou son entourage sur les actions mises en œuvre,
- apporter de l'information sur les thérapeutiques proposées.

| Objectifs poursuivis | Actions de soins à mettre en œuvre | Résultats |
|---|---|---|
| Accueillir le patient | • Installer le patient, le couvrir d'un drap ou couverture de survie<br>• Immobiliser provisoirement la zone traumatisée pour limiter les mouvements et soulager la douleur<br>• Dévêtir le patient pour dégager la zone fracturée (ou découper le vêtement)<br>• Laisser le patient à jeun et se renseigner sur l'heure de son dernier repas ou des ingestions éventuelles (si nécessité d'une prise en charge chirurgicale) | • Installation confortable<br>• Respect de la pudeur et de la confidentialité |
| Évaluer la situation traumatique | • Réaliser l'examen clinique à la recherche des signes de traumatisme osseux<br>• Recueillir les informations précisant les circonstances de survenue du traumatisme, le mécanisme, les éléments apportant des connaissances sur le terrain du patient (antécédents, traitement en cours, allergie…)<br>• Rechercher des éléments en faveur d'une réaction psychologique de choc<br>• Préparer le patient pour les explorations complémentaires radiographiques | • Examen clinique effectué<br>• Analyse des résultats effective, priorisation des soins |

## 3 Les traumatismes de l'appareil locomoteur : les fractures

| Objectifs poursuivis | Actions de soins à mettre en œuvre | Résultats |
|---|---|---|
| Repérer les signes de gravité | • Procéder à l'examen de l'état général du patient, rechercher les signes d'état de choc (pâleur, perturbation hémodynamique)<br>• Mesurer les paramètres vitaux : pouls, TA, coloration, pouls distaux<br>• Rechercher les éléments de gravité : contrôler la sensibilité, la mobilité et la chaleur des extrémités<br>• Assurer les gestes de premières urgences si besoin<br>• Poser une voie d'abord veineuse et prélever le bilan préopératoire selon la prescription<br>• Vérifier le statut vaccinal de la personne | • Mesure des paramètres vitaux et analyse des résultats effective<br>et/ou<br>• Complications dépistées<br>• Priorisation des soins<br>• Soins d'urgence assurés<br>• Transfert du patient en service de réanimation assuré |
| Prendre en charge la douleur | • Évaluer la douleur (quantitative et qualitative)<br>• Immobiliser le membre avec l'aide du médecin<br>• Administrer les antalgiques prescrits<br>• Mesurer l'efficacité du traitement<br>• Procéder au déshabillage ou découpage des vêtements avec l'assistance d'un aide-soignant pour éviter les mobilisations des fragments osseux<br>• Retirer les objets pouvant avoir un effet garrot (bagues, bracelet, ceinture...) | • Soulagement de la douleur |
| Prendre en charge la fracture ouverte en priorité | • Procéder au nettoyage antiseptique de la plaie et à l'exérèse des souillures (après vérification de l'efficacité de l'analgésie)<br>• Relever les caractéristiques de la plaie<br>• Préparer la personne pour un transfert éventuel au bloc opératoire<br>• Protéger la plaie avec un linge stérile ou, si possible, un pansement de recouvrement stérile<br>• Poser une voie veineuse périphérique sur le membre opposé<br>• Débuter une antibiothérapie de prophylaxie<br>• Vérifier la couverture antitétanique du patient<br>• Assurer la traçabilité des informations recueillies | • Patient préparé<br>• Prévention du risque infectieux<br>• Traitement de la fracture débuté |

| Objectifs poursuivis | Actions de soins à mettre en œuvre | Résultats |
|---|---|---|
| Préparer le patient pour le bloc opératoire (si chirurgie envisagée) | • Poser une voie veineuse périphérique<br>• Assurer la préparation préopératoire<br>• Assurer l'antisepsie de la zone à opérer<br>• Poser un bracelet d'identification<br>• Regrouper les bilans sanguins et radiologiques réalisés<br>• Administrer selon la prescription une prémédication<br>• Retirer les prothèses<br>• Constituer le dossier de soins infirmiers conformément aux recommandations<br>• Assurer la coordination du transfert | • Patient prêt pour l'intervention chirurgicale |
| Participer à la mise en place d'une contention ortho-pédique | • Rassurer le patient<br>• Anesthésie locorégionale<br>• Participer à la réduction si elle doit être réalisée aux urgences<br>• Préparer le matériel<br>• Assister le médecin<br>• Soutenir le membre en respectant la réduction | • Immobilisation orthopédique assurée |
| Assurer la traçabilité | • Ouvrir le dossier de soins infirmiers<br>• Notifier les actes | • Continuité des soins assurée |
| Prendre en compte l'anxiété du patient, de son entourage | • Initier une relation pour atténuer la situation de crise (laisser le patient s'exprimer, lui faire raconter l'accident…)<br>• Rechercher les signes de l'anxiété<br>• Fournir au patient l'information relative au déroulement de sa prise en charge et de l'éventuelle attente aux urgences<br>• Se montrer à l'écoute et prendre le temps de répondre afin d'éviter les modifications du comportement (agressivité, violence verbale) induites par la peur, par l'incompréhension de la situation et l'impossibilité d'y faire face et de la maîtriser | • Gestion de la situation de crise<br>• Diminution de l'anxiété<br>• Satisfaction du patient et/ou de son entourage |
| Assurer le retour à domicile du patient | • Informer le patient sur les traitements (anticoagulant, antalgique…)<br>• Dispenser les conseils relatifs au maintien de l'intégrité du plâtre<br>• Prévenir des signes de compression à dépister et préciser les conduites<br>• Apporter des consignes de sécurité relatives aux différents appareillages (béquilles, fauteuil roulant…) | • Patient informé, acteur de ses soins<br>• Prévention des risques effectuée<br>• Éducation du patient en fonction de sa situation |

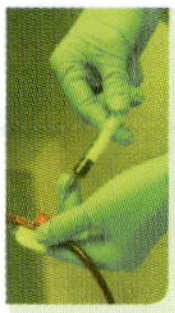

## Les soins post-thérapeutiques

Tout au long de l'hospitalisation l'infirmier veillera à soulager la douleur, prévenir le risque infectieux par la réalisation des soins de plaies, prévenir les complications du décubitus, préparer le patient pour son retour à domicile.

| Objectifs poursuivis | Actions de soins à mettre en œuvre | Résultats |
|---|---|---|
| Prévenir le risque infectieux | • Assurer les soins de plaie, les soins des drains aspiratifs, les soins des appareillages (fixateurs)<br>• Mesurer la température<br>• Vérifier l'aspect cutané périlésionnel, l'aspect des sérosités dans les drains, l'aspect du pansement,<br>• Dépister les odeurs, les écoulements | • Soins effectués<br>• Analyse de la courbe de température effective |
| Soulager la douleur | • Évaluer la douleur<br>• Administrer les traitements antalgiques prescrits et/ou la cryothérapie<br>• Aider le patient à identifier les gestes douloureux, le déclenchement de la douleur | • Patient soulagé |
| Prévenir l'impotence fonctionnelle | • Organiser les soins en fonction des séances de kinésithérapie<br>• Assurer le soulagement de la douleur en amont<br>• Accompagner le patient dans la réalisation des mouvements appris en kinésithérapie dans ses gestes quotidiens | • Rééducation réalisée |
| Prévenir les complications | • Adapter la surveillance clinique au mode de traitement (plâtre, traction, prothèse...)<br>• Prévenir le risque thromboembolique en réalisant les soins prescrits, en apportant des conseils au patient (surélever le membre, le mobiliser sauf contre-indication médicale)<br>• Prévenir les risques de complications du décubitus<br>• Prévenir les complications de compression sous plâtre (contrôle régulier de la sensibilité, mobilité, chaleur et œdème des extrémités du membre plâtré) | • Prévention des risques assurée |

| Objectifs poursuivis | Actions de soins à mettre en œuvre | Résultats |
|---|---|---|
| Maintenir l'autonomie de la personne hospitalisée | • Prévenir les risques de complications du décubitus<br>• Faciliter l'adaptation du patient à son appareillage éventuel (déambulateur, cannes anglaises…)<br>• Favoriser la recherche par le patient de stratégies d'adaptation dans les gestes de la vie quotidienne (lors de ses déplacements, de sa toilette, etc.)<br>• Inscrire les proches dans la prise en charge, les sensibiliser aux modifications de l'environnement proche du patient qui peuvent être nécessaires (rehausser un siège, installer une poignée de sécurité, déplacer des meubles…)<br>• Valoriser les initiatives et encourager les efforts du patient | • Patient inscrit dans une dynamique de soins<br>• Autonomie du patient<br>• Identification de ses progrès par le patient<br>• Entourage sensibilisé aux difficultés du patient |
| Préparer le retour à domicile (la sortie après les urgences peut être possible) | • Assurer l'information du patient en fonction de sa situation (conseils au porteur de plâtre, information sur le traitement anticoagulant, visites de contrôle, conduites à tenir en cas de problème)<br>• Valoriser les initiatives et encourager les efforts, la prudence<br>• Préciser les conduites à proscrire | • Patient rassuré pour sa sortie<br>• Patient autonome |

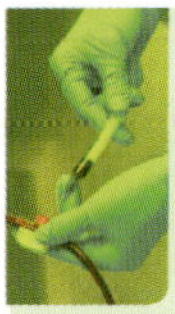

## Les conseils à donner au patient

### Le patient porteur d'un plâtre

Le patient porteur de plâtre est informé des modalités d'entretien du plâtre et des risques de compression qu'il peut générer. Il est également conseillé sur les conduites à tenir et sur les démarches à effectuer si un risque apparaît.

| Objectifs poursuivis | Contenu de l'information |
|---|---|
| Maintenir le plâtre dans un état de propreté suffisant | • Une fois sec, un plâtre de jambe peut être protégé par une chaussette ou un jersey, un plâtre thoracobrachial ou une attelle d'abduction peuvent être habillés avec une chemise dont le dessous de bras a été fendu<br>• Ne pas recouvrir le plâtre de graffitis ce qui masquerait une tâche révélant une escarre sous plâtre |
| Conserver l'efficacité du plâtre | • Ne jamais le mouiller ou le laver sauf s'il est en résine<br>• Le protéger pour prendre une douche (l'envelopper dans un sac plastique étanche). Il existe des housses de protection étanches<br>• Bain déconseillé<br>• Éviter de cogner ou d'émietter les bords du plâtre<br>• S'il s'agit d'un plâtre de marche, revenir si la semelle est trop usée |
| Prévenir la formation d'un thrombus | • Garder surélevé le plus possible le membre plâtré et éviter les stations debout prolongées<br>• Assis sur une chaise, ne pas laisser pendre le plâtre mais l'installer sur un tabouret ; pour un bras, porter une écharpe de soutien<br>• Réaliser des exercices de contraction du muscle (sauf si contre-indication médicale)<br>• Conserver une activité physique raisonnable<br>• Mobiliser les extrémités<br>• Poursuivre le traitement anticoagulant préventif selon la prescription médicale. deux ordonnances sont remises au patient lors de sa sortie (une pour l'IDE libérale, l'autre pour la surveillance biologique)<br>• Prévenir le médecin dès l'apparition de signes d'intolérance au traitement |

| Objectifs poursuivis | Contenu de l'information |
|---|---|
| Maintenir la sécurité | • Se servir du membre sain pour effectuer les activités quotidiennes<br>• Prendre son temps pour s'installer et adapter l'environnement avant d'agir<br>• Utiliser le matériel en respectant les consignes de sécurité (hauteur des béquilles ou déambulateur réglée, caoutchouc antidérapant intégré, marche régulière et à petits pas, repos des épaules, débuter la marche par la jambe invalide…)<br>• Respecter les conseils donnés lors de l'hospitalisation pour assurer la mobilisation, les transferts<br>• Effectuer des contractions musculaires des deux membres, mobiliser les articulations<br>• Déconseiller de conduire avec un plâtre, de même que de pratiquer une activité sportive<br>• Revenir aux dates prévues pour les contrôles radiologiques et l'ablation du plâtre<br>• Revenir aux urgences au moindre signe anormal |
| S'alimenter raisonnablement | • Avoir une alimentation pauvre en lipides et glucides rapides (chocolat, bonbons), riche en protides et calcium (facilitent la consolidation), riche en fibres (facilitent le transit)<br>• Hydratation d'environ 2 l/j<br>• Assurer la stabilité du poids |
| Assurer la sécurité du patient | • Devant toute interrogation, survenue d'un signe alertant, téléphoner au médecin des urgences ou se présenter aux urgences dans les plus brefs délais |

**Le patient porteur d'une arthroplastie**

Quelle que soit la prothèse, le patient a appris à se déplacer lors des séances de kinésithérapie.

Avant la sortie, la rééducation permet de récupérer la fonctionnalité du membre, d'assouplir et de tonifier l'articulation. Elle favorise le renforcement musculaire et rend progressivement son autonomie au patient.

Après la sortie, la kinésithérapie peut être poursuivie pour améliorer le tonus musculaire et restituer la fonctionnalité de l'articulation. Elle s'effectue progressivement, il convient de dire au patient de ne pas prématurément passer à l'étape suivante sans l'accord préalable du médecin et du rééducateur

L'infirmier apporte des conseils relatifs aux précautions à prendre dans les premiers mois de l'arthroplastie.

## 3 Les traumatismes de l'appareil locomoteur : les fractures

| Objectifs poursuivis | Contenu de l'information |
|---|---|
| Éviter la luxation | **Prothèse de hanche**<br>• Proscrire les mouvements forcés ou de grande amplitude sur l'articulation<br>• S'interdire de croiser les jambes, de s'asseoir en tailleur, de se pencher trop en avant, d'exercer un mouvement de rotation de la jambe vers l'intérieur<br>• Pendant les deux premiers mois, dormir sur le dos, maintenir les jambes séparées par un coussin<br>• En position assise, maintenir les genoux plus bas que les hanches<br>• Pour se lever du lit, se placer du côté opposé à la prothèse, tendre les jambes, serrer les genoux et se redresser<br>**Prothèse de genou**<br>• Proscrire les mouvements forcés ou de grande amplitude sur l'articulation : s'agenouiller, s'accroupir, surmener l'articulation par des mouvements brusques ou de torsion (demi-tour)<br>• Réduire la charge sur le genou en utilisant un appareillage (béquilles, déambulateur, attelle, etc.) et en basculant le poids du corps sur la jambe valide<br>• Maintenir une stabilité du poids |
| Favoriser la reprise d'une activité | • Respecter les étapes de progression de la rééducation<br>• Aucun sport n'est interdit mais il faut éviter de soumettre la prothèse à de fortes contraintes<br>• Sports recommandés : vélo d'intérieur, natation, marche, danse<br>• Sports autorisés si expérience : gymnastique, aquagym, vélo sur route, ski de fond, canoë...<br>• Reprendre la conduite après un mois de rééducation |
| Maintenir l'autonomie de la personne | • Conseiller des réaménagements pour faciliter les actes quotidiens :<br>– placer les objets usuels à portée de main<br>– éliminer les obstacles sur les trajets habituels<br>– porter des chaussures fermées, à semelles antidérapantes, maintenant le pied<br>– utiliser le matériel prescrit pour prévenir les risques de chute et diminuer la peur de reprendre la marche<br>– suivre les conseils du kinésithérapeute pour les utiliser correctement<br>– aménager l'intérieur selon les nécessités (rehausseur de WC, rampes, barres de maintien, etc.) |
| Soulager la douleur | • Prévenir le gonflement, la douleur et l'enraidissement de l'articulation en déposant une poche de glace après les exercices sur l'articulation (surtout pour le genou) |
| Prévenir le risque infectieux | • Faire assurer les soins de la plaie jusqu'à l'ablation des fils et des agrafes par une infirmière libérale |

## Points clés à retenir

### Les techniques de soins à maîtriser

▶ **Soins transversaux**

– Lavage des mains

– Nettoyage et désinfection des locaux et du matériel

– Circuit des déchets hospitaliers

– Prise et surveillance des paramètres vitaux

– Évaluation de la douleur

– Préparation et gestion du chariot d'urgence

– Entretien infirmier

– Réfection lit

▶ **Soins spécifiques**

– Préparation cutanée préopératoire

– Réalisation de contention

Traction/suspension

– Ablation de fils et agrafes

– Soins de drains aspiratifs

– Pose de perfusions

– Gestes de premier secours

– Soins d'hygiène et de confort

– Prévention d'escarre

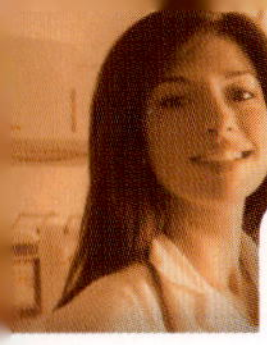



## SITUATION PROFESSIONNELLE : MADAME JULIE A., 87 ANS, FRACTURE DU COL DU FÉMUR

Mme Julie Asper, 87 ans, est amenée aux urgences suite à une chute à son domicile.

Les examens clinique et radiologique réalisés confirment le diagnostic de fracture du col fémoral. Mme Aster est transférée en service de chirurgie orthopédique où vous travaillez. Elle est douloureuse et exaspérée. Un traitement antalgique en intraveineux a été débuté aux urgences. Elle est perfusée en voie périphérique. L'intervention est prévue pour le lendemain matin.

Les données transmises par les urgences sont les suivantes :

- TA = 156/86 mmHg,
- pouls = 108 bpm,
- T° = 37,2 °C,
- EVA = 7/10,
- examen clinique : raccourcissement du membre, pied en rotation externe, léger hématome sur la crête iliaque, peau indemne,
- absence de troubles de la conscience.

## 1 IDENTIFIER LES DONNÉES SIGNIFICATIVES

| Quelles données relève-t-on ? | Pourquoi sont-elles significatives ? |
|---|---|
| **Âge** : 87 ans<br>**Nom** : Mme Asper Julie | L'âge est un élément important car il a une influence sur l'état de santé et les risques de complications<br>Le nom permet d'identifier la personne, de l'appeler par son nom pour supprimer la notion d'anonymat et établir une relation personnalisée |
| Une chute à son domicile | Repère le contexte traumatique, son étiologie, identifie les répercussions futures. Cette donnée sera utilisée à moyen terme car elle n'a pas d'incidence immédiate |
| **Diagnostic** de fracture du col du fémur | Justifie les soins à initier pour prévenir les risques de déplacement secondaire, pour dépister les complications de la fracture, pour préparer la prise en charge chirurgicale |
| Douleur et traitement antalgique | Toute douleur doit être évaluée et traitée. Connaissance des actions initiées aux urgences |

## 2 COMPRENDRE ET ÉVALUER LA SITUATION

| Que faut-il comprendre ? | Évaluation |
|---|---|
| L'âge de la personne est un indicateur des risques de complications et du retentissement du traumatisme sur la personne. Plus l'âge est avancé, plus les complications sont fréquentes et graves. Elles concernent l'anesthésie, l'acte chirurgical, la phase post-opératoire immédiate et à moyen terme la rééducation voire le retour à domicile<br>SAVOIRS FONDAMENTAUX Processus traumatique (causes et mécanismes des fractures, traitement…), Étape de la vie : vieillissement | Risque élevé de complications |
| L'identification du contexte et des facteurs prédisposant à la chute est nécessaire pour les traiter et prévenir leur récidive (pathologies associées). À moyen terme, leur identification permet de prévoir les surveillances spécifiques et de préparer la sortie de la personne<br>La chute est considérée par la personne âgée comme le signe révélateur de sa diminution physique et de sa perte d'autonomie laissant envisager l'apparition de réactions psychologiques pouvant perturber la récupération de l'autonomie antérieure<br>Ces données sont donc consignées dans le dossier de soins pour une utilisation en période postopératoire pour envisager le retour à domicile<br>SAVOIRS FONDAMENTAUX Processus traumatique (causes et mécanismes des fractures, traitement…), Étape de la vie : vieillissement, Raisonnement clinique, Psychologie de la personne âgée | Risque élevé d'adaptation inefficace à son état de santé |

## 3 Les traumatismes de l'appareil locomoteur : les fractures

| Que faut-il comprendre ? | Évaluation |
| --- | --- |
| Le diagnostic de fracture du col du fémur est une information qui permet à l'infirmier d'envisager les mesures à prendre lors de la mobilisation de la personne<br>Le traitement de ce type de fracture est chirurgical et justifie les soins à prévoir pour l'intervention<br>Ce type de fracture peut se compliquer, l'infirmier devra identifier les surveillances à mettre en place<br>SAVOIRS FONDAMENTAUX Processus traumatique (idem), Raisonnement clinique, Soins d'urgence | Risque de déplacement, d'hématome et d'hémorragie |
| Toute douleur doit être soulagée par différents moyens concomitants. La présence d'une perfusion et l'administration de médicaments justifient les soins et les surveillances à mettre en œuvre<br>SAVOIRS FONDAMENTAUX Éthique et déontologie, droits des patients, Pharmacologie et thérapeutique | Douleur |

**Évaluation globale de la situation** : il s'agit d'une personne admise en urgence pour une fracture du col fémoral qui sera traitée chirurgicalement, l'intervention étant programmée pour le lendemain. La personne présente des risques à prévenir dans l'attente de l'opération

## 3 METTRE EN ŒUVRE LES ACTIONS

| Quelles actions met-on en œuvre ? | Pourquoi ? |
|---|---|
| Accueillir<br>SAVOIR-FAIRE PROFESSIONNELS Relation soignant-soigné | La qualité de l'accueil a une incidence sur le déroulement de l'hospitalisation |
| Installer<br>SAVOIRS FONDAMENTAUX<br>SAVOIR-FAIRE PROFESSIONNELS Processus traumatique (causes et mécanismes des fractures), Ergonomie, Soins de confort | L'installation tient compte des risques de déplacement de la fracture et de la déformation du membre dans le contexte de fracture<br>Elle permet l'adaptation de l'environnement à la personne et à ses besoins ainsi qu'elle assure sa sécurité |
| Procéder à l'examen clinique et dépister les signes de complications par la surveillance des paramètres vitaux : pouls, TA, T°...<br>SAVOIR-FAIRE PROFESSIONNELS Techniques de soins infirmiers, Soins d'urgence | L'examen clinique permet de confronter les informations recueillies à celles des urgences pour dépister une modification dans l'état de santé et une d'aggravation<br>La surveillance des paramètres vitaux recherche l'existence ou non d'une complication |
| Mener un entretien de recueil de données<br>SAVOIRS FONDAMENTAUX<br>SAVOIR-FAIRE PROFESSIONNELS<br>Psychologie/sociologie/anthropologie, Éthique et déontologie, droits des patients, Raisonnement clinique, Approche relationnelle | Le complément des informations, relevées aux urgences, vise à une prise en charge globale car il apporte des précisions relatives à la prise en charge préopératoire (port de prothèses auditives, dentaires, allergie, connaissance de la situation, compréhension de l'intervention proposée...)<br>Les informations sont consignées dans le dossier de soins ouvert pour tout patient |
| Évaluer et soulager la douleur<br>SAVOIRS FONDAMENTAUX<br>SAVOIR-FAIRE PROFESSIONNELS Douleur, Approche relationnelle, Techniques de soins infirmiers (EVA), Thérapeutiques et contribution au diagnostic médical, Éthique et déontologie, droits des patients, Pharmacologie | L'évaluation de la douleur après le traitement débuté aux urgences est un indicateur d'efficacité et de confort pour la personne. Elle doit être réalisée systématiquement toutes les 3 h en présence d'une douleur<br>Il est indispensable de se soucier du soulagement de la douleur et du confort de la personne après la prise du traitement |

## 4 NOTER ET ANALYSER LES RÉSULTATS OBTENUS

| Résultats | Évaluation des résultats de la prise en charge |
|---|---|
| TA = 162/78 mmHg<br>pouls = 92 bpm<br>T° = 37,2 °C<br>EVA = 4/10<br>Examen clinique : déformation du membre, léger hématome sur la crête iliaque, peau indemne<br>Pas de troubles de la conscience | Les paramètres mesurés sont non conformes aux normes en vigueur mais peuvent être justifiés par le traumatisme<br>La pression artérielle est élevée : il faudra rechercher s'il existe un antécédent l'expliquant<br>Pas d'alerte par rapport aux urgences. Stabilité des résultats au regard de ceux relevés aux urgences<br>Absence de complication<br>Traitement efficace contre la douleur : EVA en baisse<br>Les résultats sont notés dans le dossier de soins infirmiers |

...

Mme Asper est opérée le lendemain matin. Son départ au bloc opératoire est prévu pour 8 h. Elle reviendra dans le service après son passage en salle de surveillance post-interventionnelle (SSPI).

Vous reprenez votre service à 7 h. L'équipe de nuit vous précise lors des transmissions que la patiente est à jeun depuis minuit et qu'une toilette à la *Betadine* a été effectuée à 6 h. Son état est stationnaire.

## 1 IDENTIFIER LES DONNÉES SIGNIFICATIVES

| Quelles données relève-t-on ? | Pourquoi sont-elles significatives ? |
|---|---|
| Une toilette à la *Betadine* réalisée<br>À jeun | L'infirmier est informé des soins réalisés et donc de la continuité des soins à assurer |
| Départ au bloc opératoire 8 h | Justifie les soins à mettre en place avant le départ et la vérification du dossier de soins<br>Permet l'organisation des soignants dans la programmation des soins |
| Bloc + passage en SSPI | Permet l'organisation du retour de la patiente |

## 2 COMPRENDRE ET ÉVALUER LA SITUATION

| Que faut-il comprendre ? | Évaluation |
|---|---|
| Les soins ayant déjà été débutés par l'équipe de nuit doivent être poursuivis pour assurer la préparation préopératoire complète de la patiente<br>SAVOIRS FONDAMENTAUX Organisation des soins, Collaboration | Évaluation : soins préopératoires complétés |
| La connaissance de l'heure de départ permet de planifier les soins préopératoires du jour à assurer, et de tenir informée la patiente de l'heure de son départ<br>C'est une donnée indispensable pour assurer la coordination entre les deux entités et pour ne pas décaler le programme opératoire de la journée<br>C'est une information qui permet aux soignants d'organiser les soins dans une période délimitée<br>SAVOIRS FONDAMENTAUX Organisation des soins, Collaboration, Qualité des soins | Évaluation : préparation préopératoire et transfert planifiés |
| La durée de l'opération ainsi que le passage obligatoire en SSPI détermine la durée estimée de l'absence de la patiente et donc du temps disponible pour préparer sa chambre<br>SAVOIRS FONDAMENTAUX Organisation des soins, Collaboration | Évaluation : préparation de la chambre post-opératoire planifiée |

## 3 METTRE EN ŒUVRE LES ACTIONS

| Quelles actions met-on en œuvre ? | Pourquoi ? |
|---|---|
| Assurer la continuité des soins préopératoires<br>Réaliser la prémédication 30 min avant le départ<br>SAVOIR-FAIRE PROFESSIONNELS Rôle infirmier, organisation du travail, interprofessionalité, Qualité des soins | La vérification des soins préopératoires consiste en une check-list pointant les soins réalisés depuis la veille jusqu'au moment du départ. Ils sont sous la responsabilité de l'IDE et d'eux dépendra la qualité de l'anesthésie et de l'intervention. Ils sont organisés et réalisés dans le temps imparti avant le départ au bloc opératoire<br>La vérification du contenu du dossier transmis au bloc est indispensable pour le suivi des soins et de la personne |
| Assurer le transfert au bloc opératoire à 8 h<br>SAVOIR-FAIRE PROFESSIONNELS Relation soignant soigné, Soins de confort | La patiente est transférée en lit, l'infirmier accompagne le brancardier dans la chambre de la patiente pour l'informer et la rassurer |
| Préparer la chambre en vue du retour de bloc<br>SAVOIR-FAIRE PROFESSIONNELS Rôle infirmier, organisation du travail, interprofessionalité, Qualité des soins | Le matériel nécessaire au retour de bloc doit être installé et vérifié dans la chambre pour que le retour soit fonctionnel (pied à perfusion, support de drainage...) et que l'installation de la personne soit rapide et efficace (notamment matelas alternating pour la prévention d'escarre) |

## 4 NOTER ET ANALYSER LES RÉSULTATS OBTENUS

| Résultats | Évaluation des résultats de la prise en charge |
|---|---|
| Préparation préopératoire réalisée<br>Patiente prémédiquée<br>Dossier de soins vérifié<br>Transfert assuré<br>Chambre préparée | Coordination avec le bloc opératoire<br>Soins préopératoires conformes au protocole et donc permettant une intervention dans de bonnes conditions<br>Chambre prête pour le retour de bloc |

...

Son retour dans le service est effectué après son passage en SSPI, vers 13 h. La patiente est consciente, elle est bien contente de revenir dans sa chambre.

Vous relevez sur la feuille de soins les informations suivantes :
- pose d'une prothèse totale de hanche,
- anesthésie générale,
- suites opératoires simples : effets de l'anesthésie dissipés, paramètres vitaux normaux, persistance d'une hypertension traitée par *Sectral*,
- perfusion de glucosé à 5%,
- PCA de morphine : 5mg de morphine par heure; EVA = 2/10,
- drain aspiratif : 10ml de sérosité,
- sonde vésicale perméable,
- plaie suturée par des agrafes, pansement propre.

## 1 IDENTIFIER LES DONNÉES SIGNIFICATIVES

| Quelles données relève-t-on ? | Pourquoi sont-elles significatives ? |
|---|---|
| Retour du bloc<br>Anesthésie générale<br>Suites opératoires simples<br>Patiente consciente<br>Drain aspiratif<br>Sonde vésicale | Justifie les soins à initier à son accueil, les surveillances et les actions à mettre en œuvre au regard de l'appareillage dont elle est porteuse<br>Justifie les surveillances à mettre en œuvre au regard des traitements en cours et du dépistage des complications générales possibles |
| HTA traitée | Justifie la surveillance, l'hypertension artérielle ayant déjà été notée en préopératoire<br>Il faudra s'informer auprès du médecin s'il s'agit d'un antécédent, ou d'un phénomène d'apparition récente, en lien avec la chute |
| Perfusion de traitement antalgique<br>EVA = 2/10 | Démontre la prise en charge de la douleur immédiate postopératoire et de la continuité des soins à assurer<br>Justifie les soins de surveillance du traitement morphinique et l'évaluation de la douleur à assurer |
| Prothèse totale de hanche<br>Suture avec agrafe | Justifie les soins à initier en postopératoire, les risques locaux éventuels à dépister et à prévenir<br>Justifie les précautions de mobilisation à prendre lors de son installation et mobilisation<br>Permet de planifier l'enchaînement des soins et d'élaborer le projet de soins (rééducation, suppléance, éducation) |

## 2 COMPRENDRE ET ÉVALUER LA SITUATION

| Que faut-il comprendre ? | Évaluation |
|---|---|
| La patiente en retour de bloc doit être installée, les appareillages dont elle est porteuse vérifiés. L'infirmier prend connaissance des gestes effectués au bloc et en SSPI, des prescriptions, et assure la surveillance et la continuité des soins<br>SAVOIRS FONDAMENTAUX Pharmacologie, Soins de confort, Raisonnement clinique | Patiente réveillée, surveillance postopératoire planifiée |
| Les suites opératoires immédiates passées, les soins à prévoir sur les jours à venir sont programmés. L'HTA demeure un paramètre à surveiller. La reprise de l'alimentation est possible<br>SAVOIRS FONDAMENTAUX Raisonnement clinique | Jour 0 postopératoire : absence de complication immédiate et persistance d'une HTA |
| La douleur postopératoire est classiquement soulagée par la morphine, il est nécessaire de vérifier son efficacité et d'assurer le confort et le soulagement de la personne<br>SAVOIRS FONDAMENTAUX Douleur, Déontologie, Soins de confort | Douleur soulagée |
| La plaie chirurgicale est suturée et nécessite des soins, pour assurer la cicatrisation et prévenir l'infection, qui seront programmés selon protocole à partir de J2 postopératoire, sauf en cas d'apparition de saignement visible sur le pansement<br>SAVOIRS FONDAMENTAUX Raisonnement clinique, Processus traumatique, la cicatrisation | Absence de saignement de la plaie |

## 3 METTRE EN ŒUVRE LES ACTIONS

| Quelles actions met-on en œuvre ? | Pourquoi ? |
|---|---|
| Contrôler les paramètres vitaux<br>Établir une surveillance régulière de la pression artérielle<br>Vérifier l'efficacité des appareillages (drain, sonde vésicale, perfusion)<br>SAVOIRS FONDAMENTAUX<br>SAVOIR-FAIRE PROFESSIONNELS<br>Soins d'urgence, Rôle infirmier, organisation du travail, interprofessionalité, Qualité des soins, Raisonnement clinique, Processus traumatique | Permet de s'assurer de l'absence ou de la présence de complications (état hémodynamique par exemple), de la sécurité de la personne<br>Les résultats immédiats constituent une référence pour dépister une éventuelle complication d'apparition plus tardive (risque d'hémorragie)<br>Les appareillages doivent être fonctionnels, l'infirmier s'en assure en relevant les quantités recueillies et en contrôlant les débits |
| Mettre en œuvre les prescriptions<br>SAVOIRS FONDAMENTAUX<br>SAVOIR-FAIRE PROFESSIONNELS<br>Thérapeutiques et contribution au diagnostic médical, Raisonnement clinique, Organisation du travail | L'infirmier assure la continuité des soins postopératoires, la surveillance des traitements, le dépistage des effets secondaires (liés à la morphine) |
| Observer l'état du pansement<br>SAVOIRS FONDAMENTAUX<br>SAVOIR-FAIRE PROFESSIONNELS Processus traumatique, Raisonnement clinique | L'infirmier dépiste une complication locale, notamment une hémorragie |
| Évaluer et soulager la douleur<br>SAVOIRS FONDAMENTAUX<br>SAVOIR-FAIRE PROFESSIONNELS<br>Douleur, Thérapeutiques et contribution au diagnostic médical | L'infirmier s'assure de l'efficacité du traitement. Ce peut être l'occasion de proposer des soins connexes (vessie de glace, position antalgique…) |
| Assurer le confort de la personne<br>Réaliser une prévention d'escarre<br>SAVOIRS FONDAMENTAUX<br>SAVOIR-FAIRE PROFESSIONNELS<br>Techniques de soins infirmiers, Soins de confort, Soins relationnels, Processus traumatique (les lésions cutanées) | L'infirmier favorise le repos et la récupération de la personne souvent fatiguée par l'anesthésie<br>L'infirmier propose une collation et de l'eau<br>Diminue le risque de survenue d'une lésion cutanée devant l'existence de facteurs de risque |

| Quelles actions met-on en œuvre ? | Pourquoi ? |
|---|---|
| Planifier les soins<br>SAVOIRS FONDAMENTAUX<br>SAVOIR-FAIRE PROFESSIONNELS Rôle infirmier, organisation du travail, interprofessionnalité, Raisonnement clinique | L'ensemble des soins est planifié afin d'assurer leur continuité |

## 4 NOTER ET ANALYSER LES RÉSULTATS OBTENUS

| Résultats | Évaluation des résultats de la prise en charge |
|---|---|
| Patiente installée, demi-assise, coussin entre les genoux<br>Intégrité cutanée<br>Paramètres vitaux stables : pouls = 82 bpm ; TA = 135/86 ; T° = 37,3 °C<br>Traitement antihypertenseur poursuivi, TA diminuée<br>Pansement propre, sec, occlusif<br>Perfusion en cours, débit à 66 gtes/mn ; reflux franc<br>PCA morphine : diffusion programmée à 5 mg/h ; EVA = 1/10 ; 1 bolus<br>Sonde vésicale perméable : diurèse des 6 h à 650 ml<br>Drains en place, pansement occlusif, 120 ml de sérosité<br>Patiente fatiguée<br>Collation donnée | Stabilité des résultats<br>Absence de complications postopératoires<br>Personne non algique<br>HTA diminuée par le traitement<br>Suites opératoires simples<br>Les résultats sont notés dans le dossier de soins infirmiers |

...

Après une période de congés de 3 jours, vous revenez dans le service et vous vous occupez de Mme Asper. Elle est à J4 postopératoire.

Dans les transmissions vous lisez les informations suivantes :
- premier lever à J1,
- kinésithérapie en cours, appréhension à la marche, difficulté à se servir du déambulateur.

L'aide-soignant qui travaille avec vous vous signale que Mme Asper se sent découragée car elle ne peut plus marcher comme avant, elle reste toute la journée assise dans son fauteuil.

Vous apprenez également qu'elle a demandé qu'on lui mette des protections car elle n'a plus la possibilité de retenir ses urines le temps de se rendre aux toilettes.

Ce matin, elle refuse de faire sa toilette seule car elle est très fatiguée, n'a pas déjeuné, dit ne pas avoir d'appétit. Les muqueuses sont rosées. L'aide-soignante qui l'aide pour sa toilette vous signale l'apparition d'une escarre sacrée de stade 2.

Ce jour, le médecin a prescrit le traitement journalier suivant :

- Injection de *Lovenox* (héparine de bas poids moléculaire) : 0,4 ml/24 h en sous-cutané,
- *Ixprim* : 6 gélules/jour,
- *Tardyféron* : 2 cp/jour,
- *Forlax* : 2 sachets/jour selon besoin,
- *Lexomil* : 1/4 cp le soir,
- *Sectral* : 1/2 cp le matin et le soir,
- kinésithérapie 2 fois par jour,
- NFS/plaquettes ce jour,
- pansement selon protocole,
- contention veineuse.

## 1 IDENTIFIER LES DONNÉES SIGNIFICATIVES

| Quelles données relève-t-on ? | Pourquoi sont-elles significatives ? |
|---|---|
| Premier lever à J1<br>Kinésithérapie en cours<br>Difficulté à se servir du déambulateur | Ces informations sont en faveur d'une reprise de la mobilisation. Il informe également sur le moyen de marche utilisé par Mme Asper<br>Elles précisent les comportements de Mme Asper |
| Découragée<br>Reste assise dans son fauteuil toute la journée | Ces informations précisent le ressenti de la personne ce jour. Ces réactions peuvent être temporaires ou persister, engendrant alors des complications et une évolution défavorable<br>L'infirmier doit comprendre ces réactions pour mettre en œuvre des actions |
| Peu d'appétit, fatiguée | Données qui peuvent expliquer les réactions et qui sont à surveiller car la perte d'appétit a des conséquences sur la santé (force, cicatrisation, escarre…) |

| Quelles données relève-t-on ? | Pourquoi sont-elles significatives ? |
|---|---|
| Port de protections<br>Aide à la toilette | Information sur les actions mises en place<br>Il faut rechercher l'origine et évaluer les conséquences du port de protection |
| Escarre sacrée | Signe d'une complication qui justifie des soins et des surveillances |
| Traitements | Information pour mettre en œuvre les soins prescrits et préciser les problèmes de santé de la personne |

## 2 COMPRENDRE ET ÉVALUER LA SITUATION

| Que faut-il comprendre ? | Évaluation |
|---|---|
| Malgré la prescription de rééducation les progrès sont insuffisants, Mme Asper montre des difficultés à se mouvoir et à assurer ses auto-soins<br>SAVOIRS FONDAMENTAUX Raisonnement clinique, Processus traumatique (rééducation) | Existence de difficultés dans la mise en œuvre de la rééducation |
| Les réactions de Mme Asper sont d'ordre physique et psychologique. Il convient d'en rechercher l'étiologie. Deux raisons possibles :<br>– les efforts demandés lors des séances de kiné et la progression lente de la récupération peuvent faire penser à la personne qu'elle ne va plus remarcher et elle se décourage,<br>– l'utilisation du déambulateur et la peur de chuter peuvent freiner la participation.<br>La récupération postopératoire est difficile selon l'âge de la personne, elle se sent fatiguée, découragée, perd ses repères<br>SAVOIRS FONDAMENTAUX Raisonnement clinique, Projet de soins infirmiers, Approche relationnelle | Stratégie d'adaptation inefficace à son état de santé/fatigue (diagnostics infirmiers) |

| Que faut-il comprendre ? | Évaluation |
|---|---|
| Le port de protections est un palliatif permettant le confort et la sécurité de la personne mais peut l'installer rapidement dans l'incontinence. Il faut chercher avec le patient le moyen de limiter cette suppléance<br>SAVOIRS FONDAMENTAUX Raisonnement clinique, Soins de confort, Processus dégénératif, Étape de la vie : le vieillissement | Risque d'incontinence |
| La personne présente une escarre et des facteurs de risque aggravants qui laissent supposer l'apparition d'une autre escarre à un autre niveau<br>SAVOIRS FONDAMENTAUX Processus traumatique (lésions cutanées), Raisonnement clinique, Qualité des soins | Escarre |
| La prescription médicale oriente sur les problèmes de santé et les actions-infirmières<br>• L'HBPM est prescrite pour prévenir la formation d'un thrombus du fait de la chirurgie orthopédique et de la faible mobilité de la patiente. Le contrôle biologique des plaquettes indique la présence ou non d'un effet secondaire à dépister (prévention complétée par le port de contention veineuse)<br>• Le traitement antalgique soulage la douleur, et vise à faciliter la participation de la patiente à la kinésithérapie. Les gestes de kinésithérapie pouvant accentuer ou déclencher une douleur, il faut vérifier la concordance des horaires de kinésithérapie avec la durée d'action des antalgiques<br>• Le sulfate ferreux stimule la production d'hémoglobine et diminue l'anémie par carence en fer qui pourrait expliquer la fatigue<br>• Le bêtabloquant est indiqué pour traiter l'hypertension artérielle<br>• L'anxiolytique est généralement prescrit pour traiter l'anxiété, ici induite par le traumatisme et l'hospitalisation imprévue | Les problèmes de santé sont le risque thromboembolique, la douleur, l'anémie, l'HTA, l'anxiété, l'impotence fonctionnelle partielle, le risque infectieux, le risque de constipation |

| Que faut-il comprendre ? | Évaluation |
|---|---|
| • Le laxatif est prescrit pour prévenir la constipation et ses complications (fécalome, occlusion)<br>• La kinésithérapie est prescrite pour permettre à la personne de retrouver l'usage fonctionnel de son articulation<br>• Le pansement est effectué jusqu'à ablation des agrafes, selon le protocole de soins, pour prévenir le risque infectieux<br>SAVOIRS FONDAMENTAUX Raisonnement clinique, Mise en œuvre de thérapeutique, Pharmacologie, Techniques de soins infirmiers | |

## 3 METTRE EN ŒUVRE LES ACTIONS

| Quelles actions met-on en œuvre ? | Pourquoi ? |
|---|---|
| Assurer les soins d'hygiène<br>Assurer une prévention d'escarre sur les zones à risque<br>Installer le matériel de lutte contre les escarres<br>Mobiliser Mme Asper régulièrement<br>SAVOIR-FAIRE PROFESSIONNELS Techniques de soins infirmiers, Raisonnement clinique, projet de soins infirmiers, Soins relationnels, Étape de la vie (vieillissement) | La suppléance des incapacités est partielle afin de maintenir et encourager l'autonomie de la personne<br>La prévention d'escarre est effectuée sur d'autres points d'appui et la pression sur la zone sacrée est réduite (matelas, mobilisation) |
| Réaliser les soins d'escarre<br>Réaliser le pansement de la plaie<br>SAVOIRS FONDAMENTAUX<br>SAVOIR-FAIRE PROFESSIONNELS Techniques de soins infirmiers, Processus traumatique (lésions cutanées et cicatrisation), Thérapeutiques et contribution au diagnostic médical | La cicatrisation de l'escarre passe par les soins locaux (la réfection du pansement est fonction du degré de saturation du dispositif médical utilisé), la réduction de la pression locale par différents moyens, et la mobilisation régulière de la personne<br>Les soins de la plaie sont protocolaires et nécessaires jusqu'à l'ablation des agrafes, ils sont réalisés en respectant le propre et le sale |
| Mettre en œuvre les prescriptions et les surveillances | C'est assurer la prise en charge des problèmes de santé et des risques encourus |

| Quelles actions met-on en œuvre ? | Pourquoi ? |
|---|---|
| Réaliser le bilan sanguin<br>SAVOIRS FONDAMENTAUX<br>SAVOIR-FAIRE PROFESSIONNELS Douleur, Pharmacologie, Thérapeutiques contribution au diagnostic médical, Techniques de soins infirmiers, Raisonnement clinique | Dépister une thrombopénie |
| Organiser les séances de kinésithérapie<br>SAVOIR-FAIRE PROFESSIONNELS Rôle infirmier, organisation du travail, interprofessionalité, Qualité des soins, Thérapeutiques et contribution au diagnostic médical | La venue du kinésithérapeute est programmée, il convient d'assurer les soins et de veiller au soulagement de la douleur avant son passage pour que le patient puisse participer pleinement aux exercices |
| Recueillir les données pour expliquer et confirmer les diagnostics infirmiers posés<br>SAVOIR-FAIRE PROFESSIONNELS<br>Raisonnement clinique, Soins relationnels | Vérification de la pertinence du diagnostic infirmier et élaboration du projet de soins |
| Évaluer les connaissances sur la prévention de la luxation de la PTH*<br>Évaluer l'application des gestes conseillers<br>SAVOIR-FAIRE PROFESSIONNELS Démarche éducative, Raisonnement clinique, projet de soins infirmiers, Soins relationnels | S'assurer des capacités et des ressources du patient, de l'application des consignes garantit la sécurité et le prépare pour la sortie<br>Assurer la continuité du projet de soins pour préparer le retour de la patiente à son domicile |

*PTH : prothèse totale de hanche

## 4 NOTER ET ANALYSER LES RÉSULTATS

| Résultats | Évaluation des résultats de la prise en charge |
|---|---|
| Formulation des difficultés par la patiente (découragement, fatigue...) à l'issue de l'entretien : appréhension à la marche avec un déambulateur, ne se sent pas sûre d'elle et ne prend pas l'initiative de la marche quand elle est seule | Données en faveur d'un diagnostic infirmier : stratégie d'adaptation inefficace liée à la perte de confiance, se caractérisant par les hésitations et les restrictions à la marche<br>Élaboration du projet de soin qui en découle et mise en œuvre avec comme objectif que la personne identifie ses capacités, ses progressions et ses ressources pour reprendre confiance en elle et accroître sa participation |

| Résultats | Évaluation des résultats de la prise en charge |
|---|---|
| | Le projet de soins est inscrit dans le dossier de soins infirmiers |
| Mobilisations et transferts réalisés correctement par la patiente<br>Connaissance des gestes proscrits avec une prothèse de hanche | Minoration du risque de luxation de la prothèse car les connaissances sont acquises au regard des précautions à appliquer et des mouvements à éviter |
| Aide aux soins d'hygiène<br>Prévention d'escarre<br>Mobilisation lors des actes de soins et dans la journée<br>Participation de la patiente | Suppléance partielle avec participation active de la personne ce qui est favorable pour l'autonomie de la personne et démontre de son implication<br>Amélioration de son adaptation à la situation perceptible<br>Résultats cochés dans le diagramme de soins |
| Plaie de stade 2 ne présentant pas de fibrine, maintien du milieu humide, aspect rouge du lit de la plaie, granulation débutante, début de diminution des dimensions de la plaie<br>Pose de coussin statique et matelas dynamique<br>Mobilisation de la personne régulière<br>Conseils suivis par la patiente | Cicatrisation en cours, évolution favorable de la plaie car les indicateurs mettent en évidence le bon déroulement du processus de cicatrisation<br>Lever des pressions<br>La personne se mobilise régulièrement et change fréquemment de position<br>Soins réalisés et notés dans le dossier de soins |
| Cicatrice de la plaie opératoire non inflammatoire<br>agrafes en place, pansement protecteur | Cicatrisation en cours, respect du protocole de soins<br>Soins et évolution de la cicatrisation notés dans le dossier de soins |
| Taux de plaquettes = 150 000/mm$^3$<br>Injection HBPM faite<br>Mollet souple, absence de signes locaux d'inflammation, absence de douleur, T° = 36,8 °C, pouls = 88 bpm | Taux dans les normes, pas de thrombopénie induite par l'HBPM<br>Absence d'effet secondaire de l'HBPM<br>Pas de signes en faveur d'une phlébite |
| Traitements administrés<br>Surveillance des traitements, de l'efficacité et recherche des effets secondaires réalisées<br>TA = 135/72 mmHg<br>Coloration rosée des muqueuses<br>EVA = 2/10<br>Selle ce jour : pas de prise de *Forlax* | TA stabilisée<br>Minoration de l'anémie, hémoglobine à 11 g/dl mais persistance de fatigue et du peu d'appétit. Cela s'explique en postopératoire, mais il faut surveiller et s'assurer que cela n'est que passager<br>Douleur soulagée<br>Absence de constipation |
| Participation à la kiné<br>Marche avec aide<br>Augmente son périmètre de marche | Progression vers l'autonomie |

# S'ENTRAINER

## VÉRIFIER SES CONNAISSANCES

### 1 Questions à réponse ouverte et courte (QROC)

**1.** Matthieu, 17 ans suit un entraînement de handball. Il allait « smatcher » lorsqu'un coéquipier le contre et arrête son mouvement d'extension du bras.
Il sort du terrain. Il ressent une vive douleur au niveau de l'épaule, il soulage son bras en soutenant son coude, l'épaule présente une déformation importante, en « coup de hache ». Il est amené aux urgences par l'entraîneur.

**A.** Citez le mécanisme de ce traumatisme.

**B.** Au regard des signes cliniques, énoncez les éléments anatomiques pouvant être atteints.

**C.** Précisez deux orientations diagnostiques envisageables devant ce tableau clinique.

**2.** Julien, 16 ans, est hospitalisé en service de chirurgie orthopédique depuis 2 jours suite à une chute en rollers ayant provoqué une fracture diaphysaire du radius et une fracture du coude.
Le traitement des fractures a consisté en deux étapes :
– une réduction manuelle de la fracture diaphysaire,
– une contention plâtrée brachio-antébrachio-palmaire droite.

**A.** Citez et définissez les deux temps du traitement.
Julien est porteur d'un plâtre brachio-antébrachio-palmaire, à droite, pour lequel il doit être éduqué. L'infirmier qui entreprend l'éducation lui apporte les connaissances nécessaires à la surveillance se son plâtre.

**B.** Au regard de chacun des objectifs suivants, énoncez les informations à fournir à Julien.
– Prévention du risque de complication vasculo-nerveuse. Citez le nom de cette complication.
– Prévention du risque thromboembolique.
– Maintien de l'efficacité et l'intégrité du plâtre.
– Réalisation par Julien des actes de la vie quotidienne.

**3.** Vous assurez la sortie de M. Kalifa qui a été hospitalisé dans le cadre d'une prise en charge par traitement chirurgical et orthopédique d'une fracture du membre inférieur. Le médecin rédige la prescription de sortie et reconduit le traitement par héparine de bas poids moléculaire.

**A.** Justifiez l'intérêt de cette prescription.

**B.** Décrivez le tableau clinique classique de la complication ainsi prévenue.

**4.** Mme Magdelaine, 71 ans, a chuté à son domicile. Elle est hospitalisée pour une fracture du col du fémur. Dans le dossier médical, vous relevez parmi les antécédents une ostéoporose et une hypotension orthostatique.

**A.** Définissez les notions de facteur prédisposant et facteur précipitant.

**B.** De quel type de facteur s'agit-il dans cette situation ? Justifiez votre réponse.

**5.** Syndrome de Volkmann

**A.** Expliquez la physiopathologie du syndrome de Volkmann.

**B.** Énumérez deux situations présentant un risque d'apparition de ce syndrome.

**6.** Fracture de Pouteau-Colles

**A.** Citez les os concernés par la fracture de Pouteau-Colles.

**B.** Énoncez les signes cliniques de cette fracture.

**C.** Précisez la complication à redouter en cas de déplacement.

**7.** Citez les complications du décubitus prolongé, et pour chacune d'elles, identifiez deux actions préventives à mettre en place.

**8.** Justine est amenée par les pompiers aux urgences. Elle a glissé sur une plaque de verglas et s'est fracturée les os de la cheville. Il s'agit d'une fracture ouverte de Dupuytren.

**A.** Définissez cette fracture en précisant les éléments anatomiques concernés.

**B.** Argumentez la lésion cutanée.

**C.** Énoncez les éléments de prise en charge de la fracture ouverte.

### 2 QCM

**1.** Les étapes chronologiques de la consolidation osseuses sont :
**A.** L'hématome/le cal fibreux/le cal vicieux/le cal osseux/le remodelage
**B.** L'hématome/le cal fibrocartilagineux/le cal osseux/le remaniement osseux
**C.** L'hématome/le cal osseux/le remaniement osseux/le cal fibrocartilagineux
**D.** L'hématome/le cal fibreux/le cal osseux/le cal vicieux/le remaniement osseux

**2.** Yasmine, 15 ans, a fait une chute de cheval et s'est fracturé le poignet. La fracture est simple, sans déplacement. Elle doit quitter les urgences après la pose d'un plâtre d'avant-bras brachio-antébrachial.
Quelle complication majeure est-elle à éviter ?
**A.** L'inflammation
**B.** Le déplacement sous plâtre
**C.** L'embolie graisseuse
**D.** Le syndrome de Volkmann

**3.** Jean est hospitalisé depuis 5 jours en chirurgie orthopédique pour une fracture du péroné/tibia. Il a subi une intervention chirurgicale pour pose de matériel d'ostéosynthèse (plaques vissées sur les diaphyses). Il signale ce jour une sensation de lourdeur au niveau du mollet qui est chaud, légèrement rouge et douloureux. Il a un pouls à 115 bpm, une température à 37,8 °C et une tension artérielle à 130/90 mmHg. L'évaluation de la douleur est à 4 sur une échelle de 10.

Vous lui dites :

**A.** De rester alité, que le médecin va venir

**B.** De mettre ses bas de contention avant de se lever

**C.** De ne pas s'inquiéter, que c'est une douleur passagère

Vous pensez à :

**D.** Une crampe

**E.** Une phlébite

**F.** Une douleur postchirurgicale

**4.** Mme L. Anne est hospitalisée après 68 jours d'immobilisation plâtrée pour une fracture diaphysaire du tibia. Elle présente une douleur sous plâtre, une sensation de mobilité au niveau du foyer fracturaire. La radiographie met en évidence la persistance d'un trait de fracture au niveau du matériel d'ostéosynthèse fixé lors de la prise en charge initiale de la fracture.

Le médecin craint une pseudarthrose, c'est-à-dire :

**A.** Un syndrome pseudo-inflammatoire de la zone fracturée

**B.** Un retard de consolidation au-delà de la période de consolidation osseuse

**C.** Une déminéralisation osseuse associée à un déplacement sous plâtre

**5.** À l'admission de Marie, qui a chuté et se présente avec une main douloureuse et un hématome qui s'étend du poignet aux doigts, vous lui retirez ses bagues parce que :

**A.** Vous craignez que le plâtre recouvre ses doigts

**B.** Elle vous l'a demandé

**C.** Vous redoutez l'effet garrot du fait de l'évolution de l'œdème

**D.** La bague a été déformée par l'impact

**6.** Le médecin vous prévient qu'il faut diriger Charlie vers le bloc opératoire rapidement pour une réduction chirurgicale de sa fracture. Vous devez mettre en œuvre les soins nécessaires relevant de votre rôle propre :

**A.** Prélèvements sanguins

**B.** Pose d'un dispositif d'immobilisation

**C.** Relevé des paramètres vitaux

**D.** Dépilation de la zone

**E.** Douche préopératoire avec savon antiseptique

**F.** Retrait du vernis à ongles et nettoyage des ongles

**G.** Pose de perfusion

**H.** Port de linge à usage unique/lit propre

**I.** Bracelet d'identification du patient

**J.** Prémédication médicamenteuse

**K.** Retirer les prothèses dentaires éventuelles

**L.** Constitution du dossier

**M.** Regrouper les effets personnels de la personne dans le placard

**N.** Confier la personne au brancardier avec le dossier médical

**O.** Rassurer la personne avant son transfert au bloc opératoire

# CORRIGÉS

## VÉRIFIER SES CONNAISSANCES

### 1 Question à réponse ouverte et courte (QROC)

**1.A.** Il s'agit d'un traumatisme par choc mécanique indirect.

**B.** Les éléments susceptibles d'être lésés sont la tête humérale, l'articulation acromioclaviculaire, les vaisseaux et les nerfs.

**C.** Le tableau clinique évoque la possibilité d'une fracture de l'extrémité humérale ou d'une luxation.

**2. A.** Traitement de la fracture

– 1er temps, la réduction : la réduction est le rétablissement des fragments osseux dans leurs rapports anatomiques. Elle peut être manuelle, par traction ou par intervention chirurgicale.

– 2e temps, l'immobilisation ou la contention : il s'agit du moyen utilisé pour maintenir les fragments réduits dans leur position anatomique jusqu'à la formation du cal osseux.

**2.B.** Informations à fournir

| Objectifs | Information au patient |
|---|---|
| Prévenir le risque de complication vasculo-nerveuse | Il s'agit du *syndrome de Volkmann*<br>Informer Mathieu des signes permettant de dépister ce syndrome :<br>– douleur de l'avant-bras irradiant vers la main<br>– œdème des doigts et de la main<br>– fourmillement et engourdissement distal<br>– cyanose des extrémités<br>– froideur des doigts et de la main<br>Au moindre doute, se présenter aux urgences rapidement sinon risque de rétraction des fléchisseurs de la main |
| Prévenir le risque thromboembolique | Informer Mathieu des signes d'alerte et des actions préventives à mettre en œuvre :<br>– surélever le membre<br>– assurer des contractions du membre et des mouvements des doigts<br>– vérifier la coloration et l'aspect des extrémités du membre plâtré qui doivent être roses, chaudes, mobilisables sans douleur<br>– si douleur se présenter aux urgences rapidement |
| Maintenir l'efficacité et l'intégrité du plâtre | Informer Mathieu sur le soin à apporter à son plâtre :<br>– ne pas le cogner et l'émietter par des frottements répétitifs<br>– ne pas le mouiller<br>– le maintenir dans un état de propreté optimal<br>– dépister toute tache suspecte et toute odeur au niveau du plâtre<br>– ne pas se gratter en insérant des objets dans le plâtre<br>– si sensation de flottwement ou de mobilité excessive du membre à l'intérieur du plâtre, revenir pour un contrôle radiologique afin d'éviter un déplacement sous plâtre |
| Permettre à Mathieu d'assurer les actes de la vie quotidienne | Les activités quotidiennes sont possibles mais modérées : faire quelques exercices en soulevant le bras, en mobilisant les épaules pour éviter la fonte musculaire et les raideurs articulaires<br>Mettre l'écharpe pour soulager le poids du plâtre et maintenir une bonne posture<br>Ne pas prendre de bain, et protéger le plâtre lors de la toilette<br>Pas de conduite de deux-roues ni de reprise du roller<br>Se faire aider pour les gestes sollicitant l'habileté du membre plâtré (couper la nourriture, se vêtir, etc.)<br>Solliciter les amis pour la poursuite des prises de notes de cours (la scolarité ne sera pas interrompue) |

# 3 Les traumatismes de l'appareil locomoteur : les fractures

| Objectifs | Information au patient |
|---|---|
| Assurer le suivi médical du traitement | Rappeler à Mathieu et à ses parents les dates des visites de contrôle et les examens radiologiques prescrits<br>Répéter l'importance de revenir à l'hôpital si l'un des signes de complication apparaissait<br>Fournir le livret d'explication réalisé<br>S'assurer que toutes les informations sont comprises |

**3. A.** Prévenir le risque thromboembolique en assurant une prophylaxie par anticoagulant du fait du risque majeur lié à l'intervention et au port d'un plâtre.

**B.** Les signes principaux sont les signes de l'inflammation, la perte du ballottement du mollet, la douleur à la dorsiflexion, la dissociation entre le pouls et la température (pouls augmenté pour une température normale), la douleur à la pression du mollet.

**4. A.** Un facteur précipitant est un évènement qui expose le sujet au traumatisme, un facteur prédisposant est une vulnérabilité du sujet face au traumatisme.

**B.** Il s'agit de facteurs prédisposants car l'ostéoporose fragilise le squelette, l'hypotension est une pathologie associée qui favorise les chutes

**5.** Syndrome de Volkmann

**A.** Le syndrome de Volkmann est une ischémie musculaire induite par la compression des muscles dans une loge inextensible. Les fibres musculaires non vascularisées s'atrophient, provoquant une rétraction des tendons des fléchisseurs des doigts qui est responsable de la rétraction de la main en forme de griffe.

**B.** Ce risque est à redouter lors d'une fracture du coude, du tibia, du péroné et lors d'une contention plâtrée circulaire.

**6.** Fracture de Pouteau-Colles

**A.** La fracture concerne l'extrémité inférieure du radius ; c'est la plus fréquente des fractures.

**B.** Les signes cliniques : douleur, œdème, déformation en dos de fourchette si déplacement.

**C.** La complication est la compression du nerf médian, responsable du syndrome du canal carpien.

**7.** Complications du décubitus prolongé

– **Complications cutanées**, prévention des escarres : suppression des pressions, matériel adapté pour la literie, le fauteuil, hydratation et alimentation.

– **Complications cardio-vasculaires :** port de bas de contention, verticalisation, contractions musculaires des membres inférieurs, traitement antithrombotique.

– **Complications infectieuses broncho-pulmonaires :** expiration lente et prolongée, toux contrôlée, postures spécifiques, hydratation hydrique, aérosolthérapie/fluidifiant bronchique.

– **Complications de l'appareil locomoteur :** travail musculaire, mobilisation des articulations, renforcement musculaire (séances de kinésithérapie), verticalisation précoce, maintien d'un positionnement anatomique des articulations.

– **Complications urinaires :** maintien d'une diurèse d'au moins 1,5 l/24 h, évacuation des résidus post-mictionnels.

– **Complications intestinales :** position demi-assise après les repas, adaptation diététique (solide/hydrique/fibre), verticalisation, hydratation 1,5 l/24 h, prévention par laxatif osmotique.

– **Perturbation du concept de soi :** accompagnement relationnel de la personne et de son entourage, valorisation des capacités…

**8.** Fracture ouverte de Dupuytren

**A.** Il s'agit d'une fracture bimalléolaire, située au niveau de la malléole interne du tibia et de la malléole externe du péroné.

**B.** Le relief osseux des malléoles fragilise le revêtement cutané, qui, dès lors qu'il est traumatisé, se déchire et transforme la fracture en fracture ouverte. Le risque d'infection de l'articulation de la cheville est important.

**C.** La prise en charge :
- soulagement de la douleur,
- parage de la plaie,
- bilan radiologique,
- préparation préopératoire,
- pose d'une voie d'abord et perfusion de macromolécules IV,
- évaluation du risque tétanique et vaccination si nécessaire.

## 2 QCM

**1.** B

**2.** D

**3.** A/E

**4.** B

**5.** C

**6.** B/C/D/E/F/H/I/J/K/L/M/N/O

# 4 Les traumatismes musculaires, articulaires et tendineux de l'appareil locomoteur

## COMPRENDRE

Comme tous les traumatismes, ceux des muscles ou des articulations en réponse à une agression mécanique résultent d'un dépassement de leur capacité de résistance.

Nous allons aborder les principaux traumatismes rencontrés, qu'ils concernent directement le muscle ou l'articulation, ou qu'ils découlent d'une fracture. Comme nous l'avons vu précédemment, la fracture lèse l'os, mais la cinétique du mouvement peut toucher les articulations et les parties molles autour de l'os sans pour autant être associée à une fracture.

Au niveau du muscle, il s'agit des atteintes des fibres musculaires par un effort musculaire qui dépasse la capacité élastique du muscle sollicité. Les lésions musculaires sont de degré variable pouvant aller de la simple courbature jusqu'à la rupture musculaire.

Au niveau des articulations, les traumatismes imposent des mouvements dont l'amplitude est largement supérieure à leur capacité physiologique telle qu'une hyperextension, une distension dont les plus fréquentes sont la luxation et l'entorse impliquant les éléments de glissement tels que la capsule articulaire, les tendons.

Pour mieux comprendre ces lésions, les situer et mémoriser les phénomènes physiopathologiques, nous allons rappeler ici quelques principes d'anatomie et de physiologie.

# ANATOMIE ET PHYSIOLOGIE DES MUSCLES ET DE L'APPAREIL ARTICULO-LIGAMENTEUX

## Le tissu musculaire strié

Les muscles striés sont sous le contrôle du système nerveux central, et interviennent dans la locomotion. Ils sont reliés au squelette par :

- un point d'insertion de départ, qui assure l'attachement du muscle à l'os sur un point fixe,
- un point d'insertion terminal, qui sera mobilisé par la contraction du muscle lors du mouvement.

La contraction provoque le raccourcissement du muscle, le rapprochement des deux points d'insertion et donc le mouvement. Ce raccourcissement est permis par la capacité de glissement que possèdent les fibres musculaires et le tendon.

### La structure du muscle

Le muscle strié présente une forme charnue, rouge ; il est composé de fibres musculaires contractiles, ou myocytes, qui sont la cellule de base du tissu musculaire. Cette cellule longiligne est sous le contrôle d'un neurone particulier : le motoneurone. Elle est constituée de faisceaux de myofibrilles formées de bandes de filaments de protéines contractiles réparties alternativement. Ce sont ces bandes qui donnent l'aspect strié au muscle.

Les myofibrilles forment un faisceau, et le muscle est constitué d'un ensemble de faisceaux dont les extrémités d'insertion présentent une zone plus fine, tendineuse. Chacune de ces parties est recouverte d'une enveloppe mince de tissu conjonctif qui protège les fibres et qui joue un rôle important dans le phénomène de glissement indispensable à la contraction. L'ensemble formé du corps charnu et de la zone tendineuse est recouvert d'une enveloppe souple mais inextensible, appelée aponévrose, qui maintient la tension intramusculaire.

Cette enveloppe de tissu conjonctif fibreux est désignée différemment selon qu'elle recouvre tout le muscle – elle est alors appelée épimysium –, le faisceau de fibres – chacun étant enserré par un périmysium – ou la fibre – enveloppée par l'endomysium. Ce tissu conjonctif assure un rôle de soutien du muscle et de protection des fibres.

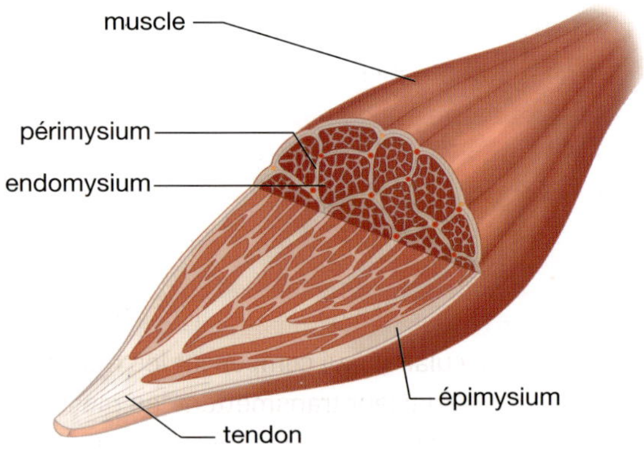


**Figure 4.1. Constitution du muscle**

Le muscle s'insère sur l'os, soit directement au niveau du périoste, soit par l'intermédiaire des tendons constitués par l'épimysium qui se modifie et s'enrichit en collagène pour résister aux contraintes exercées par le muscle. Le tendon peut être en forme de corde, c'est le cas du tendon du biceps, ou être une sorte de filet plat, il s'appelle alors aponévrose et permet l'insertion des muscles tels que les muscles abdominaux.

## La structure de la cellule musculaire

La cellule musculaire, appelée myocyte, est constituée d'un cytoplasme appelé sarcoplasme, qui contient les noyaux, ainsi que les réserves de glycogène et la myoglobine – l'énergie de la cellule musculaire. L'ensemble de ces composants forme la structure histologique de la cellule musculaire appelée le sarcolemme.

Le sarcoplasme est la réserve énergétique de la cellule, il contient le glycogène et la myoglobine qui est la principale protéine pourvoyeuse de l'oxygène nécessaire à la contraction musculaire.

La cellule musculaire est longiligne et comporte des fibres contractiles, les myofibrilles. Chaque myofibrille est composée de deux types de filaments : les filaments épais de myosine et les filaments fins d'actine, disposés de façon alternative, ce qui confère son aspect strié au muscle. Chaque myofibrille constitue une unité contractile appelée sarcomère.

Il existe deux sortes de fibres, l'une permettant l'endurance, et l'autre l'effort bref mais intense.

**Les fibres dites à contraction lente :** elles présentent un petit diamètre et une couleur rouge en raison de la présence de myoglobine. Ces fibres sont utilisées lors des contractions peu intenses mais prolongées. Endurantes, elles sont sollicitées en permanence et sont principalement situées dans les muscles du dos et des membres inférieurs qui participent au maintien de la posture.

**Les fibres à contraction rapide :** elles présentent un diamètre plus large et sont appelées aussi fibres blanches en raison de l'absence de myoglobine. Elles sont mobilisées pour les efforts brefs et intenses. Elles sont majoritaires dans les muscles des membres supérieurs (biceps, triceps...), capables de produire des mouvements rapides et violents,

## La vascularisation

Les muscles striés ont besoin d'apports importants de sang oxygéné au cours de l'effort, et ils sont donc richement vascularisés. Ils possèdent la capacité de réguler leur débit sanguin par vasodilatation capillaire sous l'action de modifications chimiques locales, notamment la libération d'acide lactique, qui provoque une vasodilatation du système vasculaire pour répondre aux besoins du muscle. Une artère nourrit le muscle et les tendons et se ramifie en un vaste réseau capillaire concernant chaque fibre musculaire. Une veine assure l'évacuation des déchets métaboliques produits par la contraction musculaire.

## Propriétés du muscle

Les qualités principales du muscle sont son pouvoir de contractilité et d'excitabilité.

Les fibres musculaires qui composent les muscles sont innervées par des neurones moteurs, ou motoneurones, qui leur transmettent les messages du système nerveux central, sous forme de potentiels d'action. À l'entrée du muscle, le motoneurone se ramifie et innerve ainsi plusieurs fibres musculaires. Une même fibre est innervée par plusieurs neurones moteurs.

L'excitabilité est la faculté d'une cellule ou d'un tissu vivant de répondre par une modification spécifique à une stimulation brusque du milieu extérieur capable de réaliser une *excitation*. Pour le tissu musculaire, cette réponse est la contraction.

La contraction du muscle strié est due au glissement des filaments d'actine sur les filaments de myosine. Ce glissement nécessite un apport important d'énergie, fourni par les nombreuses mitochondries présentes dans le cytoplasme de la cellule musculaire sous forme d'adénosine triphosphate (ATP).

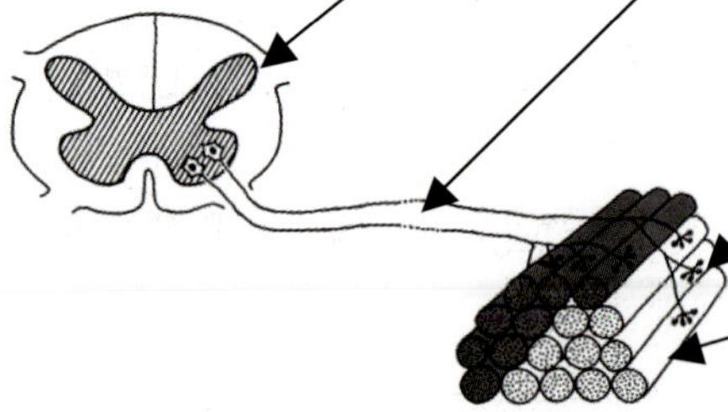


**Figure 4.2. Unité motrice musculaire**

Il existe deux types de contraction musculaire. Si l'une ou les deux insertions sont mobiles, la contraction entraîne un raccourcissement du muscle : elle est dite *isotonique*. Ce raccourcissement est possible grâce au glissement des fibres et des tendons dans leur gaine. Cette diminution de longueur du muscle anime les pièces osseuses qu'il est censé mouvoir, impliquant ainsi le système articulaire et ligamenteux.

Si, au contraire, les deux extrémités restent fixes, il n'y a pas de raccourcissement, mais une mise en tension des fibres musculaires : la contraction est dite *isométrique*.

Les phénomènes mécaniques de la contraction musculaire peuvent être enregistrés graphiquement et mesurés au moyen d'appareils appelés myographes.

Quelques repères anatomiques osseux sont nécessaires pour comprendre l'implication des os et des articulations dans le mouvement.

## Le squelette

Le squelette est constitué de 206 os qui, en fonction de leur répartition anatomique, interviennent dans le mouvement et la protection des organes. Le squelette présente deux parties.

### Partie axiale

La partie axiale, qui forme l'axe central du corps, est constituée par le crâne, le rachis, le sternum et la cage thoracique terminée par l'appendice xiphoïde.

### Partie appendiculaire

La partie appendiculaire, qui est formée de deux ceintures reliant les membres au squelette axial. Il s'agit de la ceinture scapulaire, qui relie les membres supérieurs au tronc, et de la ceinture pelvienne qui relie les membres inférieurs au tronc.

#### La ceinture scapulaire

Elle est formée par la clavicule, l'omoplate et le membre supérieur.

#### Le membre supérieur

Ce dernier se compose de l'humérus qui s'articule avec l'omoplate au niveau de l'articulation de l'épaule et avec le radius et le cubitus au niveau de l'articulation du coude. Le poignet est l'articulation de jonction entre la main et l'avant-bras. Il est formé de petits os, les carpes, eux-mêmes en relation avec les métacarpes qui se poursuivent par les phalanges pour former les doigts.

■ **La ceinture pelvienne**

Elle est constituée par les deux os iliaques, le sacrum et le membre inférieur.

■ **Le membre inférieur**

Celui-ci est formé par le fémur, l'os le plus solide du squelette, qui s'articule :
– avec les os iliaques au niveau d'une articulation extrêmement mobile, la hanche,
– avec le tibia et le péroné au niveau du genou, articulation protégée par la rotule.

Les tarses sont les os qui forment la cheville et le talon. Ils supportent le poids du corps. Les métatarses puis les phalanges constituent le pied.

## Les articulations

Les articulations sont classées en trois groupes en fonction de leur structure et de leur degré de mobilité. On distingue classiquement :

■ les articulations fibreuses, les *synarthroses*, qui ne permettent pas de mouvement : os du crâne,

■ les articulations cartilagineuses, les *amphiarthroses*, qui sont peu mobiles : symphyse pubienne, l'articulation manubriosternale, les articulations intervertébrales,

■ les articulations synoviales, les *diarthroses*, qui permettent une grande liberté de mouvement : la hanche, le genou, le coude, l'épaule. Les articulations synoviales ont une structure particulière qui permet leur fonctionnalité. Les éléments constitutifs en sont :

– la capsule articulaire qui entoure la cavité articulaire,

– le cartilage articulaire sur les surfaces osseuses,

– la membrane et le liquide synoviaux : la membrane sécrète un liquide visqueux qui nourrit le cartilage articulaire. Dans certaines articulations, des bourses séreuses sont présentes, qui sont des culs-de-sac synoviaux qui amortissent les frottements intenses et renforcent la protection de l'articulation.

Ces articulations permettent une grande amplitude de mouvement, mais plus le mouvement est ample, plus la stabilité de l'articulation est mise en jeu. Les ligaments sont donc le moyen de parer à cette instabilité. Associés aux muscles, les ligaments renforcent la stabilité de l'articulation.

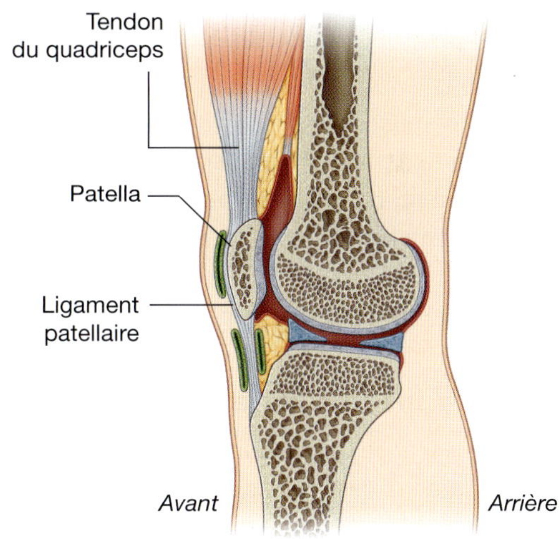


**Figure 4.3. Articulation du genou (coupe)**

## Le système de glissement

C'est l'unité anatomique à la base du mouvement. Elle regroupe :

■ d'une part, le muscle, l'os, l'articulation et le système nerveux,

■ d'autre part les tendons, gaines, aponévroses, capsules articulaires, éléments qui se déplacent les uns par rapport aux autres, avec un espace interstitiel de glissement. Tous ces éléments ont en commun leur structure histologique : il s'agit de tissu conjonctif dense et riche en fibres de collagène. Ils ont la capacité de résister à la traction, ils sont résistants et inextensibles pour assurer une meilleure transmission des forces induites par la contraction musculaire.

**Points clés à retenir**

▶ Les éléments constitutifs du système de glissement sont à la base du mouvement, et ils sont souvent impliqués lors d'un traumatisme. Connaître leur structure et leurs fonctions permet de faire des liens entre les signes, les complications, les séquelles et les modalités de traitement et de rééducation.

## TYPOLOGIE DES TRAUMATISMES MUSCULAIRES

Les différents traumatismes concernant les muscles ont comme point commun la lésion ou rupture d'un certain nombre de fibres. Les ruptures musculaires peuvent être :

- complètes : elles concernent le muscle dans sa totalité,
- partielles : elles concernent un petit nombre de faisceaux, ou encore ne touchent que quelques fibrilles.

Cependant le traumatisme n'est pas la seule étiologie à une complication musculaire : la fibre musculaire peut dégénérer dès lors que le traumatisme compromet sa vascularisation ou son innervation.

Les lésions musculaires sont différentes en fonction du mécanisme traumatique. Ainsi un traumatisme direct va-t-il écraser le muscle plus ou moins profondément, alors qu'un traumatisme indirect va, par mise en tension excessive des fibres musculaires, engendrer la rupture des fibres soumises à une tension extrême.

### Les traumatismes musculaires sans rupture des fibres

#### La courbature

Il s'agit d'une douleur musculaire diffuse qui fait suite à un travail musculaire inhabituel, ou d'une intensité trop longue. Cette douleur gêne les mouvements, et dure de 24 à 48 h.

#### La contracture

Il s'agit d'une douleur d'apparition très rapide, en lien avec une contraction musculaire involontaire majorée à la palpation et aux mouvements. La contracture survient lors d'une activité musculaire trop intense ou trop longue.

#### La crampe

Il s'agit d'une contraction involontaire, douloureuse, qui survient soit durant un effort intense, soit du fait de la présence de toxines en excès dans le muscle. La crampe provoque une rétraction du segment de muscle concerné.

### La contusion simple

Il s'agit d'une douleur musculaire consécutive à un coup porté sur le muscle, dont l'intensité peut engendrer une impotence fonctionnelle.

## Les traumatismes musculaires avec rupture des fibres

### La contusion musculaire

Cette lésion est provoquée par un mécanisme direct qui a pour conséquence d'écraser le muscle. Cet écrasement provoque l'effilochage ou la rupture de quelques fibres musculaires, engendrant un saignement et la création d'un hématome dans le corps musculaire.

### L'attrition

C'est le même phénomène d'écrasement mais plus en profondeur dans le corps musculaire. L'hématome est volumineux. Cet écrasement provoque en plus la lésion des fibres musculaires qui peuvent se rompre.

### La rupture musculaire

C'est une rupture des fibres musculaires qui survient au cours d'une contraction violente. Elle est d'intensité et de gravité variables selon le nombre de fibres déchirées.

#### L'élongation

Il s'agit de microdéchirures musculaires dues à un dépassement de l'élasticité des fibres sans grande atteinte des tissus. Elle provient d'un étirement inhabituel du muscle et intervient pendant l'effort musculaire.

Elle se manifeste par une douleur violente et la formation d'un œdème.

#### Le claquage

Le nombre de fibres lésées est plus important ; le claquage concerne les sportifs au décours d'un exercice intense. La lésion provoque un saignement à l'intérieur du muscle, entraînant un hématome intramusculaire et se manifeste par une douleur vive, en « coup de poignard », qui impose l'arrêt de l'effort, et par une sensation de craquement associée à la douleur.

#### La déchirure

C'est la rupture d'un ou de plusieurs faisceaux musculaires dans leur transversalité. Cette lésion grave entraîne une impotence fonctionnelle totale et un saignement important, avec formation très rapide d'un hématome intramusculaire et d'un œdème régional.

## Les accidents tendineux : la tendinite

C'est une inflammation du tendon se manifestant par une douleur qui survient lors du mouvement, imposant une impotence fonctionnelle. Elle survient par répétition de traumatismes, par surcharge de travail du tendon ou par mauvaise hygiène de vie. La complication est l'évolution vers une rupture du tendon.

## EXAMEN CLINIQUE

Le traumatisme musculaire se caractérise par plusieurs signes.

### L'intégrité de la peau

Une lésion musculaire intéresse les fibres musculaires striées, ainsi que le tissu conjonctif de soutien qui assure la cohésion des fibres musculaires et permet la vascularisation et l'innervation des cellules musculaires. Le traumatisme peut être provoqué par un agent externe mais également par un effort trop intense de contraction musculaire. C'est le principal motif de traumatisme musculaire et il concerne principalement les sportifs.

Dans la majorité des cas, l'agent vulnérant n'altère pas le tissu cutané. La peau est donc intègre. Cependant certaines contusions musculaires, notamment lors d'accidents de la voie publique, peuvent endommager le revêtement cutané; la lésion musculaire est considérée comme une lésion des tissus mous (voir chapitre 3, les fractures).

### La douleur brutale

Elle apparaît au décours de l'effort musculaire et est différente selon le traumatisme. Elle peut cesser rapidement dès la mise au repos du muscle ou persister et imposer une impotence fonctionnelle.

### La lésion des fibres musculaires

La lésion des fibres est variable selon le traumatisme. Les fibres peuvent être effilochées, présenter des signes de souffrance intracellulaire, se rompre en petit nombre dans leur faisceau, – ou encore le faisceau peut être totalement déchiré. Enfin, certaines peuvent se nécroser par insuffisance de vascularisation.

### L'impotence fonctionnelle

L'altération des fibres musculaires rend partiellement ou totalement impossible la contraction du muscle et donc la mobilisation du membre ou du segment de membre. Des signes de compressions nerveuses provoquées par le moignon de muscle rompu peuvent altérer la sensibilité et la motricité, et être responsables d'une impotence.

### L'hématome intramusculaire

Les lésions des fibres et de l'enveloppe aponévrotique provoquent des saignements à l'intérieur du corps musculaire, de volume variable selon l'ampleur de la lésion. Cet hématome intramusculaire se manifeste par l'apparition d'un œdème régional au niveau de la zone lésée. Il peut être générateur de troubles gravissimes dont le plus redouté est la nécrose des fibres musculaires.

## Points clés à retenir

▶ Les traumatismes musculaires peuvent provoquer la rupture des fibres musculaires ou simplement leur lésion. La gravité repose sur le nombre de fibres rompues et sur l'absence de vascularisation. Le traumatisme indirect est fréquemment l'apanage du sportif.

▶ La lésion musculaire se caractérise par une douleur, une impotence fonctionnelle, une rupture de fibres, un hématome intramusculaire, et souvent une intégrité de la peau.

## LE PROCESSUS DE RÉPARATION

Immédiatement après la lésion, les fibres musculaires débutent leur processus de réparation physiologique.

### La régénération musculaire

Quel que soit son mécanisme de survenue, la lésion musculaire associe une rupture des fibres musculaires, avec ou sans lésion du tissu conjonctif de soutien, et un hématome intramusculaire.

La myogenèse s'organise autour d'une réaction inflammatoire, d'une phase de prolifération de cellules et d'une phase de cicatrisation, comme pour tout tissu conjonctif.

#### La phase inflammatoire

Initialement, la rupture des sarcolemmes de la fibre entraîne une série de réactions : protéolyse, migration cellulaire, nettoyage cellulaire...

Ainsi, dans les premières heures qui suivent le traumatisme, la zone lésée est envahie par de nombreuses cellules inflammatoires (macrophages, polynucléaires) provenant de l'hématome qui s'est constitué. Elles phagocytent les fibres musculaires nécrosées pour laisser apparaître la membrane basale qui servira de charpente à la régénération musculaire. Cette réaction inflammatoire conditionne le succès de la régénération.

#### La phase proliférative

Le phénomène d'angiogenèse favorise la formation d'un réseau capillaire nourricier indispensable à la prolifération des myoblastes et à leur différenciation. La régénération des myoblastes se fait à partir des cellules satellites situées entre la membrane basale et le sarcolemme de la fibre musculaire striée mature. Les myoblastes qui ont proliféré s'alignent et fusionnent pour former une cellule polynucléée, allongée, le myotube, qui mature et évolue vers la fibre musculaire striée. Sa différenciation définitive en fibre musculaire est soumise à son innervation et aux phénomènes de traction exercés sur la fibre.

La phase inflammatoire a également enclenché la synthèse de différents types de collagène à la base du tissu cicatriciel.

## Les facteurs indispensables à la cicatrisation[1]

### La vascularisation

L'angiogenèse est primordiale dans la zone musculaire lésée pour apporter l'oxygène nécessaire à la prolifération myoblastique et fibroblastique. Elle débute à partir des vaisseaux situés à proximité de la lésion et constitue une importante ramification capillaire qui vascularise la zone lésée et permet sa réparation.

### L'innervation

L'innervation est indispensable à la maturation du myoblaste et à sa différenciation en fibre musculaire. En l'absence d'innervation la nouvelle fibre musculaire s'atrophie et régresse au stade de myotube. La réinnervation nécessite deux phases :

- une recolonisation nerveuse de la zone lésée par repousse spontanée des fibres nerveuses atteintes ou à partir des fibres adjacentes intactes,
- l'établissement de jonctions neuromusculaires avec les nouvelles fibres musculaires.

### La traction

La traction longitudinale permet l'orientation des nouvelles fibres musculaires et des fibres de collagène. Il convient ainsi de mettre le muscle en repos dans cet alignement. Cette traction au repos correspond à une immobilisation qui doit être prudente. Trop longue, elle est néfaste pour la fibre musculaire qui s'atrophie. Trop brève, elle ne permet pas le respect des étapes de la cicatrisation.

## La cicatrisation

La cicatrisation se fait par un tissu interstitiel riche en fibres de collagène et, comme pour tout tissu conjonctif, évolue vers la fibrose.

Cette fibrose doit être dans l'alignement de la fibre musculaire pour obtenir un tissu cicatriciel le plus fonctionnel possible. En effet, la cicatrice fibreuse agit sur la qualité de la contraction musculaire. Aussi, si elle est perpendiculaire à la direction des fibres, la fibrose diminue la puissance des muscles.

Par ailleurs, l'aponévrose cicatricielle peut provoquer des adhérences qui vont empêcher le glissement du muscle.

Deux paramètres sont essentiels pour la cicatrisation : la vascularisation avec néoformation de capillaires et l'innervation. Dans les traumatismes avec pertes de substance, ces conditions ne sont pas réunies et la cicatrisation ne sera que partielle ou inexistante : un cal fibreux deviendra le moyen de consolidation.

Parfois, des cicatrices vicieuses kystiques peuvent apparaître à partir des hématomes.

Enfin, dans les lésions profondes ou proches des insertions osseuses, une ossification musculaire n'est pas exceptionnelle.

1 Cicatrisation des lésions musculaires, Dr B. Boisaubert : www.anmsr.asso.fr/anmsr00/36Cica/cicabois.html

## LES PRINCIPALES COMPLICATIONS

Si l'examen clinique permet de poser le diagnostic, la gravité des lésions est en lien avec l'hématome intramusculaire. L'examen clinique doit être complété par un examen d'imagerie tel qu'une échographie, voire une IRM, afin de détecter cet hématome.

■ **Syndrome douloureux chronique :** persistance d'une douleur et d'une altération fonctionnelle avec diminution de la puissance du muscle.

■ **Claquages musculaires récidivants :** récidive de rupture des fibres musculaires lors d'efforts d'intensité moindre.

■ **Anomalie du galbe musculaire :** il s'agit d'une déformation du muscle.

■ **Nodule fibreux :** c'est la résultante d'un processus de cicatrisation anarchique. Le nodule est douloureux, car le tissu cicatriciel ne peut pas s'adapter aux déformations qu'impose, lors des contractions musculaires, le tissu sain voisin. La prise en charge est essentiellement la kinésithérapie qui va devoir redonner sa souplesse et son élasticité au tissu.

■ **Lésions kystiques :** elles résultent de l'encapsulement de l'hématome initial ou de la persistance d'un épanchement résiduel.

■ **Amyotrophie :** dégénérescence des fibres musculaires consécutive à leur immobilisation ou non-utilisation fonctionnelle. C'est une complication de l'immobilisation trop prolongée dans le traitement.

■ **Nécrose musculaire :** c'est une atteinte irréversible des fibres musculaires d'origine vasculaire (syndrome de Volkmann).

■ **Dégénérescence musculaire :** c'est une atrophie des fibres musculaires induite par l'interruption de leur innervation. C'est une atteinte irréversible.

■ **Hernie musculaire :** il s'agit d'une déchirure de l'enveloppe conjonctive du muscle. Ainsi le muscle sain n'est plus soutenu par l'aponévrose et lorsqu'il est au repos, le muscle forme une excroissance issue du passage d'une portion du muscle à travers l'aponévrose déchirée.

### Points clés à retenir

▶ Comme tous les tissus conjonctifs, le muscle possède la propriété de se réparer en fonction de l'altération qu'il a subie. Cependant, la fibre musculaire peut perdre de ses qualités. Le muscle peut ne pas retrouver l'intégralité des capacités qui étaient les siennes avant son traumatisme, ou encore présenter une forme inesthétique.

## LES AXES THÉRAPEUTIQUES

### Le traitement médical

Dans la plupart des cas, le traitement du traumatisme musculaire relève d'un traitement médical reposant sur :

■ **le repos** : il varie selon l'étendue et la localisation de la lésion de 10 à 30 jours,

■ **le massage**, qui a pour but de décontracturer le muscle,

■ **l'action thermique :** la chaleur a un effet anti-inflammatoire, le froid lutte contre l'extension de l'hématome,

■ **l'électrothérapie**, qui a des effets antalgiques,

■ **les anti-inflammatoires**, qui diminuent les effets locaux du traumatisme mais doivent être utilisés au 4ᵉ ou 5ᵉ jour pour ne pas perturber la phase inflammatoire du processus de réparation. Les myorelaxants diminuent les phénomènes douloureux provoqués par la contracture du muscle.

## Les étapes de la prise en charge

### Au stade initial

Le traitement d'urgence limite au maximum les dégâts occasionnés par le traumatisme :

■ il limite le volume de l'hématome intramusculaire par compression, glaçage, repos et mise en décharge,

■ il évacue l'hématome extramusculaire en surélevant le membre si possible ; privilégier une position déclive,

■ il sauve le maximum de fibres musculaires lésées en réduisant leur métabolisme par le froid, et en luttant contre l'œdème et l'hématome intramusculaire.

### Au stade précoce (du 4ᵉ au 10ᵉ jour)

Le traitement :

■ respecte l'inflammation qui assure la détersion du foyer nécrotique,

■ évacue l'hématome intramusculaire,

■ favorise la régénération des fibres musculaires en évitant une immobilisation complète et en autorisant des mouvements actifs, de faible amplitude qui ne risqueront pas d'entraîner des microruptures du tissu de soutien en voie de cicatrisation,

■ limite la réaction fibreuse par le repos et la mise en décharge.

### Aux stades ultérieurs

Il s'agit :

■ d'orienter la cicatrisation par la mise en tension progressive du muscle,

■ de traiter la cicatrice fibreuse, inévitable à ce stade de la lésion, par des étirements passifs et de la physiothérapie,

■ redonner progressivement au muscle atteint toutes les qualités de force, de souplesse et de coordination.

## Le traitement chirurgical

Le traitement chirurgical des lésions musculaires s'adresse aux lésions ouvertes avec perte de substance. Il consiste en un parage de la plaie pour évacuer les souillures et les tissus nécrosés, et, si cela est possible, réaliser la suture à la suite. Sinon, les soins de cicatrisation dirigée sont mis en place, voire une greffe de peau.

Lors des incisions chirurgicales, l'incision de l'aponévrose est franche et le muscle est décollé pour ne pas dissocier les fibres et limiter la formation d'une fibrose.

Le traitement chirurgical peut être envisagé également en cas d'échec du traitement médical et de la persistance d'une gêne fonctionnelle retentissant sur l'activité et les performances musculaires.

# TYPOLOGIE DES LÉSIONS ARTICULAIRES

## L'entorse

### Définition et physiopathologie

Lésion traumatique d'une articulation résultant d'un écart temporaire des surfaces articulaires provoqué par le mouvement forcé ou anormal qui provoque une distorsion brutale, une élongation ou une déchirure ligamentaire. Les surfaces articulaires reprennent leur position à la suite de ce mouvement exagéré. Il n'y a donc pas de déplacement des surfaces articulaires.

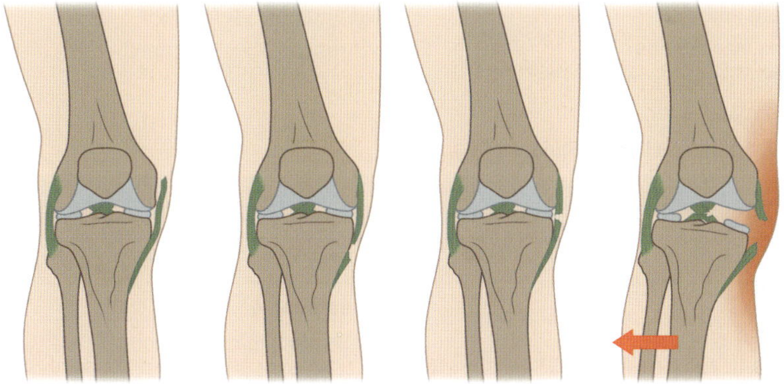

**Figure 4.4. Exemple de l'entorse du genou**

La lésion ligamentaire comporte deux degrés :

- l'entorse bénigne : simple élongation, sans mouvements articulaires anormaux,
- l'entorse grave : déchirure ligamentaire ou désinsertion des ligaments qui ont résisté au mouvement mais se sont arrachés de leur insertion osseuse. Les mouvements articulaires sont anormaux puisque les éléments constitutifs de l'articulation ne sont plus maintenus.

### Examen clinique et prise en charge thérapeutique des entorses (tableau 4.I)

La symptomatologie est proportionnelle à l'importance des lésions. On note les signes suivants :

- douleur vive et intense localisée,
- une mobilité articulaire anormale ou normale selon qu'il existe une rupture ligamentaire ou non,
- une hémarthrose si rupture du ligament car elle entraîne une déchirure de la synoviale.

| Entorse de la cheville | Entorse du genou |
|---|---|
| **Symptômes** | |
| • Sensation de rupture ressentie par la victime<br>• Douleur aiguë initiale puis reproduite à la palpation<br>• Impotence fonctionnelle immédiate, possibilité de reprise après quelques minutes<br>• Tuméfaction externe (« œuf de pigeon ») | • Douleur sur le trajet du ligament étiré<br>• Si entorse grave :<br>– impression de craquement<br>– instabilité du genou<br>– épanchement hémorragique (hémarthrose) |
| **Diagnostic** | |
| • Radiographie standard si :<br>– âge < 18 ans ou > 55 ans<br>– incapacité de se mettre en appui immédiatement après l'accident<br>• Palpation douloureuse de la malléole ou/et os du pied<br>• Entorse grave | • Radiographie standard<br>• Arthroscopie pour rechercher des lésions méniscales |
| **Traitement** | |
| **Entorse bénigne**<br>• Pendant 48 h :<br>– pas d'appui (cannes)<br>– glaçage<br>– surélévation du membre<br>– contention-compression (bande Cohéban)<br>• Traitement antalgique et anti-inflammatoire<br>• 3 à 4 jours plus tard<br>– contention stabilisatrice par strapping pendant 10 jours – ou orthèse amovible<br>– reprise de l'appui<br>**Entorse grave**<br>• Immobilisation par attelle pendant 6 à 8 jours, attelle semi-rigide ou autre orthèse<br>• Surélévation du membre<br>• Contention orthopédique de 8 semaines selon gravité<br>• Chirurgie : suture et renforcement ligamentaire<br>• Rééducation active précoce | **Entorse simple**<br>• Attelle amovible antalgique<br>• Traitement anti-inflammatoire<br>• Glaçage<br>• Kinésithérapie précoce – dès arrêt de la douleur<br>• Reprise du sport progressive au bout de 3 semaines<br>**Entorse grave**<br>• Immobilisation plâtrée pendant 45 jours<br>• Chirurgie : suture et renforcement ligamentaire (arthroscopie)<br>• Rééducation active précoce |

**Tableau 4.I. Clinique et traitements des entorses (cheville, genou)**

## La luxation

### Définition et physiopathologie

Il s'agit d'un déplacement permanent de deux surfaces articulaires qui ont perdu complètement leurs rapports anatomiques l'une par rapport à l'autre du fait d'un traumatisme violent. L'os a résisté à la violence du choc mais la capsule articulaire et les ligaments se sont rompus, permettant le déplacement des surfaces articulaires.

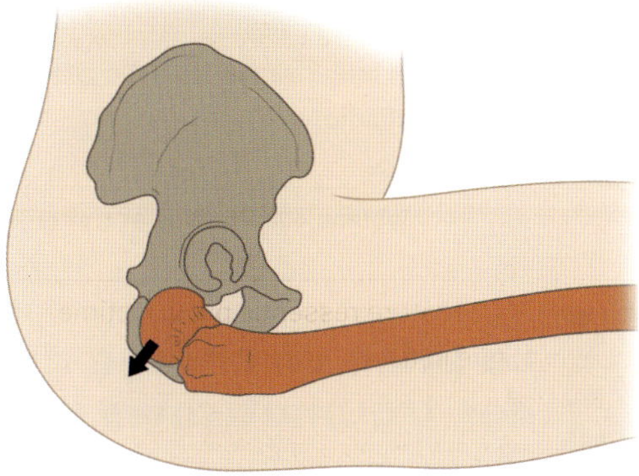

Figure 4.5. Exemple de la luxation de la hanche.

Cependant la luxation n'est pas toujours traumatique, elle peut être facilitée par une prédisposition congénitale (luxation congénitale de la hanche), un déficit musculaire ou une pathologie (polyarthrite rhumatoïde).

Toutes les articulations peuvent être atteintes mais les plus touchées sont la mâchoire, l'épaule, le coude, le genou et la hanche.

### Examen clinique et prise en charge des luxations (tableau 4.II)

Les signes cliniques sont nets :

- déformation importante au niveau de l'articulation et position anormale du membre,
- douleur,
- impotence fonctionnelle,
- traumatisme vasculo-nerveux des vaisseaux et nerfs situés dans la zone avoisinante, qui se traduit par une abolition des pouls distaux et des troubles de la sensibilité.

| Luxation de l'épaule | Luxation de la hanche |
|---|---|
| **Symptômes** | |
| • Attitude classique des traumatisés du membre supérieur : soutien du bras blessé avec la main valide<br>• Épaule douloureuse à la mobilisation<br>• Déformation : le signe de « l'épaulette » – le moignon de l'épaule à perdu son galbe,<br>Le coude est écarté du corps, la tête humérale est palpable sous l'aisselle | • Déformation importante de l'articulation et position vicieuse du membre inférieur en fonction de la position de la tête fémoral par rapport au cotyle<br>• Asymétrie des articulations droite et gauche<br>• Raccourcissement du membre<br>• Risque de paralysie sciatique<br>• Risque de lésions associées (fracture, atteinte de l'artère fémorale et plaies cutanées) |
| **Diagnostic** | |
| Radiographie | Radiographie |

| Luxation de l'épaule | Luxation de la hanche |
|---|---|
| **Traitement** | |
| • Réduction orthopédique sous sédation.<br>Si échec, réduction chirurgicale<br>• Immobilisation pendant 3 semaines avec gilet orthopédique (MayoClinic)<br>• Rééducation précoce | • Réduction chirurgicale rapide pour éviter la nécrose de la tête fémorale<br>• Traitement chirurgical (ostéosynthèse) ou traction<br>• Rééducation |

**Tableau 4.II. Clinique et traitements des luxations (cheville, genou)**

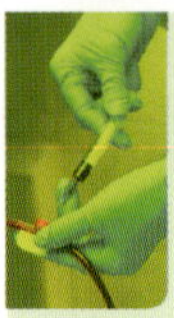

## La prise en charge aux urgences des traumatismes musculaires

La prise en charge d'un traumatisme musculaire et articulaire peut nécessiter une consultation aux urgences ou auprès du médecin traitant ou du médecin du sport.

| Objectifs poursuivis | Actions de soins à mettre en œuvre | Résultats |
|---|---|---|
| Accueillir le patient | • Installer le patient<br>• Immobiliser provisoirement la zone traumatisée en position anatomique<br>• Dévêtir le patient pour dégager la zone atteinte | • Installation confortable<br>• Respect de la pudeur et de la confidentialité |
| Évaluer la situation traumatique<br>Recueillir les informations sur le contexte traumatique | • Réaliser l'examen clinique à la recherche des signes de traumatisme musculaire<br>• Interroger le patient à la recherche des informations précisant les circonstances de survenue du traumatisme et rechercher les éléments apportant des connaissances sur le terrain du patient (antécédents, traitement en cours, allergie, récidive…) | • Examen clinique effectué<br>• Analyse des résultats effective, priorisation des soins |
| Réduire l'hématome | • Mettre le muscle en décharge et en déclive<br>• Poser une vessie de glace enroulée dans un linge, sur le muscle<br>• Faire un bandage compressif non circulaire selon prescription médicale<br>• Maintenir le muscle au repos<br>• Noter les soins | • Hématome intramusculaire circonscrit |

| Objectifs poursuivis | Actions de soins à mettre en œuvre | Résultats |
|---|---|---|
| Évacuer l'hématome | • Selon l'ampleur de l'hématome extramusculaire, réalisation d'une ponction évacuatrice, sous anesthésie<br>• Préparer le matériel et le patient<br>• Assister le médecin<br>• Noter les soins et la quantité évacuée | • Hématome évacué<br>• Protection des fibres musculaires assurée |
| Soulager la douleur | • Évaluer la douleur (quantitative et qualitative)<br>• Administrer les antalgiques prescrits<br>• Mesurer l'efficacité du traitement<br>• Respecter la position antalgique du patient | • Soulagement de la douleur |
| Assurer la traçabilité | • Ouvrir le dossier de soins infirmiers<br>• Notifier les actes | • Continuité des soins assurée |
| Réduire l'anxiété du patient | • Rechercher les signes de l'anxiété<br>• Fournir au patient l'information relative au déroulement de sa prise en charge et de l'éventuelle attente aux urgences | • Satisfaction du patient et/ou de son entourage |
| Assurer le retour à domicile du patient | • Informer le patient sur les traitements (antalgique, cryothérapie...)<br>• Dispenser les conseils relatifs à la reprise de l'activité : mise en tension progressive, intérêt de la prescription éventuelle de séances de kinésithérapie, présentation des différents traitements connexes (électrothérapie, action thermique...) | • Patient informé |

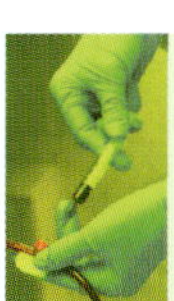

## Savoir-faire : la prise en charge aux urgences des traumatismes articulaires

| Objectifs poursuivis | Actions de soins à mettre en œuvre | Résultats |
|---|---|---|
| Accueillir le patient | • Installer le patient<br>• Immobiliser provisoirement la zone traumatisée en position anatomique, soutenir le membre avec coussin, attelle<br>• Dévêtir le patient pour exposer la zone atteinte | • Installation confortable<br>• Respect de la pudeur et de la confidentialité |

## 4 Les traumatismes musculaires, articulaires et tendineux…

| Objectifs poursuivis | Actions de soins à mettre en œuvre | Résultats |
|---|---|---|
| Évaluer la situation traumatique<br>Recueillir les informations sur le contexte traumatique | • Réaliser l'examen clinique à la recherche des signes de traumatisme articulaire<br>• Selon le contexte, mesurer les paramètres vitaux (pouls et TA, T°, FR)<br>• Questionner le patient pour rechercher les informations précisant les circonstances de survenue du traumatisme et rechercher les éléments apportant des connaissances sur le terrain du patient (antécédents, traitement en cours, allergie, récidive…) | • Examen clinique effectué<br>• Analyse des résultats effective, priorisation des soins |
| Dépister les complications neurovasculaires | • Contrôler la chaleur, la coloration, la sensibilité et la mobilité des extrémités<br>• Contrôler la présence des pouls périphériques | • Analyse des résultats ; présence ou non de complications |
| Soulager la douleur | • Évaluer la douleur (quantitative et qualitative)<br>• Administrer les antalgiques prescrits<br>• Bloquer l'articulation avec une orthèse<br>• Respecter la position antalgique du patient<br>• Mesurer l'efficacité du traitement<br>• Glacer la zone (sauf si présence de lésion cutanée) | • Soulagement de la douleur |
| Évacuer l'hémarthrose | • Selon le volume de l'hémarthrose, réalisation d'une ponction évacuatrice, sous anesthésie (MEOPA)<br>• Préparer le matériel et le patient<br>• Assister le médecin<br>• Noter les soins et la quantité évacuée | • Hématome évacué |
| Dépister une luxation | • En cas de luxation de rotule, d'épaule, du coude, le médecin pourra la réduire sans délai avant la mise en place de la contention<br>• Préparer l'anesthésie (MEOPA)<br>• Assister le médecin durant l'acte en maintenant le patient dans une position confortable | • Réduction de l'articulation |
| Assurer les soins des lésions cutanées éventuelles | • Nettoyage de la plaie<br>• Pansement protecteur<br>• Préparer le matériel si suture envisagée | • Plaie propre et/ou suturée |

| Objectifs poursuivis | Actions de soins à mettre en œuvre | Résultats |
|---|---|---|
| Mettre en œuvre le traitement | • Traitement orthopédique (orthèse, contention Dujarrier, contention plâtrée...)<br>• Traitement chirurgical : préparer le patient pour le bloc opératoire en vue d'une chirurgie, d'une arthroscopie (surtout pour entorse du genou), organiser l'admission en hospitalisation | • Traitement assuré |
| Assurer la traçabilité | • Ouvrir le dossier de soins infirmiers<br>• Notifier les actes | • Continuité des soins assurée |
| Réduire l'anxiété du patient | • Rechercher les signes de l'anxiété<br>• Fournir au patient l'information relative au déroulement de sa prise en charge et de l'éventuelle attente aux urgences | • Satisfaction du patient et/ou de son entourage |
| Assurer le retour à domicile du patient | • Informer le patient sur les traitements (antalgiques, cryothérapie, mise en place de contention amovible...)<br>• Dispenser les conseils relatifs au mode de traitement et proposer des conseils pour adapter les gestes quotidiens | • Patient informé |
| Pallier les difficultés du patient | • Selon le traitement et la situation : aider le patient, et/ou expliquer à son entourage l'aide à lui apporter, ou mettre en place les aides nécessaires | • Réseau de soutien mis en place<br>• Autonomie du patient préservée |

## Points clés à retenir

### Les techniques de soins à maîtriser

**▶ Soins transversaux**

– Lavage des mains
– Nettoyage et désinfection des locaux et du matériel
– Hygiène hospitalière
– Circuit des déchets hospitaliers
– Prise et surveillance des paramètres vitaux
– Évaluation de la douleur
– Préparation et gestion du chariot d'urgence
– Entretien infirmier

**▶ Soins spécifiques**

– Préparation cutanée préopératoire
– Réalisation de pansements spécifiques
– Pose de perfusions
– Gestes de premier secours
– Réalisation de contention
– Soins de conforts et d'hygiène

# S'ENTRAINER

## VÉRIFIER SES CONNAISSANCES

### 1 Questions à réponses ouvertes courtes (QROC)

**1.** Énoncez les éléments de l'appareil locomoteur intervenant dans le mouvement

**2.** Décrivez la structure anatomique du muscle strié

**3.** Définissez le terme « aponévrose » et légendez le schéma en plaçant les termes suivants : l'épimysium, périmysium, endomysium

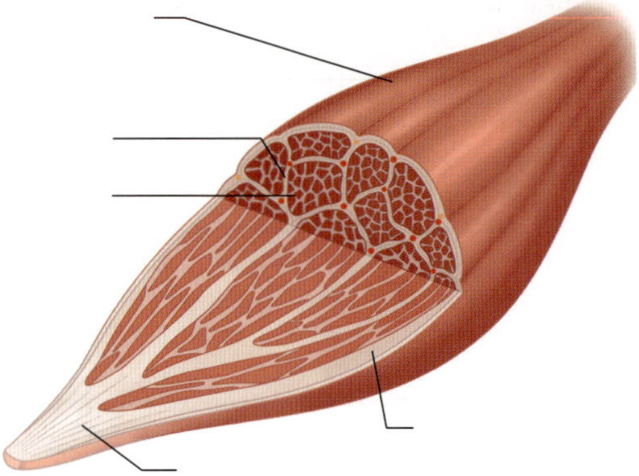

**4.** Énoncez et définissez les différents types d'articulation. Donnez un exemple pour chacune d'elles.

**5.** Définissez l'entorse et la luxation. Mettez en évidence la différence

### 2 QCM

**A** Le tendon d'Achille permet l'insertion du muscle du mollet sur le calcanéum

**vrai** ☒ **faux** ☐

**B** La rupture du tendon d'Achille est lié à un effort de traction violente du muscle

**vrai** ☒ **faux** ☐

**C** Le traitement de la rupture du tendon d'Achille peut être orthopédique ou chirurgical, le patient ne pourra pas marcher pendant **6.** à **8.** semaines

**vrai** ☒ **faux** ☐

**D** La principale complication de la luxation de l'épaule est la lésion du nerf radial

**vrai** ☐ **faux** ☒

**E** L'arthroscopie est l'examen utilisé pour diagnostiquer et traiter une lésion méniscal

**vrai** ☒ **faux** ☐

**F** La radiographie standard est systématiquement réalisée pour diagnostiquer une entorse

**vrai** ☐ **faux** ☒

**G** Le traitement de la luxation de l'épaule est une urgence

**vrai** ☒ **faux** ☐

**H** Selon le cas, le traumatisme articulaire ne nécessite pas de rééducation

**vrai** ☐ **faux** ☒

# CORRIGÉS

## VÉRIFIER SES CONNAISSANCES

### 1 Questions à réponses ouvertes courtes (QROC)

**1.** Os, articulations, muscles, tendons

**2.** Structure anatomique du muscle strié :
Myofibrilles ⟶ faisceau ⟶ muscle

**3.** L'aponévrose
L'aponévrose est l'enveloppe qui recouvre chacun des éléments constitutifs du muscle permettant le phénomène de glissement nécessaire à la contraction. Cette enveloppe est inextensible.
Pour le schéma légendé, voir fig 4.1.

**4.** Les différents types d'articulation
– Les articulations fibreuses : *synarthroses*, qui ne permettent pas de mouvement : os du crâne
– Les articulations cartilagineuses : *amphiarthroses*, qui sont peu mobiles : symphyse pubienne, l'articulation manubriosternale, les articulations intervertébrales
– Les articulations synoviales, *diarthroses*, qui permettent une grande liberté de mouvement : la hanche, le genou, le coude, l'épaule.

**5.** l'entorse et la luxation
– *Entorse* : Lésion traumatique ligamentaire. Les surfaces articulaires reprennent leur position à la suite du mouvement exagéré.
– *Luxation* : Déplacement permanent de deux surfaces articulaires qui ont perdu complètement leurs rapports anatomiques l'une par rapport à l'autre du fait d'un traumatisme violent.
– La différence : Il n'y a pas de déplacement des surfaces articulaires dans l'entorse, alors qu'on le retrouve dans la luxation.

### 2 QCM

**A.** vrai

**B.** vrai

**C.** vrai

**D.** faux – c'est le nerf circonflexe

**E.** vrai

**F.** faux – selon le cas, l'examen n'est pas nécessaire pour le diagnostic

**G.** vrai

**H.** faux

# 5 Les traumatismes du crâne et du rachis

## COMPRENDRE

La boîte crânienne abrite l'encéphale, organe du système nerveux central, qui se prolonge par la moelle épinière, elle-même protégée par les vertèbres qui forment le rachis.

L'encéphale et la moelle épinière sont recouverts par trois membranes, les méninges, qui sont de l'intérieur vers l'extérieur : la pie-mère, l'arachnoïde et la dure-mère. Ils baignent dans le liquide céphalo-rachidien (LCR).

Le système nerveux central contrôle et régule les fonctions vitales de notre organisme.

Nous comprenons qu'un traumatisme crânien ou du rachis provoquera des lésions osseuses de l'enveloppe externe rigide, mais également du tissu nerveux central par phénomène de compression ou d'inertie. Les conséquences sont graves car le tissu nerveux n'a pas la possibilité de se réparer. De ce fait, les lésions sont irréversibles. Selon leur gravité, elles conduisent le patient en service spécialisé de neurochirurgie ou de réanimation. S'en suit une phase de réadaptation et de réinsertion en fonction des séquelles neurologiques et fonctionnelles qui persistent.

Nous aborderons dans ce chapitre des notions générales sur ces traumatismes et leur évolution. La prise en charge thérapeutique des traumatismes graves s'accompagne d'une prise en charge des défaillances organiques induites. Nous vous invitons à reprendre ces traumatismes en semestre 4 en lien avec les processus de défaillance organique et les soins d'urgence.

## ANATOMIE ET PHYSIOLOGIE

### Le crâne

Le cuir chevelu est la partie la plus externe, c'est la couche la plus épaisse de la peau couvrant le corps. Il assure une protection au crâne et au cerveau.

Le crâne est constitué d'un ensemble d'os plats qui fusionnent durant l'enfance : le frontal, les deux pariétaux, les deux temporaux, l'occipital, le sphénoïde (dans lequel on retrouve une dépression nommée selle turcique où se loge l'hypophyse) et l'ethmoïde (jonction avec les cavités orbitaires et nasales). Ces os sont lisses sur la surface extérieure et pourvus d'aspérités à l'intérieur pour mieux s'adapter aux formes du tissus nerveux et à l'emplacement des vaisseaux.

Le crâne est divisé en deux régions anatomiques, la voute crânienne et la base du crâne. C'est à la base du crâne que l'os présente de nombreux « trous » les *foramens,* dans lesquels passent les vaisseaux sanguins et les nerfs.

À l'âge adulte, les articulations entre ces os se sont ossifiées et sont non mobiles ce qui explique que toute augmentation de pression à l'intérieur de la boite crânienne provoque une compression de l'encéphale.

## Le rachis

Le rachis ou colonne vertébrale est la pièce maitresse du squelette de par sa continuité depuis la base du crâne jusqu'au bassin. La colonne vertébrale est formée d'un empilement d'éléments osseux, les vertèbres, qui du fait de leur multiplicité confèrent au rachis solidité et souplesse.

**La colonne présente quatre courbures** : une courbure cervicale à convexité antérieure (lordose cervicale), une courbure thoracique à concavité antérieure (cyphose thoracique), une courbure lombaire à convexité antérieure (lordose lombaire), une courbure pelvienne à concavité antérieure (cyphose sacrée). Cette configuration en forme de S lui permet des mouvements multidirectionnels tout en lui permettant une certaine rigidité.

**Le rachis compte 24 vertèbres** : 7 cervicales, 12 thoraciques et 5 lombaires auquel se rajoutent une dizaine de vertèbres fusionnées : 5 sacrées et 4 ou 5 coccygiennes. Les vertèbres sont identifiées par la première lettre de la région à laquelle elles appartiennent, et par un numéro, 1 étant la vertèbre supérieure.

**Les vertèbres** sont constituées d'un corps vertébral en avant, d'un trou vertébral qui forme le canal rachidien du fait de l'empilement des vertèbres dans lequel siège la moelle épinière, et d'un arc vertébral à l'arrière qui présente des apophyses servant de points d'insertion aux muscles et ligaments qui solidarisent la colonne du crâne au pelvis, ainsi que des surfaces articulaires permettant les jonctions aux vertèbres sus et sous jacentes.

**Le cartilage** entre chaque corps vertébral, le disque intervertébral, assure l'amortissement des chocs. S'ils sont endommagés, le cartilage peut être repoussé dans le canal rachidien et comprimer la moelle ou les nerfs (hernie discale, sciatique).

## Le système nerveux central (SNC) : l'encéphale et la moelle épinière

Pour rendre compte des particularités anatomiques et fonctionnelles du système nerveux, il convient de distinguer les éléments périphériques et les éléments centraux.

Le système nerveux périphérique inclut les neurones sensitifs, connectant le SNC aux récepteurs sensoriels et, les neurones qui innervent les muscles et les viscères.

Le système nerveux central est constitué de l'encéphale et de la moelle épinière.

Le tissu cérébral est couvert sur sa totalité de trois membranes appelées les méninges et baigne dans un liquide, le liquide céphalo rachidien produit par les ventricules cérébraux.

### L'encéphale

L'encéphale est constitué de plusieurs parties : le cerveau, le diencéphale, le tronc cérébral et le cervelet.

#### Le cerveau

Il est formé par les hémisphères cérébraux et les noyaux gris centraux.

Les hémisphères cérébraux peuvent être assimilés grossièrement à deux cylindres de tissu nerveux, le centre de chacun d'eux étant creusé d'une cavité dénommée ventricule et pleine de liquide céphalo-rachidien. Ils représentent la majorité de la masse encéphalique. Les hémisphères droit et gauche sont séparés par une scissure interhémisphérique. Chaque hémisphère est divisé en lobes par des sillons (scissures).

- **Le lobe frontal** contient les émotions, la fonction motrice et l'expression de la parole (côté dominant).
- **Le lobe pariétal** contient les fonctions sensorielles et l'orientation spatiale.
- **Le lobe temporal** contient les aires de la compréhension et de l'intégration de la parole et régule certaines fonctions de la mémoire.
- **Le lobe occipital** contient les centres de la vision.

Les hémisphères sont constitués d'une substance gélatineuse blanche, la substance blanche, recouverte à sa superficie d'une couche de substance grise, le cortex cérébral. On distingue ainsi deux régions anatomiques dans le cerveau, le cerveau cortical qui correspond au cortex cérébral, et le cerveau basal qui regroupe les structures situées sous le cortex : le tronc cérébral, le diencéphale, le cervelet.

Chaque hémisphère comporte sur sa partie corticale, des aires motrices, sensitives, qui assurent trois types de fonction : les **activités mentales** (mémoire, intelligence, pensée, raisonnement...), les **activités de perception sensitive** (douleur, toucher, température, vue, audition, goût et olfaction), et les **activités comportementales** (apathie, agressivité...).

Le cerveau est constitué de milliards de neurones disposés en couche dans le cortex et regroupés en noyaux, comme les noyaux gris centraux siégeant dans la profondeur des hémisphères. Des connexions multiples sont établies par des axones formant ainsi un véritable réseau de communication.

La majorité des voies nerveuses sont croisées, c'est-à-dire que les voies de la sensibilité de la moitié du corps gauche sont ressenties par l'hémisphère cérébral droit et inversement. On parle de commande controlatérale.

L'hémisphère dominant est celui qui contient les centres du langage. L'hémisphère gauche est le dominant chez un droitier, le droit chez un gaucher. Ainsi chez le droitier, c'est l'hémisphère gauche qui va héberger le centre de la parole et les raisonnements de type mathématique, alors que le droit sera plutôt celui du sens artistique et de l'intuition. Il existe une complémentarité entre les deux hémisphères en fonction de leur dominance.

### Le diencéphale

Il est constitué de différents éléments.

- **Le thalamus** : c'est le récepteur des influx sensitifs.
- **L'hypothalamus** : il rassemble toutes les régulations viscérales participant à l'homéostasie du milieu intérieur et il participe à l'expression des émotions.
- **L'épithalamus** : mal connu, son action serait couplée à celle de l'hypothalamus et interviendrait dans les rythmes circadiens.
- **Le système limbique** : il est formé par l'association complexe de centres nerveux et de leurs voies de communication qui bordent le tronc cérébral.

### ■ Le tronc cérébral

Le tronc cérébral comporte le pont supérieur et moyen qui contient le système réticulaire activateur responsable de la **conscience** et la médulla, qui contient les **centres cardiorespiratoires**.

### ■ Le cervelet

Le cervelet, ou petit cerveau, est un organe situé sous le cerveau, parallèlement aux grandes voies sensorielles et motrices, entourant le tronc cérébral. Il coordonne les mouvements. Son atteinte atteste de perturbations importantes dans le **maintien de l'équilibre et de la posture** et dans l'**exécution et la coordination des mouvements**.

Les cellules du cerveau, les neurones, reçoivent un débit sanguin constant. Ce débit sanguin cérébral est rendu constant grâce à la pression de perfusion cérébrale qui permet de pousser le sang vers la tête, et par un système d'autorégulation qui modifie les résistances au débit sanguin quand la pression de perfusion varie. Ainsi lorsqu'une personne veut passer de la position couchée à la position debout, la pression de perfusion cérébrale va chuter du fait de la gravité et donc diminuer le flux sanguin irriguant le cerveau. Pour y pallier et maintenir un débit sanguin cérébral constant, un processus physiologique va permettre la dilatation des vaisseaux cérébraux afin de compenser ces modifications : c'est l'autorégulation. Ce phénomène est altéré par l'hyperventilation.

## La moelle épinière

La moelle épinière est une structure nerveuse axiale enfermée dans la colonne vertébrale et protégée par les méninges. Elle est en continuité avec le cerveau et son trajet court jusqu'en L2.

Sur toute sa longueur, la moelle porte des paquets de fibres nerveuses qui forment les racines rachidiennes. On distingue les racines postérieures (dorsales) et antérieures (ventrales). Elles débouchent du trou de conjugaison pour laisser apparaître le nerf rachidien qui se ramifie vers les organes et les téguments pour en assurer l'innervation motrice et sensitive.

La moelle épinière constitue le grand **centre des réflexes sensitivomoteurs** de la vie végétative et de la vie de relation. Elle est considérée comme un système de conduction des messages sensitifs d'origine somatique et viscérale (douleur), comme un **centre réflexe** (réflexes moteurs et physiologiques comme la miction, la défécation) et comme un **centre d'intégration motrice**.

La moelle se compose d'une substance grise en forme de papillon, située au niveau des cornes antérieures (ou cornes motrices) et des cornes postérieures (ou cornes sensitives) ainsi que de la substance blanche formée par les fibres sensitives ascendantes qui communiquent le message nerveux aux centres supérieurs (cerveau) et les fibres motrices descendantes qui transmettent les influx moteurs provenant du cerveau aux neurones.

## Points clés à retenir

▶ Le système nerveux central (SNC) est abrité par la boîte crânienne et le rachis. La boite crânienne abrite l'encéphale, les vertèbres protègent la moelle épinière.

▶ L'encéphale est constitué du *cerveau*, du *diencéphale*, du *tronc cérébral* et du *cervelet*.

▶ La moelle épinière est une structure nerveuse axiale enfermée dans la colonne vertébrale et protégée par les méninges, elle est constituée des fibres nerveuses innervant l'ensemble des organes et des téguments.

▶ C'est le SNC qui contrôle et régule les fonctions vitales de notre organisme. Le système nerveux périphérique assure la liaison du SNC aux récepteurs sensoriels. De par ses fonctions fondamentales, toute lésion du système nerveux revêt un caractère de gravité.

▶ Une lésion du tissu neurologique est souvent irréversible. En fonction de sa localisation, les répercussions d'un traumatisme sont fonctionnelles et comportementales, et souvent dramatiques.

# LES TRAUMATISMES CRÂNIENS

## Typologie des lésions

Le traumatisme crânien résulte d'un choc sur le crâne, entraînant deux types de lésions :

- les lésions cérébrales primaires sont le fait d'un traumatisme direct du cerveau, qui est associé à des lésions vasculaires : plaies, impacts sur le tissu cérébral, sur les méninges,
- les lésions cérébrales secondaires : il s'agit de lésions qui apparaissent à distance des lésions primaires et sont liées à l'évolution du processus traumatique intracérébral (processus hémorragique principalement).

## Présentation des principales lésions rencontrées

### Les lésions cutanées

Elles concernent le cuir chevelu. Elles peuvent être sans gravité, mais sont très hémorragiques du fait de la riche vascularisation locale. Les lésions du cuir chevelu simples sont en général parées et suturées, mais les plaies graves avec décollement du scalp peuvent provoquer des états de choc.

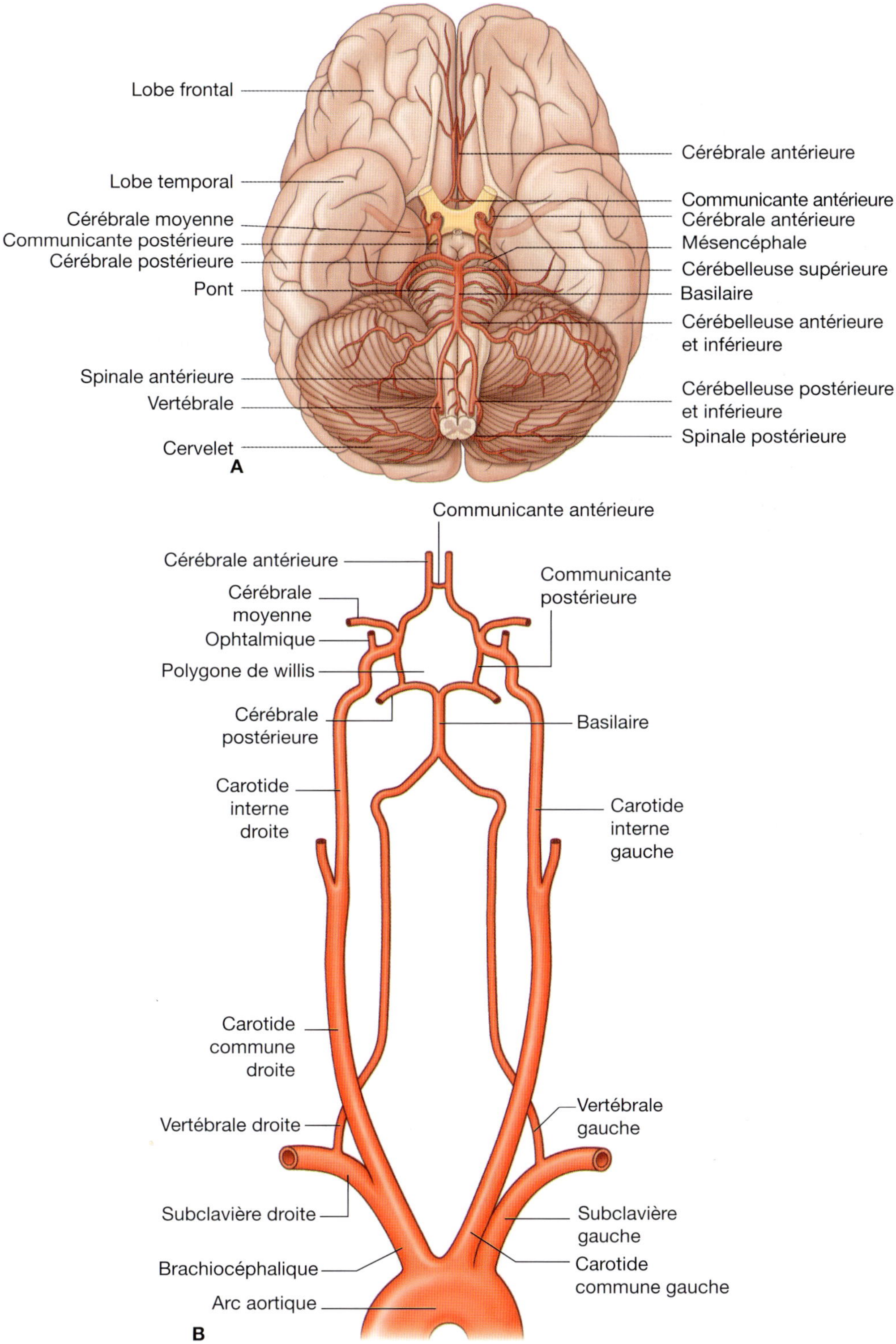


**Figure 5.1. Vascularisation artérielle du cerveau.**
**A : localisation des artères à la base du cerveau. B : représentation shématique.**

## Les lésions osseuses

Les fractures de l'os crânien doivent leur complication à leur localisation et à leur déplacement.

### La fracture simple

Un trait de fracture simple au niveau de la voûte crânienne est en général sans gravité, il n'est visible que radiologiquement. Il démontre cependant la violence du choc et fait donc envisager une lésion des artères méningées ou cérébrales situées au niveau du cortex, qui se manifesterait par la constitution d'un hématome extradural.

Un trait de fracture au niveau de la base du crâne est parfois à l'origine de fistules entre les méninges et les cavités à proximité : cavités nasales et oreille moyenne (fracture du rocher). Des manifestations caractéristiques démontrent cette complication : les rhinorrhées et otorrhées de LCR. Ce contexte présente un risque d'infection méningée. Présence également de rhinorragie et otorragie.

### L'embarrure

Il s'agit d'une fracture de la voûte crânienne associée à un déplacement osseux vers l'intérieur du crâne. Un fragment osseux se détache et se déplace. L'embarrure se caractérise par un « enfoncement » de l'os. Selon son importance, il y a un risque de compression cérébrale, de lésions tissulaires cérébrales (atteinte du parenchyme cérébral) et de plaies craniocérébrales avec un risque infectieux.

## Les lésions intracrâniennes primaires

Le cerveau flotte dans le LCR. Lors d'une accélération ou d'une décélération due à l'onde de choc du traumatisme, le cerveau peut ainsi se trouver durant une courte période, par inertie, décalé dans son mouvement par rapport à celui de la tête. Le cerveau peut alors être projeté contre l'os crânien (phénomène d'aller-retour). Les lésions provoquées sont variables en fonction de l'énergie du traumatisme. On observe des lésions primaires et des lésions secondaires.

### Les lésions primaires

**La commotion** est due à l'ébranlement du cerveau au moment de l'impact. Elle se traduit par une perte de connaissance rapide, proportionnelle à l'énergie du choc, ou des anomalies de la vigilance. Les perturbations de la conscience sont en général transitoires. Le diagnostic de commotion cérébrale est posé dès qu'un patient traumatisé crânien présente une altération transitoire de la conscience.

**La contusion** est une destruction macroscopique du tissu nerveux en regard du point d'impact, qui s'accompagne d'un suintement hémorragique des capillaires auquel se rajoute un œdème cérébral. La contusion peut être localisée ou diffuse.

Lorsque le cerveau est projeté contre la boîte crânienne, il peut être endommagé par les stries de l'os à l'opposé du point d'impact sous l'effet du mécanisme de contrecoups. Les lésions sont controlatérales, souvent microscopiques et génèrent des troubles neurophysiologiques correspondant aux aires lésées.

Les contusions cérébrales mettent souvent 12 à 24 h avant d'être visible sur le scanner et continuent d'évoluer après le traumatisme.

### Les lésions secondaires

Les lésions secondaires correspondent au développement d'un hématome.

Les espaces méningés extracérébraux sous-arachnoïdiens, sous-dural et extradural peuvent être le siège d'une hémorragie responsable d'une compression cérébrale (effet de masse) nécessitant une intervention car la constitution d'un hématome entraîne une hypertension intracrânienne qui évolue vers l'*engagement*, c'est-à-dire le déplacement du tronc cérébral et du cervelet, sous la pression, vers la moelle épinière.

Les hématomes peuvent survenir à tout moment mais principalement au cours des deux premières semaines avec une prédominance dans les premiers jours.

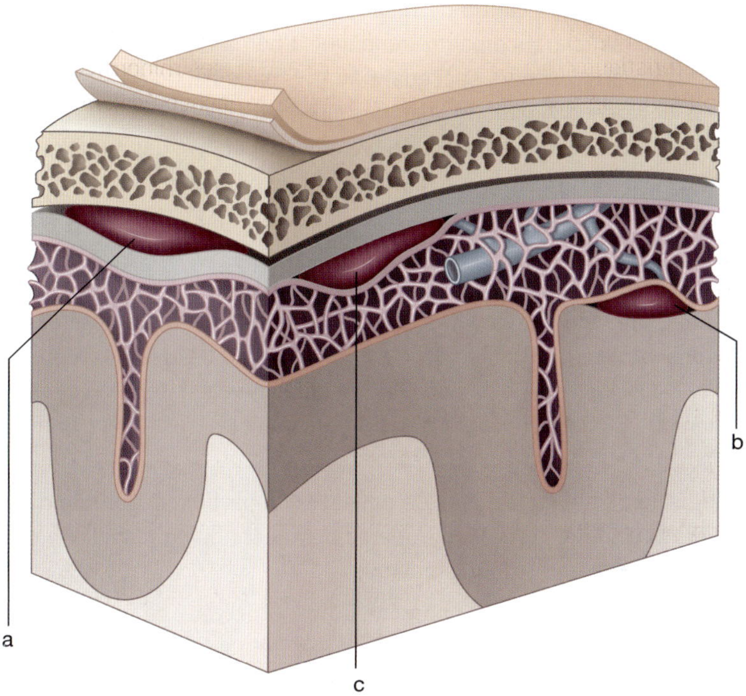


**Figure 5.2. Les différentes formes d'hématome méningé. a : hématome extra-dural. b : hématome sous-arachnoïdien. c : hématome sous-dural**

**L'hématome extra-dural (HED)** est une collection de sang se constituant entre la voûte crânienne et la dure-mère (méninge rigide située au-dessous du crâne qui enveloppe l'ensemble du système nerveux). Il s'agit de l'hémorragie la plus fréquente. L'hématome apparaît quelques heures après le traumatisme et croît rapidement si une artère méningée a été lésée par le traumatisme (par choc minime ou fracture de la voûte crânienne).

L'hémorragie peut être artérielle, provenant de la déchirure d'une artère méningée, ou veineuse à partir de la lésion d'un sinus veineux.

Le diagnostic repose sur la notion d'intervalle libre, c'est-à-dire que le blessé a perdu connaissance au moment du choc, puis a retrouvé un certain niveau de conscience, avant de présenter ensuite une nouvelle perte de conscience.

L'hématome est responsable d'une hypertension intracrânienne mettant en jeu le pronostic vital. Il est à redouter lors de tout traumatisme crânien.

Un HED résulte souvent d'un impact de faible énergie sur l'os temporal (coup de poing).

**L'hémorragie sous-arachnoïdienne** résulte d'une hémorragie méningée isolée et de faible abondance, localisée dans l'espace sous-arachnoïdien au-dessus du cerveau. Elle est responsable de céphalées et d'une raideur de la nuque avec gêne visuelle. L'évolution est le plus souvent favorable s'il n'y a pas d'autres lésions associées, car elle ne présente pas d'effet de masse et donc pas de compression du tissu cérébral.

**L'hématome sous-dural (HSD)** est un hématome siégeant entre l'arachnoïde et la dure-mère. Il se constitue à partir des saignements veineux induits par les contusions cérébrales provenant de la déchirure d'un vaisseau cortical ou de l'espace sous-dural. L'hématome progresse lentement, ce qui explique que sa tolérance peut être longue. L'hématome sous-dural peut être aigu, c'est-à-dire qu'il survient dans les jours succédant au traumatisme, ou se chroniciser et se préciser après un temps de latence variant de quelques jours à quelques mois. La symptomatologie est dominée par des céphalées, des troubles de la parole, de la vue, des troubles du comportement (changement de la personnalité), une hémiparésie ou hémiplégie.

### Les lésions intracrâniennes tardives

#### L'hypertension intracrânienne (HTIC)

L'hypertension intracrânienne est l'augmentation anormalement importante de la pression à l'intérieur de l'encéphale. Elle est à l'origine de la compression du tissu nerveux qui réagit, entraînant l'apparition d'une collection liquidienne à l'intérieur du cerveau : l'œdème cérébral. L'œdème entrave la circulation du LCR, ce qui aboutit à une hydrocéphalie, c'est-à-dire une dilatation des ventricules cérébraux par augmentation du volume de LCR.

L'augmentation de volume est susceptible de pousser une partie du système nerveux situé à la base du crâne vers la colonne vertébrale et de comprimer le bulbe rachidien : c'est l'*engagement*, dont les effets sont délétères pour le patient.

L'HTIC perturbe également la perfusion sanguine du tissu nerveux ce qui est à l'origine d'une hypoxie tissulaire qui peut conduire à l'arrêt circulatoire cérébral : la mort cérébrale.

L'HTIC se manifeste par des céphalées, une raideur de la nuque, des vertiges, des convulsions.

#### La méningite

Il s'agit d'une inflammation des méninges suite à une fracture avec fuite de LCR et de sang soit au niveau de la peau (fracture comminutive et plaie craniocérébrale), soit au niveau de l'oreille moyenne, soit au niveau de nez.

## Examen clinique

Il débute de façon systématique par le recueil de toutes les informations sur le traumatisme. Il constitue une base de référence à partir de laquelle il est possible de suivre l'évolution des symptômes. L'heure de cet examen est à noter. L'examen clinique évalue la vigilance et l'état de conscience du blessé, les fonctions végétatives et neurologiques.

### Anamnèse du traumatisme

- L'heure de survenue et les circonstances du traumatisme.
- État du patient au moment du traumatisme et juste après :

– recherche d'une perte de connaissance brève, de troubles de la conscience ou coma d'emblée,
– recherche de signes neurologiques déficitaires, d'une crise d'épilepsie, de lésions associées.

- Évolution de l'état clinique à la recherche d'un intervalle libre.

### Examen des fonctions végétatives

Les patients dont l'état de conscience est altéré peuvent rapidement présenter des troubles respiratoires et une incapacité à assurer l'oxygénation cérébrale adéquate, ce qui générera des séquelles plus tardives. Les hémorragies sont causes d'hypoxie et de perturbation du débit sanguin cérébral, responsables également de lésions secondaires.

- Mesure et surveillance de la pression artérielle, des fréquences cardiaque et respiratoire, de la température (recherche d'une hypothermie).
- Dépistage des crises d'épilepsie.

### Examen de la conscience et de la vigilance

Évaluation de la conscience et de la vigilance selon l'échelle de Glasgow (tableau 5.I). Si le Glasgow est anormal : contrôle de la glycémie et traitement de l'hypoglycémie en urgence.

| Ouverture des yeux | Réponse verbale | Réponse motrice |
|---|---|---|
| • Spontanée (4)<br>• À la demande (3)<br>• À la douleur (2)<br>• Aucune (1) | • Orientée (5)<br>• Confuse (4)<br>• Inappropriée (3)<br>• Incompréhensible (2)<br>• Aucune (1) | • Obéit à la demande verbale (6)<br>• Orientée à la douleur (5)<br>• Évitement non adapté (4)<br>• Décortication (flexion à la douleur) (3)<br>• Décérébration (extension à la douleur) (2)<br>• Aucune (1) |

**Tableau 5.I. Le score de Glasgow**

Le score de Glasgow varie de 15 (normal) à 3 (absence de réponse). Un score inférieur à 8 correspond à un état comateux.

### Examen neurologique

L'examen neurologique est rigoureux, il est effectué dans le service d'urgence dès l'arrivée du blessé.

Il recherche des signes de souffrance cérébrale. Il s'accompagne d'un examen clinique pour déceler la présence ou l'absence de plaies du cuir chevelu. La gravité des lésions peut ne pas être immédiatement apparente, l'examen neurologique et l'évaluation de Glasgow sont répétés régulièrement (toutes les 5 à 10 mn). Il consiste en :

- observation du patient : l'attitude du blessé (rigidité, hyperextension des membres...),
- vérification de son état de conscience, en mesurant la réactivité et la symétrie des réponses à la stimulation douloureuse,
- vérification de l'ouverture et de la fermeture des pupilles (recherche mydriase, asymétrie pupillaire, réflexe photomoteur),

- contrôle des réflexes crâniens,
- vérification de la motricité des membres.

## Examens complémentaires

### Le bilan des lésions

- Le scanner cérébral est l'examen de référence pour faire le bilan des lésions primaires car il met en évidence l'existence d'une hémorragie méningée, de foyers de contusions ou d'hématomes, et permet de distinguer les traits de fractures.
- L'IRM recherchera une hémorragie intracérébrale en post-aigu.
- La radiographie du rachis est systématique devant un traumatisme crânien grave.

### Le bilan complémentaire

En fonction du traumatisme d'autres examens sont réalisés pour rechercher des lésions associées :

- scanner vertébral,
- scanner thoracique,
- échographie abdominale,
- radiographie du squelette.

L'électroencéphalogramme apporte parfois quelques renseignements complémentaires utiles selon la situation neurologique et l'étendue des lésions intracrâniennes révélées par le scanner cérébral.

En fonction de ce bilan, l'attitude thérapeutique est décidée.

## Les axes thérapeutiques

### Traiter l'urgence

L'urgence neurochirurgicale est dominée par la présence d'une lésion associée : lésion thoraco-abdominale, hémorragie interne et hématome intracrânien.

De façon classique, le traitement repose sur la surveillance clinique et paraclinique pour déceler une éventuelle indication neurochirurgicale secondaire.

La prise en charge du blessé nécessite de :

- préserver l'axe tête-cou-tronc (car une fracture du rachis cervical est toujours suspectée devant un traumatisme crânien),
- surveiller les paramètres hémodynamiques,
- rechercher des signes cliniques annonciateurs de complication.

En présence d'une plaie craniocérébrale, procéder au nettoyage et au recouvrement de la plaie en attendant l'intervention du médecin, qui peut consister en une suture d'emblée ou un parage et suture secondaire.

En fonction de la gravité du traumatisme et des signes cliniques, la prise en charge varie car le patient peut :

- être conscient,
- présenter des troubles de la conscience, de l'agitation,
- être inconscient ou dans le coma.

La prise en charge est dans ce dernier cas d'emblée agressive, et vise le maintien de la perfusion cérébrale et la prévention des lésions secondaires. L'hospitalisation en réanimation ou dans un service de neurochirurgie permet de prendre en charge ce type de blessés particulièrement graves et d'adapter au cas par cas un traitement de réanimation avec des médicaments contre l'œdème cérébral. Le service mettra rapidement en œuvre différentes techniques pour évacuer les hématomes extraduraux.

## Les séquelles

Les suites d'un traumatisme crânien peuvent être simples, si le traumatisme est léger, c'est-à-dire s'il n'y a pas de lésion intracrânienne.

Dans le cas contraire, elles s'avèrent lourdes tant la situation vécue par le traumatisé peut être complexe du fait de l'ensemble des déficiences à considérer. Il peut s'agir de déficiences touchant les dimensions neurophysiologique, cognitive, psychoaffective et comportementale.

### Les déficiences neurologiques

Elles se manifestent par des atteintes motrices et sensitives qui limitent le patient au quotidien.

#### Troubles moteurs

- Paralysie complète ou partielle : difficulté pour se déplacer, se mouvoir, gravir des escaliers...
- Troubles de l'équilibre : risque de chute, restriction dans l'exercice physique (même la marche).
- Troubles de la coordination et lenteur du mouvement : lenteur d'exécution, manque de précision dans le geste.
- Diminution du tonus musculaire : perte de la dextérité, maladresse...
- Épilepsie, céphalées : fatigabilité, perte de l'autonomie...

#### Troubles sensitifs

- Troubles des sens, de l'articulation, de la déglutition : difficulté à se faire comprendre, baisse de l'acuité visuelle, perte du goût.
- Perte de la sensibilité : risque de blessure, de brûlure...

#### Les déficiences neuropsychologiques

Ces manifestations sont un frein à la reprise de la vie sociale du fait de la détérioration intellectuelle.

- Troubles du langage, de la mémoire, de l'attention : difficulté à percevoir le sens des mots (aphasie, agnosie), difficulté à reconnaître les visages, à exprimer une information...
- Trouble des fonctions d'exécution et de compréhension : difficulté à arrêter une action commencée, lenteur du rendement...

– Affaiblissement intellectuel : impossibilité de prendre des décisions, besoin d'une supervision, cessation des activités professionnelles, sociales, sportives, scolaires.

■ **Les déficiences neuropsychiatriques**

Ces manifestations sont souvent d'ordre relationnel.

– Troubles de l'humeur : hypersensibilité, émotivité, dépression, colère, fatigabilité accrue...

– Diminution du contrôle émotionnel : réaction exagérée aux stimulations, impulsivité, imprévisibilité...

– Perturbation de l'image de soi : infantilisation, intolérance à la frustration, sentiment d'incapacité...

■ **Le syndrome subjectif**

Dans 40 % des cas, des troubles fonctionnels sont observés tels que :

– céphalées,

– vertiges ou sensation vertigineuse au changement de position,

– dépression.

## Points clés à retenir

▶ Les lésions du crâne atteignent l'os et/ou le parenchyme nerveux.

▶ Les principales lésions rencontrées sont :

– les fractures du crâne, la fracture simple ou l'embarrure,

– les lésions primaires comme la commotion, la contusion,

– les lésions secondaires, tels que les hématomes intra-, extra- et sous-duraux.

▶ Tardivement, en réponse à ces perturbations traumatiques, apparaissent l'hypertension intracrânienne (HTIC), la méningite.

▶ L'examen clinique initial d'une personne victime d'un traumatisme crânien est primordial. Il consiste à préciser :

– le contexte du traumatisme, son heure,

– si le patient a présenté une perte de connaissance initiale avec ou sans signes neurologiques associés, une reprise de conscience avant d'être à nouveau inconscient : notion d'*intervalle libre* qui oriente sur l'existence de lésions internes,

– si le patient présente des plaies du cuir chevelu (souvent hémorragiques),

– les résultats du bilan neurologique selon l'échelle de Glasgow,

– les résultats des fonctions cardio-vasculaires et respiratoires.

▶ Les suites d'un traumatisme crânien peuvent être simples sans lésion intracrânienne, compliquées à moyen terme par l'apparition des lésions secondaires, notamment l'hématome intracérébral, et à long terme par la persistance des déficiences provoquées par les lésions du tissu cérébral :

– syndrome subjectif chronique (céphalées, vertiges, dépression),
– déficiences neurologiques motrices et sensitives,
– déficiences neuropsychologiques, dont notamment une détérioration des facultés intellectuelles,
– déficiences neuropsychiatriques avec des troubles du comportement et de la relation.

## Les traumatismes du rachis

### Typologies des lésions

Les lésions vertébrales sont le fait de traumatismes violents responsables de mouvements d'hyperflexion ou d'hyperextension du rachis tels que la compression axiale (tassement à l'issue d'une chute de grande hauteur), les mouvements en coup de fouet (« coup du lapin », souvent lors d'accidents de voiture).

Les lésions sont articulaires et osseuses. Il peut s'agir de fractures, de subluxations ou luxations, de déchirures ligamentaires et musculaires. Toutes ces atteintes peuvent entraîner des lésions immédiates et irréversibles de la moelle épinière, ou rendre le rachis instable et favoriser un déplacement qui léserait secondairement la moelle épinière.

#### Les fractures

Les fractures du rachis présentent peu de différences avec une fracture localisée ailleurs, si ce n'est qu'elles peuvent intéresser plusieurs éléments osseux (les vertèbres étant empilées) et qu'elles peuvent léser les structures du système nerveux central.

On distingue deux types de fractures : avec ou sans lésions neurologiques.

**Les factures sans lésion neurologique** peuvent être stables, le traitement sera principalement orthopédique. Les fractures instables sont traitées avec précaution pour éviter un déplacement et un mouvement anarchique du rachis du fait de la perte de cohésion des disques intervertébraux, de la lésion éventuelle des ligaments de soutien. Cette instabilité menace l'intégrité nerveuse (mouvement qui peut étirer ou comprimer le nerf). Les traits de fracture sont souvent des compressions (tassement).

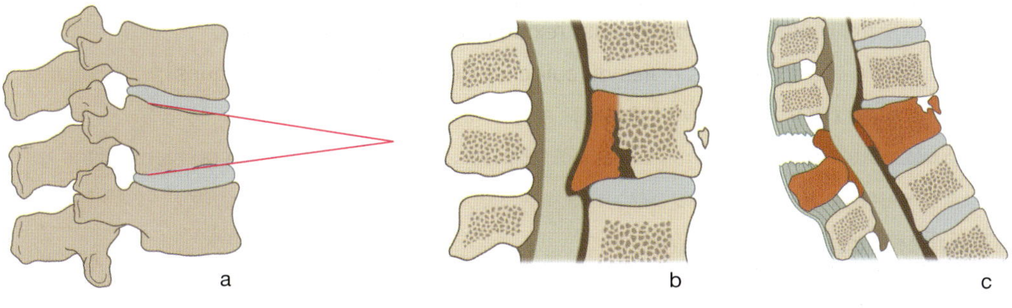


**Figure 5.3. Compressions. a : par tassement. b : par éclatement. c : par compression et déplacement des corps vertébraux**

**Les fractures avec lésions neurologiques** : leur gravité résulte des lésions médullaires et des contusions dues au choc. Il s'agit principalement de fractures provoquées par un choc violent responsable d'un éclatement des vertèbres.

La lésion de la moelle épinière est une urgence absolue avec mise en jeu du pronostic vital. Elle peut provoquer, selon la localisation, des troubles hémodynamiques et fonctionnels par atteintes des racines nerveuses innervant les viscères :

– paralysie diaphragmatique (lésion au-dessus de C4),

– troubles abdominopelviens (globe vésical…),

– troubles hémodynamiques (perturbation cardio-vasculaire, troubles de la thermorégulation : lésions des dorsales).

■ **Les lésions articulaires : luxation, subluxation, élongation**

Il s'agit de lésions des ligaments à type d'entorses, de lésions discales par luxation. Un exemple de ce type de blessures est représenté par le déplacement soudain du corps lors d'un impact latéral en voiture. La tête reste fixe jusqu'à se qu'elle soit tractée brutalement par le rachis. Ce mouvement d'« aspiration » sur une partie du rachis le désolidarise du reste, et provoque luxation, voire fracture. L'élongation peut être consécutive à une traction forcée (pendaison).

■ **Les lésions neurologiques**

Les atteintes de la moelle épinière se produisent souvent au moment de l'impact.

Les atteintes spécifiques sont de gravité variable.

– **Commotion de la moelle épinière**, c'est-à-dire des interruptions transitoires des fonctions sensitives et motrices en aval de la lésion.

– **Contusion de la moelle épinière** : il s'agit de la formation d'un hématome dans la moelle épinière provoquant la perte des fonctions sensitives et motrices, des paralysies. La gravité d'une contusion dépend du volume de l'hématome.

– **Section de moelle épinière** : elle peut être complète ou incomplète. Les sections complètes sont responsables de la perte de l'ensemble des fonctions médullaires en aval de la lésion (paraplégie, tétraplégie). Les sections incomplètes peuvent être responsables de troubles sensitifs et moteurs en lien avec la partie médullaire atteinte.

### Examen clinique

La symptomatologie comporte :

– des douleurs localisées au niveau de la nuque, du dos,

– une contracture,

– une déformation de la colonne vertébrale,

– des troubles neurologiques : paralysies, paresthésies, engourdissement, picotements dans les membres.

### Examens complémentaires

– La radiographie standard permet de visualiser les traits de fracture.

– L'IRM et le scanner sont indispensables pour objectiver les compressions médullaires dues au déplacement vertébral.

## Complications

Les principales complications sont les atteintes médullaires. En fonction de leur situation, les lésions médullaires peuvent être irréversibles et lourdes de conséquences :

- paralysie diaphragmatique,
- paralysie abdominale,
- paralysie périnéale,
- altération de la thermorégulation,
- atteintes motrices.

## Axes thérapeutiques

La prise en charge immédiate est réalisée par les équipes d'intervention mobiles. Les règles générales reposent sur l'application des principes suivants :

- immobilisation en respectant l'axe tête-cou-tronc (pose de collier cervical rigide),
- immobiliser le torse, le bassin, les jambes pour éviter les rotations (sangler et combler les espaces),
- immobilisation complète selon le mécanisme lésionnel (matelas immobilisateur),
- évaluation primaire et mise en œuvre de toutes les mesures thérapeutiques qui s'imposent,
- évaluation régulière des fonctions vitales.

Par la suite, le traitement du traumatisme du rachis répond aux mêmes impératifs qu'un traumatisme osseux. Il consiste en une réduction, suivie d'une immobilisation durant toute la période de consolidation. En l'absence de lésions neurologiques, l'évolution est favorable, la consolidation est de 2 à 3 mois ; sinon, elle dépend des lésions neurologiques et des séquelles.

### Le traitement en l'absence de lésions médullaires

Il est principalement orthopédique, et est adapté à la localisation de la fracture et à sa stabilité.

- Repos au lit avec coussins lordosants et couverture antalgique, associé à un traitement médicamenteux à base de décontracturant.
- Collier cervical, halo crânien et traction lorsque les fractures sont localisées au niveau cervical.
- Corset plâtré pour assurer la contention des fractures dorso-lombaires. Il laisse la possibilité au patient de se lever.

### Le traitement en présence de lésions médullaires

Le traitement chirurgical vise à lever la compression de la moelle puis à stabiliser la fracture par ostéosynthèse.

Le traitement médical cible le soulagement de la douleur, la limitation de l'inflammation neurologique avec des corticoïdes à fortes doses associés à la surveillance et au maintien des fonctions hémodynamiques.

Le patient est évacué vers un centre spécialisé.

Tout transfert s'effectue avec un maintien rigide immobilisateur.

## Points clés à retenir

▶ La colonne vertébrale est constituée de 33 vertèbres empilées les unes sur les autres. Elle forme un S permettant les mouvements et le maintien. Elle supporte tous le poids du corps. Le rachis protège la moelle épinière.

▶ Tout traumatisme du rachis doit faire envisager une atteinte médullaire, car la colonne est alors fragilisée du fait d'atteintes musculaires, tendineuses ou osseuses, et devient instable. Comme la moelle épinière ne se renouvelle pas, les lésions sont irréversibles.

▶ De ce fait, la prise en charge nécessite un maintien de l'axe tête-cou-tronc-pelvis, et une immobilisation en décubitus strict sur un plan dur.

▶ Les traumatisés sont pris en charge sur le lieu de l'accident par les équipes de secours mobiles qui évaluent les atteintes rachidiennes et mettent en œuvre rapidement les soins levant les défaillances vitales.

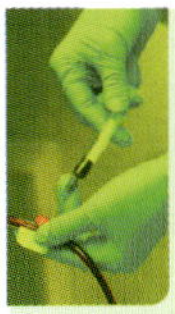

## Prise en charge aux urgences du traumatisme crânien (TC)

| Objectifs poursuivis | Actions de soins à mettre en œuvre | Résultats |
|---|---|---|
| Accueillir le patient | • Installer le patient, le couvrir d'un drap ou couverture de survie<br>• Poser un collier cervical et respecter l'axe tête-cou-tronc<br>• Laisser le patient à jeun et se renseigner sur l'heure de son dernier repas ou des ingestions éventuelles | • Installation de sécurité<br>• Respect de la pudeur et de la confidentialité |
| Évaluer la situation traumatique<br>Recueillir les informations sur le contexte traumatique | • Réaliser l'examen clinique neurologique (échelle de Glasgow)<br>• Mesurer les paramètres hémodynamiques<br>• Interroger le patient ou son entourage pour rechercher les informations précisant :<br>– les circonstances de survenue du traumatisme crânien (chute de sa hauteur ou de plus haut, accident de la voie publique, agression…)<br>– l'heure<br>• Rechercher :<br>– une perte de connaissance initiale (PCI) : si PCI rechercher auprès d'un témoin la durée (indice de gravité)<br>– une crise comitiale (une crise d'épilepsie peut être un signe de souffrance cérébrale)<br>• Rechercher les éléments apportant des connaissances sur le terrain du patient (antécédents, traitement en cours, allergie…)<br>• Préparer le patient pour les explorations complémentaires radiographiques | • Examen clinique effectué<br>• Analyse des résultats effective, priorisation des soins |
| Repérer les signes de gravité | • Rechercher les signes cliniques annonciateurs de complication : troubles de la conscience, modification de l'état neurologique depuis le TC, déficits neurologiques, vomissements, aphasie, troubles oculomoteurs, réflexe pupillaire | • Mesure des paramètres vitaux et analyse des résultats effectives et/ou :<br>• Complications dépistées |

| Objectifs poursuivis | Actions de soins à mettre en œuvre | Résultats |
|---|---|---|
| Repérer les signes de gravité | • Rechercher une plaie craniocérébrale<br>• Mesurer les paramètres vitaux : pouls, TA, coloration, pouls distaux<br>• Analyser les variations des résultats depuis le 1er examen réalisé (intervalle libre)<br>• Assurer les gestes de première urgence si besoin | • Priorisation des soins<br>• Soins d'urgence assurés<br>• Transfert du patient en service de réanimation |
| Assurer les soins de plaie craniocérébrale | • Procéder au nettoyage et au recouvrement de la plaie en attendant l'intervention du médecin qui peut consister en une suture d'emblée ou un parage et suture secondaire<br>• Rechercher des pertes de LCR au niveau du nez et des oreilles (procéder à une analyse des sérosités qui s'écoulent avec une bandelette urinaire qui deviendra positive au glucose), dépister une hémorragie externe (écoulement de sang par les voies naturelles : oreilles, nez…)<br>• Mesurer la température<br>• Débuter l'antibiothérapie selon prescription et/ou protocole<br>• Vérifier le statut vaccinal de la personne | • Infection de la plaie prévenue<br>• Complication dépistée et risque infectieux prévenu (risque de méningite) |
| Surveiller le patient conscient | • Dépister l'apparition d'un trouble de la conscience (intervalle libre) en réalisant l'examen clinique régulièrement pendant 4 à 6 h : recherche de désorientation, de signes annonciateurs d'hématome extradural : vomissements, céphalées…<br>• Comparer l'évolution des résultats et alerter si anomalie | • Patient surveillé<br>• Analyse des résultats<br>• Sortie si absence de troubles |
| Prendre en charge le patient incohérent, obnubilé, agité mais conscient | • L'installer en position latérale de sécurité (PLS)<br>• Mettre une canule de Guédel pour prévenir le risque de morsure de la langue en cas de crise comitiale (l'apparition d'une crise d'épilepsie peut être un signe de souffrance cérébrale)<br>• Perfuser selon protocole et/ou prescription | • Patient surveillé<br>• Complications dépistées |

| Objectifs poursuivis | Actions de soins à mettre en œuvre | Résultats |
|---|---|---|
| Prendre en charge le patient incohérent, obnubilé, agité mais conscient | • Contrôler les paramètres hémodynamiques, l'état de conscience (réflexes papillaires)<br>• Préparer le nécessaire pour une éventuelle contention physique. Elle peut être prescrite en cas d'aggravation de l'agitation<br>• Si le patient a dû être sédaté, repérer les effets des sédatifs utilisés car ils peuvent fausser la surveillance neurologique<br>• Organiser le transfert en service de neurologie ou en réanimation si besoin | • Sécurité du patient assurée<br>• Transfert organisé et assuré |
| Prendre en charge le patient inconscient | • Scoper le patient<br>• Assurer le maintien hémodynamique selon prescription (voie d'abord de gros calibre)<br>• Surveillance des paramètres hémodynamiques toutes les heures<br>• Préparer le matériel nécessaire pour une intubation, un sondage gastrique et vésical<br>• Si patient dans le coma (résultats du Glasgow), poser une deuxième voie veineuse périphérique<br>• Assurer la prévention d'escarre<br>• Préparer un transfert en réanimation | • Hémodynamique maintenue<br>• Résultats analysés<br>• Transfert en service spécialisé assuré |
| Assurer la traçabilité des soins | • Ouvrir le dossier des soins<br>• Noter les soins et les résultats | • Traçabilité effective |
| Dispenser des soins de soutien | • Accompagner l'entourage selon la gravité de la situation<br>• Si TC simple : proposer des conseils relatifs à leur prévention et adaptés à la circonstance de survenue<br>• Si TC grave : tenir informés les proches, selon son niveau de compétence, du déroulement de la prise en charge<br>• Être à l'écoute des personnes, fournir des explications simples | • Gestion de la situation de crise<br>• Action sur l'anxiété |

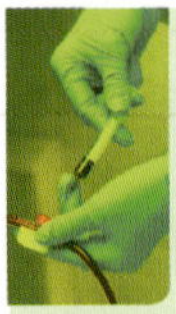

## Prise en charge aux urgences du traumatisme du rachis

De façon majoritaire, la prise en charge du patient traumatisé du rachis se fait par les équipes de secours mobile et le patient est accueilli dans un service spécialisé (réanimation).

| Objectifs poursuivis | Actions de soins à mettre en œuvre | Résultats |
|---|---|---|
| Accueillir le patient | • Installer le patient sur un plan dur, en décubitus dorsal (tout traumatisme du rachis laisse supposer une instabilité du rachis et une lésion médullaire : pas de mobilisation du patient)<br>• Maintenir l'axe tête-cou-tronc avec un collier cervical, immobilisation complète possible selon le mécanisme lésionnel<br>• Couvrir d'une couverture de survie | • Installation de sécurité<br>• Respect de la pudeur et de la confidentialité |
| Évaluer la situation traumatique<br>Recueillir les informations sur le contexte traumatique | • Mesurer les paramètres hémodynamiques et surveiller la fonction respiratoire<br>• Maintenir l'oxygénation du patient<br>• Procéder à l'examen clinique : recherche de douleur, de contracture ou torticolis, d'hématome, de plaie…<br>• Rechercher les éléments apportant des connaissances sur le contexte, le terrain du patient (antécédents, traitement en cours, allergie…), auprès de l'entourage ou du patient selon son état<br>• Préparer le patient pour les explorations complémentaires radiographiques | • Priorisation des soins |
| Repérer les signes de gravité | • Relever les signes de défaillance neurologique (conscience, perte de sensibilité, de motricité…), évaluer la vigilance par le Glasgow, contrôler la glycémie<br>• Mesurer les paramètres vitaux : pouls, TA, coloration, pouls distaux, fréquence respiratoire, amplitude, rythme respiratoire<br>• Assurer les gestes de première urgence si besoin<br>• Assurer le transfert du patient en service spécialisé | • Mesure des paramètres vitaux et analyse des résultats effectives et/ou :<br>• Atteintes médullaires dépistées<br>• Priorisation des soins<br>• Soins d'urgence assurés<br>• Transfert du patient en service de réanimation |

| Objectifs poursuivis | Actions de soins à mettre en œuvre | Résultats |
|---|---|---|
| Assurer la traçabilité des soins | • Ouvrir le dossier des soins<br>• Noter les soins et les résultats | • Traçabilité effective |
| Dispenser des soins de soutien | • Accompagner l'entourage selon la gravité de la situation<br>• Tenir informé selon son niveau de compétence du déroulement de la prise en charge<br>• Être à l'écoute des personnes, fournir des explications simples<br>• Orienter les personnes vers le service où sera transféré le patient | • Gestion de la situation de crise<br>• Action sur l'anxiété |

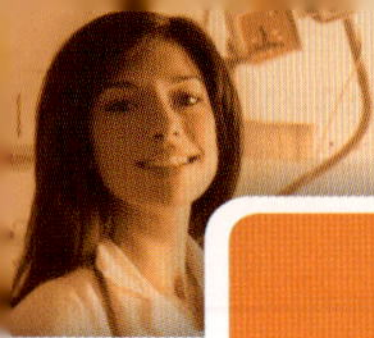



## SITUATION PROFESSIONNELLE : MEGGANE, 16 ANS, CHUTE DE CHEVAL

Meggane, 16 ans, est amenée aux urgences par son maître de stage suite à une chute de cheval. Alors que l'infirmier l'installe dans le box, elle lui explique qu'elle n'a pas de chance cette semaine car il ne lui est arrivé que des « misères » !

Elle suit des études en alternance dans une écurie pour être une professionnelle dans le monde équestre. Elle assure, entre autres, l'entretien de l'écurie, des chevaux et pratique l'équitation à haut niveau.

Elle soutient son bras droit au niveau de l'avant bras, dégageant le coude qu'elle protège en le ramenant contre son corps. Ses vêtements sur le coté droit sont sales, elle a également de la terre sur la joue droite, et elle ne porte pas la bombe (casque porté pour monter à cheval).

## 1 IDENTIFIER LES DONNÉES SIGNIFICATIVES

| Quelles données relève-t-on ? | Pourquoi sont-elles significatives ? |
|---|---|
| Prénom et âge : Meggane, 16 ans | L'âge est un élément utile pour adapter la communication et instaurer une relation adaptée à une adolescente.<br>Converser permet de repérer sa capacité à répondre et de dépister d'éventuels troubles de la conscience.<br>Le prénom permet d'identifier la personne, de personnaliser la relation et d'individualiser les soins. |
| Objet vulnérant : chute de cheval | Élément retenu car il précise les circonstances de survenue et permet d'identifier le mécanisme traumatique afin de rechercher les complications éventuelles |
| Contexte et mécanisme traumatique : pas de bombe sur la tête, vêtements sales côté droit et terre sur le visage | L'observation a permis de relever des éléments qui facilitent la reconstitution de la chute et orientent sur son mécanisme. |
| Examen clinique : soutient son bras droit, protège le coude | Signes cliniques en faveur d'un traumatisme du membre supérieur. |

| Quelles données relève-t-on ? | Pourquoi sont-elles significatives ? |
|---|---|
| Données sociales : apprenti/mineure | Considérer son statut et son âge indique qu'il s'agit d'une mineure<br>Identifier l'accompagnant afin de ne pas dévoiler d'informations relevant du secret professionnel |

## 2 COMPRENDRE ET ÉVALUER LA SITUATION

| Que faut-il comprendre ? | Évaluation |
|---|---|
| L'expression verbale est claire et cohérente, les réponses aux questions sont logiques et précises. L'infirmier conclue à une absence de trouble neurologique. La personne est cohérente au moment de son arrivée. Cependant des signes de survenue différée peuvent apparaître (perte de connaissance, vomissement...), il est donc nécessaire de rester prudent et de poursuivre l'observation du comportement, la surveillance des paramètres vitaux et l'interrogatoire de Meggane.<br>SAVOIRS FONDAMENTAUX Processus traumatique (TC) | Traumatisme crânien avec suspicion de contusions cérébrales. |
| Comprendre le mécanisme de l'accident est important pour envisager les lésions à rechercher. La chute peut provoquer des atteintes du squelette (fracture). La hauteur, voire la vitesse, peuvent avoir engendré des lésions viscérales (abdominales essentiellement : vessie, rein) à dépister.<br>La connaissance du mécanisme lésionnel fait rechercher les signes d'une fracture potentielle et les risques encourus, le fait qu'il s'agisse d'une chute de cheval peut faire craindre un coup abdominal (sabot du cheval) et fait rechercher une lésion interne.<br>SAVOIRS FONDAMENTAUX Processus traumatique (lésions de l'appareil locomoteur et lésions thoraco-abdominales) | Choc mécanique direct susceptible de provoquer des lésions du squelette à distance de la zone douloureuse, voire des complications viscérales |

| Que faut-il comprendre ? | Évaluation |
|---|---|
| Les éléments relevés précisent le côté de la chute et le fait que Meggane est été totalement projetée au sol. L'absence de lésions cutanées peut laisser supposer que Meggane n'a pas été trainée. L'absence de douleur abdominale réduit l'hypothèse d'une lésion interne<br>SAVOIRS FONDAMENTAUX Processus traumatique : lésions de l'appareil locomoteur et lésions thoraco-abdominales | Lésion du membre supérieur sans autre lésion apparente dans l'immédiat |
| L'examen clinique met en évidence des signes caractéristiques d'une fracture : la douleur et l'impotence du membre auxquelles s'associe la position du traumatisé du membre supérieur. Les données sont en faveur d'une fracture, probablement au point d'impact (le coude) mais il faut rechercher une lésion en amont (mécanisme indirect)<br>SAVOIRS FONDAMENTAUX Processus traumatique (examen clinique) | Suspicion de fracture du coude |
| Connaître le statut et l'âge de Meggane, rechercher qui informer, que dire au maitre d'apprentissage, qui prévient les représentants légaux est indispensable pour respecter les droits de la personne bénéficiaire de soins. Se référer aux droits du patient et à la loi du 4 mars 2002 relative aux droits des patients et à la qualité du système de santé.<br>SAVOIRS FONDAMENTAUX Aspects législatifs de la prise en charge des patients | Meggane est une personne mineure, accompagnée par son maitre d'apprentissage, absence d'un représentant légal, c'est Meggane qui reçoit l'information médicale. |

**Synthèse de la situation** : suspicion de fracture du membre supérieur consécutive à une chute de cheval, traumatisme crânien avec risque de lésion cérébrale et de complication viscérale.

## 3 METTRE EN ŒUVRE LES ACTIONS

| Quelles actions met-on en œuvre ? | Pourquoi ? |
|---|---|
| Accueillir Meggane<br>SAVOIR-FAIRE PROFESSIONNELS Relation soignant soigné | La qualité de l'accueil a une incidence sur le déroulement de l'hospitalisation |
| Installer Meggane<br>SAVOIRS FONDAMENTAUX<br>SAVOIR-FAIRE PROFESSIONNELS Ergonomie, Processus traumatique (causes et mécanismes des fractures), Soins de confort, Techniques de soins infirmiers, Approche relationnelle | L'installation tient compte des risques de déplacement potentiel du membre dans le contexte de fracture. Durant cette action, il faudra découper ou retirer le vêtement pour dévoiler la zone traumatisée, retirer les bagues, bracelet du côté blessé<br>L'installation respecte la position antalgique de Meggane et le respect de l'axe tête-cou |
| Procéder à l'examen clinique et dépister les signes d'un TC (examen neurologique, paramètres vitaux)<br>SAVOIRS FONDAMENTAUX<br>SAVOIR-FAIRE PROFESSIONNELS Processus traumatique, Psychologie/sociologie/anthropologie, Raisonnement clinique, Approche relationnelle, Éthique et déontologie, droits des patients | L'inspection de la zone traumatisée confirme les observations relevées, recherche des lésions cutanées<br>La suspicion d'une complication du TC ne peut être évincée d'emblée, la mesure des paramètres vitaux et l'examen neurologique sont réalisés pour avoir une norme de référence |
| Recueillir les données sur le contexte traumatique<br>SAVOIRS FONDAMENTAUX<br>SAVOIR-FAIRE PROFESSIONNELS Mesure des paramètres vitaux, Examen clinique infirmier, Processus traumatique, Techniques de soins infirmiers, Soins d'urgence | Questionner Meggane pour rechercher s'il y a eu ou non choc sur la tête, si elle a eu une perte de connaissance initiale, connaître l'heure de son dernier repas. Ces informations sont communiquées au médecin pour contribuer au diagnostic médical |
| Évaluer et soulager la douleur<br>SAVOIRS FONDAMENTAUX<br>SAVOIR-FAIRE PROFESSIONNELS Douleur, Approche relationnelle, Techniques de soins infirmiers (EVA), Thérapeutiques et contribution au diagnostic médical, Éthique et déontologie, droits des patients, Pharmacologie | L'évaluation de la douleur est nécessaire pour l'adaptation du traitement. Le soulagement doit être perceptible du fait de la pose d'une attelle provisoire et du respect de la position antalgique<br>Le soulagement est complété par l'administration d'antalgiques, la cryothérapie éventuellement |

| Quelles actions met-on en œuvre ? | Pourquoi ? |
|---|---|
| Rechercher les lésions associées et/ou des complications<br>SAVOIRS FONDAMENTAUX<br>SAVOIR-FAIRE PROFESSIONNELS Processus traumatiques, Raisonnement clinique, Approche relationnelle, Techniques de soins infirmiers | Dans ce contexte de chute, l'examen clinique infirmier recherche les signes d'une complication thoraco-abdominale, pelvienne (interrogation sur la douleur, observation de l'état cutanée local pour dépister un hématome)<br>Si la fracture est localisée au coude, rechercher une lésion vasculo-nerveuse, une compression par l'œdème en contrôlant la sensibilité, la mobilité, la chaleur, la coloration, le contrôle du pouls périphérique. |
| Préparer Meggane pour les examens radiologiques<br>SAVOIRS FONDAMENTAUX<br>SAVOIR-FAIRE PROFESSIONNELS Examen diagnostique, Processus traumatiques, Raisonnement clinique, Approche relationnelle | La fracture est confirmée par l'imagerie médicale : cet examen radiologique est incontournable, tout comme le scanner cérébral pour diagnostiquer les lésions cérébrales primaires. L'infirmier peut informer Meggane de l'examen, remplir les formulaires nécessaires |
| Informer Meggane de sa situation<br>Obtenir son consentement aux soins<br>SAVOIRS FONDAMENTAUX<br>SAVOIR-FAIRE PROFESSIONNELS<br>Législation, droit et déontologie, Démarche relationnelle | Fournir à Meggane les informations relatives à son état de santé et au déroulement de la prise en charge aux urgences<br>S'assurer de sa compréhension<br>Informer le médecin du statut de maitre d'apprentissage de la personne accompagnant Meggane |
| Assurer la traçabilité des soins<br>SAVOIRS FONDAMENTAUX<br>SAVOIR-FAIRE PROFESSIONNELS<br>Législation, Raisonnement clinique | Les soins sont notés dans le dossier de soins pour assurer la continuité et la traçabilité des actions |

## 4 NOTER ET ANALYSER LES RÉSULTATS OBTENUS

| Résultats | Évaluation des résultats de la prise en charge |
|---|---|
| Pouls : 72 pulsations/min<br>T° : 36°9<br>EVA = 6/10<br>Examen clinique : présence d'une déformation du coude, hémarthrose, et impotence fonctionnelle.<br>Absence de lésion cutanée, absence de douleur thoraco-abdominale<br>Absence de complication de la fracture : Sensibilité et motricité des extrémités du membre fracturé<br>Signalement d'une brève perte de conscience lors de la chute<br>Pas de troubles de la conscience<br>Orientation temporo-spatiale/<br>Propos cohérents<br>Examen radiologique et scanner réalisés | Les paramètres mesurés sont conformes aux normes en vigueur<br>Absence de complication viscérale immédiate<br>Choc sur la tête nécessitant une surveillance des signes d'alerte d'un hématome extradural (HED) d'apparition tardive<br>Patiente douloureuse malgré l'immobilisation provisoire et la cryothérapie, cette douleur est normale et va vite être soulagée par le traitement médicamenteux et le traitement de la fracture. Si douleur insupportable, envisager le soulagement par MEOPA lors des soins<br>Les résultats sont notés dans le dossier de soins infirmiers |

...

Meggane ne semble pas anxieuse mais l'infirmier lui demande de raconter l'accident et ses « misères » pour évaluer ses réactions face à cet événement.

Le médecin diagnostique une fracture de l'olécrane du fait de la présence des signes caractéristiques : une hémarthrose du coude, œdème qui s'étend à l'avant bras, impotence fonctionnelle relative, douleur modérée mais activée à la palpation et surtout déformation du coude. Il demande un contrôle radiologique du foyer de fracture. Il prescrit également un cliché du bassin et un examen urinaire à la bandelette.

Il prescrit des médicaments contre la douleur. Le trait de fracture est simple, les ailerons sont intacts, le médecin préconise une immobilisation plâtrée.

## 1 IDENTIFIER LES DONNÉES SIGNIFICATIVES

| Quelles données relève-t-on ? | Pourquoi sont-elles significatives ? |
|---|---|
| Fracture de l'olécrane<br>Trait de fracture simple<br>Immobilisation plâtrée | Le diagnostic est confirmé par le médecin à la suite de la lecture du cliché radio. La décision thérapeutique en découlera, et permettra d'organiser les soins |
| Radiographie du coude et du bassin<br>Scanner cérébral | Confirmation du diagnostic de la fracture du coude et visualisation du trait de fracture<br>Dépistage d'une lésion des os iliaques consécutive à la chute<br>Recherche d'une contusion cérébrale |
| Bandelette urinaire | Dépister ou éliminer des lésions abdomino-pelviennes associées |
| Traitement antalgique | Soulager la douleur par un traitement médicamenteux approprié |
| Faire raconter l'accident | La verbalisation permet d'identifier les réactions de la personne et de comprendre sa perception de son accident et de sa fracture |

## 2 COMPRENDRE ET ÉVALUER LA SITUATION

| Que faut-il comprendre ? | Évaluation |
|---|---|
| Le trait de fracture simple indique qu'il n'y a pas de déplacement secondaire des fragments osseux, il n'y aura pas de réduction, le traitement sera probablement orthopédique (pose d'un plâtre coude fléchi).<br>SAVOIRS FONDAMENTAUX Processus traumatique, Raisonnement clinique, Thérapeutiques et contribution au diagnostic médical | Fracture de l'olécrane |
| Les examens complémentaires demandés visent à éliminer une lésion vésicale et/ou rénale. La présence de sang dans les urines peut être microscopique, donc non visible à l'œil nu. Elle traduit une souffrance de l'organe. Le réactif sur la bandelette réagit en présence de sang, ce qui permet de retenir ou d'évincer le diagnostic de lésions associées et de réaliser des examens supplémentaires si nécessaire.<br>Le scanner met en évidence les lésions intracrâniennes.<br>SAVOIRS FONDAMENTAUX Thérapeutiques et contribution au diagnostic médical, Techniques en soins infirmiers | Recherche de lésions abdomino-pelviennes, confirmation de la fracture et recherche d'un HED |
| La prise en charge de la douleur est impérative et consiste en une immobilisation provisoire mais également en l'administration d'antalgiques selon les paliers de l'OMS.<br>SAVOIRS FONDAMENTAUX Douleur, Approche relationnelle, Éthique et déontologie, droits des patients, Pharmacologie | Douleur |

| Que faut-il comprendre ? | Évaluation |
| --- | --- |
| Dans un contexte traumatique, l'accident est imprévisible et peut engendrer des réactions émotionnelles (peur, anxiété, réminiscence de l'accident, appréhension à la reprise de l'activité...)<br>SAVOIRS FONDAMENTAUX Processus traumatique, Processus psychopathologique, Approche relationnelle, Éthique et déontologie, droits des patients | Risque d'anxiété |

**Synthèse de la situation** : fracture de l'olécrane avec suspicion de lésions abdomino-pelviennes. Commotion cérébrale imposant le dépistage d'un HED

## 3 METTRE EN ŒUVRE LES ACTIONS

| Quelles actions met-on en œuvre ? | Pourquoi ? |
| --- | --- |
| Réaliser les examens complémentaires | Les examens complémentaires permettent d'assurer le bilan lésionnel et d'orienter la décision thérapeutique. |
| Remettre le matériel à Meggane et l'aider si besoin<br>Expliquer le déroulement de l'examen | L'examen doit être réalisé sur des urines fraichement émises, l'information sur les modalités de réalisation du soin et l'aide apportée à Meggane pour le recueil garantissent la fiabilité des résultats |
| Récupérer les résultats des examens<br>Transmettre les informations aux médecins | Une fois les examens effectués, les résultats sont rapidement fournis au médecin pour convenir des orientations diagnostiques.<br>Les résultats et les actions sont notés dans le dossier de soins du patient |
| SAVOIR-FAIRE PROFESSIONNELS Approche relationnelle, Techniques de soins infirmiers, Thérapeutiques et contribution au diagnostic médical | |

| Quelles actions met-on en œuvre ? | Pourquoi ? |
| --- | --- |
| Évaluer la douleur<br>Administrer le traitement prescrit<br>Vérifier l'efficacité du traitement<br>SAVOIRS FONDAMENTAUX<br>SAVOIR-FAIRE PROFESSIONNELS Approche relationnelle, Techniques de soins infirmiers (EVA), Thérapeutiques et contribution au diagnostic médical, Pharmacologie | La douleur est un facteur anxiogène et une sensation inconfortable qu'il est possible de soulager. La diminution de la douleur facilite la réalisation de la contention prévue.<br>La prescription doit être rapidement mise en place. |
| Écouter et aider Meganne à exprimer son ressenti<br>SAVOIRS FONDAMENTAUX<br>SAVOIR-FAIRE PROFESSIONNELS Raisonnement clinique, Diagnostics infirmiers | L'écoute infirmière permet de comprendre les réactions du patient et de poser un diagnostic infirmier |
| Participer à la réalisation de la contention<br>SAVOIRS FONDAMENTAUX<br>SAVOIR-FAIRE PROFESSIONNELS Techniques de soins infirmiers, Processus traumatique | L'infirmier participe à la confection du plâtre en soulageant le membre, veillant à son soutien pour éviter les déplacements secondaires Dès la prescription l'infirmier a regroupé le matériel, préparé la salle de gyspsothérapie et informé Meggane |
| Apporter à Meggane la connaissance sur les mesures relatives au maintien de l'efficacité du plâtre et les risques, les consultations à prévoir<br>SAVOIRS FONDAMENTAUX<br>SAVOIR-FAIRE PROFESSIONNELS Démarche éducative, Approche relationnelle, Processus traumatique | Sa sortie étant présumée à l'issue de la pose du plâtre, fournir les informations nécessaires pour un retour à domicile en toute sécurité au regard de la fonte de l'œdème et du risque de compression (syndrome de Volkmann). |
| Assurer la traçabilité des soins<br>SAVOIRS FONDAMENTAUX<br>SAVOIR-FAIRE PROFESSIONNELS Législation, Raisonnement clinique | L'inscription des soins et des résultats est une obligation légale<br>Notification de la démarche d'éducation dans le dossier de soins |

## 4 NOTER ET ANALYSER LES RÉSULTATS OBTENUS

| Résultats | Évaluation des résultats de la prise en charge |
|---|---|
| Foyer de fracture fermé, peau périphérique saine, œdème fracturaire<br>Contention réalisée<br>Eva initial = 7/10, EVA après traitement = 3/10<br>Bandelette urinaire négative<br>Scanner cérébral normal<br>Examen neurologique normal<br>Éducation réalisée, pas de demande d'information supplémentaire, signes d'alerte du syndrome de compression donnés + conduite à tenir en urgence si trouble neurologique<br>Aucune manifestation d'anxiété | Traitement orthopédique réalisé, du fait de la présence de l'œdème, le risque de syndrome de Volkmann est à prévenir. L'information a été donnée et comprise. La personne est donc susceptible de se surveiller, de dépister la compression et de revenir en urgence.<br>Douleur soulagée<br>Absence de signes en faveur d'une atteinte des organes abdomino-pelviens.<br>Absence d'HED<br>Bonne compréhension des mesures de précautions à prendre envers le plâtre, précisions sur les consultations ultérieures fournies<br>L'ensemble de la démarche d'éducation est noté dans le dossier de soins |
| Sortie réalisée | La sortie est autorisée puisqu'il n'y a pas de signe en faveur de lésions viscérales, de commotion cérébrale<br>La contention est réalisée, Meggane est informée, la douleur est soulagée<br>Meggane est accompagnée pour sa sortie. |

# S'ENTRAINER

## VÉRIFIER SES CONNAISSANCES

### 1 Question à réponse ouverte et courte (QROC)

**1.** Définir les termes suivants :

| | |
|---|---|
| Perte de connaissance initiale | Embarrure |
| Perte de connaissance | Otorragie |
| Hématome extradural (HED) | Otorrhée |
| Hématome sous-dural (HSD) | Intervalle libre |
| Hypertension intracrânienne (HTIC) | Crise comitiale |

**2.** Énoncez les indicateurs mesurés par le score de Glasgow.

**3.** Énoncez les signes cliniques en faveur d'un traumatisme du rachis.

**4.** Énoncez les différentes lésions de la moelle épinière.

### 2 QCM

**A** Le rachis présente deux lordoses et deux cyphoses physiologiques
**vrai** ☒ **faux** ☐

**B** Une lésion de la moelle au niveau C1 à C4 peut entraîner une détresse respiratoire
**vrai** ☒ **faux** ☐

**C** Le traumatisé du rachis doit être mobilisé avec précaution et installé en position latérale de sécurité
**vrai** ☐ **faux** ☒

**D** Les corticoïdes à forte dose sont prescrits pour limiter les atteintes neurologiques
**vrai** ☒ **faux** ☐

## TRANSFÉRER À D'AUTRES SITUATIONS

**1.** Julien, 28 ans, est victime d'un accident de moto et se trouve projeté à distance de son véhicule après avoir percuté la voiture qui lui a coupé la route. À l'arrivée des secours, il présente une perte de connaissance initiale (casque en place), une déformation générale de son corps qui semble totalement désaxé, et une fracture ouverte du fémur.
La prise en charge sur les lieux de l'accident est rapide, le patient est transporté vers le centre hospitalier universitaire le plus proche.
Vous vous préparez à accueillir ce patient aux services des urgences spécialisées. Relevez les informations utiles pour comprendre la situation, justifiez vos réponses.

| Éléments relevés | Justification |
|---|---|
| | |
| | |

# CORRIGÉS

## VÉRIFIER SES CONNAISSANCES

### 1 Question à réponse ouverte et courte (QROC)

**1.** Définitions
– Perte de connaissance initiale : période qui suit le choc et pendant laquelle le blessé est commotionné, aréactif et amnésique.
– Perte de connaissance : le patient perd connaissance lors du choc.
– Hématome extradural (HED) : hématome situé entre la voûte crânienne et la dure-mère.
– Hématome sous-dural (HSD) : hématome situé entre l'arachnoïde et la dure-mère.
– Hypertension intracrânienne (HTIC) : collection sanguine augmentant la pression cérébrale.
– Embarrure : fracture de la boîte crânienne avec enfoncement d'un segment osseux vers l'intérieur du crâne.
– Otorragie : écoulement de sang par l'oreille
– Otorrhée : fuite de liquide céphalo-rachidien (LCR) par l'oreille
– Intervalle libre : période durant laquelle le patient victime d'un TC avec perte de connaissance initiale reprend conscience avant de décliner à nouveau.
– Crise comitiale : signes d'une souffrance cérébrale, il s'agit d'une crise d'épilepsie.

**2.** Les indicateurs du score de Glasgow
– Ouverture des yeux.
– Réponse verbale.
– Réponse motrice.

**3.** Signes cliniques en faveur d'un traumatisme du rachis
– Douleur à la nuque ou au dos.
– Déformation de la colonne vertébrale.
– Contraction musculaire.
– Présence de paralysie, paresthésies, engourdissement, picotements dans les membres.
– Signes de choc neurogénique.

**4.** Les lésions de la moelle épinière
– Commotion de la moelle épinière.
– Contusion (ou hématome) de la moelle épinière.
– Section complète ou incomplète de la moelle épinière.

### 2 QCM

**A.** vrai

**B.** vrai

**C.** faux – décubitus dorsal strict, sur plan dur, pas de manipulation, mobilisation à trois ou quatre personnes, respect axes tête-cou-tronc

**D.** vrai

## TRANSFÉRER À D'AUTRES SITUATIONS

**1.**

| Éléments relevés | Justification |
|---|---|
| Accident de moto contre voiture | Informations sur le mécanisme lésionnel<br>*Ici* : énergie mécanique avec choc sur le sol voire contre la voiture (phénomène contondant) et projection (phénomène de cisaillement par décélération/accélération), suspicion de lésions internes |
| Perte de connaissance initiale | Signe d'une souffrance cérébrale, pouvant s'expliquer par un phénomène de contrecoup au niveau du cerveau |
| Déformation du corps | Signe d'une probable lésion rachidienne et donc suspicion d'une atteinte médullaire |
| Fracture ouverte du fémur | Lésion osseuse compliquée d'une ouverture cutanée avec risque de tétanos, hémorragie externe et risque de choc hypovolémique, perte de substance à évaluer |

# 6 Les traumatismes thoraco-abdominaux Le polytraumatisé

## COMPRENDRE

Les traumatismes thoraciques et abdominaux revêtent différentes formes en fonction de leur gravité. Trois mécanismes lésionnels sont rencontrés : la contusion provoquée par le choc, l'écrasement induit par la pression de l'agent vulnérant et la décélération qui découle de l'énergie du traumatisme.

Ces traumatismes peuvent intéresser uniquement la paroi thoracique ou abdominale, il s'agit alors d'un traumatisme pariétal (non pénétrant), ou bien les viscères, il s'agit alors d'un traumatisme pénétrant.

## TRAUMATISMES THORACIQUES

### Anatomie et physiologie du thorax et des poumons

#### La cage thoracique

La cage thoracique constitue une cavité dont l'espace médian, appelé médiastin, contient le cœur, les gros vaisseaux (aorte, artère pulmonaire, veines caves), la trachée, les bronches souches et l'œsophage. Les poumons occupent les deux moitiés gauche et droite de la cavité. Le médiastin repose sur le diaphragme qui sépare le thorax de l'abdomen. Le thorax est la partie supérieure du tronc qui unit les membres supérieurs au cou.

La cage thoracique est formée par 12 paires de côtes, les vertèbres thoraciques, le sternum et les cartilages intercostaux. Les côtes inférieures assurent la protection des organes de la partie supérieure de l'abdomen, foie et rate. Elle sert d'insertion aux muscles du dos et aux muscles intercostaux intervenant dans la posture et la respiration.

#### Les poumons

Ce sont les organes impliqués dans les échanges gazeux et l'oxygénation tissulaire.

Chaque poumon forme un cône dont le sommet, l'apex, est situé au niveau de la clavicule et dont la base repose sur le diaphragme. Ils sont divisés en lobes, le poumon droit en compte trois, le poumon gauche seulement deux car il présente une forme adaptée à l'empreinte cardiaque.

À l'exception du hile, toute la surface du poumon est recouverte par une membrane séreuse, la plèvre, qui présente deux couches séparées par un espace virtuel lubrifié par le liquide pleural.

La couche interne constitue la plèvre viscérale, elle recouvre les poumons.

La couche externe constitue la plèvre pariétale, elle recouvre les parois du thorax (côtes, muscles intercostaux, coupole diaphragmatique, médiastin).

Les deux feuillets s'unissent au niveau du hile pulmonaire. Ils permettent l'expansion et la déflation des poumons nécessaires à la respiration. La plèvre pariétale suit les mouvements de la cage thoracique qui s'agrandit lors de l'inspiration, les poumons suivent cette expansion grâce à la plèvre viscérale. Ainsi, tout épanchement qui écarte les deux feuillets de la plèvre perturbe les mouvements du poumon. Il peut s'agir d'un épanchement gazeux : le pneumothorax ; liquidien : la pleurésie ; sanguin : l'hémothorax.

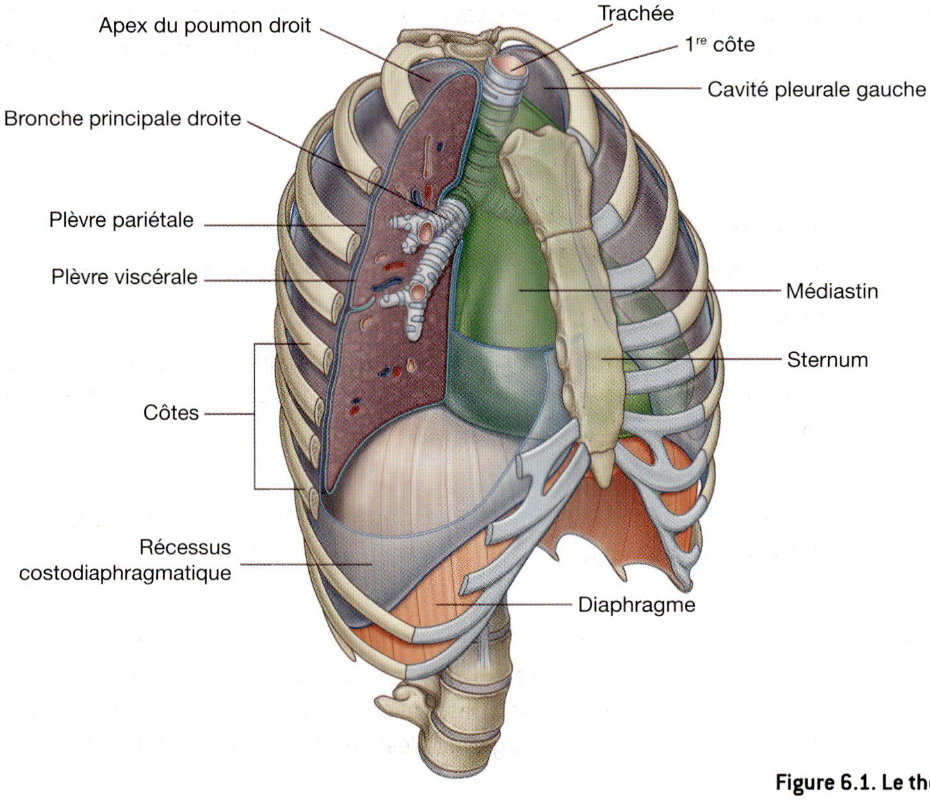


**Figure 6.1. Le thorax**

## Physiologie

Les deux systèmes de la physiologie pulmonaire sont la ventilation et la circulation.

### La ventilation

La ventilation est le processus mécanique par lequel l'air passe de l'extérieur, via les voies aériennes supérieures, vers l'intérieur jusqu'aux alvéoles pulmonaires. Ce phénomène est l'inspiration, il est provoqué par la contraction des muscles ventilatoires (diaphragme et muscles intercostaux). L'expiration est un phénomène passif lié au relâchement des muscles intercostaux et du diaphragme qui retournent à leur position de repos.

Au niveau des alvéoles, l'oxygène gazeux passe dans le sang au niveau des capillaires où il est capté par l'hémoglobine des hématies ; ce processus est l'oxygénation. L'utilisation de l'oxygène par les cellules est l'oxygénation cellulaire.

Le contrôle de la ventilation est sous la dépendance des centres respiratoires du tronc cérébral. Le premier mode de contrôle dépend de la pression en $CO_2$ ($PaCo_2$) par les capteurs situés au niveau des centres respiratoires, le deuxième mode de contrôle fait appel à la détection de l'oxygène ($PaO_2$) par les capteurs situés dans l'aorte et les artères carotidiennes.

### La circulation

Le cœur fonctionne comme une pompe et pour ce faire, doit être amorcé par du liquide, le sang, provenant du retour veineux via les veines caves. Si le retour veineux est diminué ou si la pompe cardiaque est défaillante, cela induit une baisse du débit cardiaque et donc de la pression artérielle, engendrant des troubles hémodynamiques.

## Typologie des traumatismes

### Lésions pariétales

Les lésions pariétales intéressent le squelette thoracique mais également le diaphragme.

#### La contusion thoracique bénigne

Il s'agit de la fracture stable des côtes qui engendre douleurs et limitation des mouvements thoraciques, parfois responsable d'infections broncho-pulmonaires induites par l'impossibilité de tousser ou de cracher.

#### La contusion pulmonaire

Il s'agit d'une lacération du parenchyme pulmonaire engendrant une hémorragie alvéolaire. Il en résulte une perturbation des échanges gazeux et une défaillance respiratoire.

#### Le volet costal

Il s'agit d'une fracture de deux ou plusieurs côtes adjacentes, ce qui crée un segment, ou volet, qui se désolidarise des autres côtes. Il est instable et mobile et ne permet plus au thorax d'avoir des mouvements respiratoires cohérents : c'est la respiration paradoxale. Le risque majeur est la détresse respiratoire et le pneumothorax. Il peut y avoir blessure d'un vaisseau, responsable d'un hémothorax.

#### La rupture diaphragmatique

C'est la communication du thorax avec l'abdomen, par déchirure des tuniques du diaphragme à la suite d'une contusion ou d'un écrasement. Les viscères abdominaux peuvent alors pénétrer la cage thoracique et provoquer une contusion pulmonaire avec détresse respiratoire.

### Les épanchements pleuraux

Physiologiquement il n'existe pas d'espace entre les feuillets de la plèvre. Cependant, lorsqu'un objet pénètre dans la cage thoracique, il y a une communication entre la cavité thoracique et l'air extérieur, qui s'infiltre entre les feuillets pleuraux.

L'épanchement pleural peut être de deux types :

- **hémothorax :** c'est un épanchement sanguin entre les feuillets de la plèvre. La cavité médiastinale pouvant contenir une grande quantité de sang, le détournement du sang de son réseau vasculaire est aussi grave que la compression du parenchyme pulmonaire qu'il va engendrer,
- **pneumothorax** : c'est un épanchement aérien, il est présent dans 20 % des traumatismes thoraciques.
- **L'hémopneumothorax** est l'association de ces deux épanchements.

Ces épanchements compriment le poumon concerné, et, selon leur volume, peuvent déplacer le médiastin et comprimer le poumon opposé.

## Les lésions viscérales

Elles sont le témoin de la violence du traumatisme. Elles concernent principalement les poumons, l'arbre trachéobronchique et l'aorte.

### La contusion pulmonaire

Elle représente l'ensemble des forces appliquées sur la cage thoracique, transmises aux organes intrathoraciques par l'onde de choc. Peuvent alors apparaître des lacérations de la plèvre et des vaisseaux aboutissant à une hémorragie pulmonaire.

### La rupture trachéo-bronchique

Regroupe les lésions de la trachée et des grosses bronches. C'est une lésion rare mais létale.

### La contusion myocardique

C'est la compression du cœur entre le rachis à l'arrière et le sternum à l'avant. Cette compression génère une augmentation de la pression dans les cavités cardiaques voire une rupture valvulaire.

### La tamponnade péricardique

Il s'agit de l'accumulation de liquide entre le péricarde et le cœur, qui limite l'expansion du ventricule qui ne peut plus se remplir correctement et entraîne une chute du débit cardiaque.

### Dissection aortique

La dissection résulte d'un mécanisme d'accélération/décélération brutale. La crosse de l'aorte subit un déplacement brusque non solidaire avec la partie ascendante de l'aorte qui est fixée aux vertèbres thoraciques. Le cisaillement peut provoquer des lésions des parois de l'artère ou une rupture totale avec hémorragie massive.

## Les lésions de la poitrine

### Les plaies à thorax fermé

Il s'agit des lésions provoquées par l'onde de choc de la force lésionnelle. Les atteintes conduisent à une rupture de la plèvre, un pneumothorax, des fractures costales, une lacération du tissu pulmonaire et des vaisseaux (par étirement).

### Les plaies à thorax ouvert

Elles sont provoquées par des objets qui transpercent la paroi thoracique, entrent dans la cavité et lèsent les organes intrathoraciques. On rencontre fréquemment des pneumothorax du fait de la communication avec l'air extérieur.

- **Les plaies péricardiques**

Il s'agit de blessures du péricarde dont le saignement est à l'origine d'une tamponnade.

## Examen clinique

Tout traumatisme du parenchyme pulmonaire provoque des réactions locales, le signe dominant étant l'hypoxie.

- Apparition d'un œdème, de micro-hémorragies au niveau des alvéoles pulmonaires et d'une sidération de la mobilité des cils bronchiques. Ces modifications sont responsables d'un encombrement bronchique entraînant d'une *hypoxie* : diminution de l'oxygénation tissulaire.
- Apparition de *troubles de la mécanique respiratoire*, source d'une hypoxie.
- Douleur, dyspnée.
- Troubles cardiaques.

Quel que soit le mécanisme lésionnel, l'examen clinique révèle les lésions et les syndromes – quatre syndromes prévalent.

- **Les lésions provoquées :** il s'agit des lésions costales, des épanchements et des plaies de la poitrine.
- **Les syndromes :**
  - *l'anoxie*, caractérisée par la cyanose des extrémités et des lèvres,
  - *l'anémie*, qui se manifeste par la pâleur, les lipothymies, un collapsus,
  - *l'hypercapnie*, traduite par une hypertension artérielle et des sueurs,
  - *l'atélectasie*, suspectée devant une immobilité de l'hémithorax lésé.

## Examens complémentaires

- L'examen radiographique et la TDM sont les premiers réalisés pour dépister les lésions internes.
- Le dosage des gaz du sang permet d'établir le degré de l'hypoxie.

## Axes thérapeutiques

Selon la gravité, il est nécessaire d'assurer la liberté des voies aériennes afin d'assurer une ventilation efficace et d'évacuer les épanchements.

### Libération des voies aériennes et ventilation

Plusieurs gestes sont requis, se référer aux gestes d'urgence[1].

- Désobstruction de la bouche et du pharynx des sécrétions.
- Hyperextension de la tête.
- Subluxation du maxillaire inférieur pour empêcher la chute de la langue.
- Intubation trachéale.

1 voir volume 6 : *Soins d'urgence*

#### La respiration assistée

Il s'agit de l'insufflation d'oxygène via une machine pour limiter les efforts du blessé.

#### L'évacuation des épanchements

Plusieurs techniques sont proposées en fonction de l'ampleur de l'épanchement :

- ponction pleurale évacuatrice,
- drainage thoracique,
- thoracotomie.

### Points clés à retenir

▶ La cage thoracique protège les organes de la respiration et le cœur. Tout traumatisme du thorax présente un risque de défaillance respiratoire et circulatoire.

▶ Il est important de lever l'hypoxie et de traiter les hémorragies. Le blessé du thorax est potentiellement un polytraumatisé pouvant présenter des atteintes cervicales et du rachis, il est donc nécessaire de l'immobiliser et d'assurer la restauration des fonctions hémodynamiques.

## TRAUMATISMES ABDOMINO-PELVIENS

### Anatomie de la cavité abdominale et pelvienne

La cavité abdominale est comprise entre le thorax et la cavité pelvienne, limitée par une paroi musculaire importante sur sa face avant et une charpente osseuse constituée par la portion lombaire de la colonne vertébrale et les os du bassin. Elle est délimitée dans sa partie supérieure par le diaphragme, elle s'ouvre dans la partie pelvienne.

La cavité abdominale est recouverte d'une séreuse, le péritoine. Le feuillet pariétal tapisse le diaphragme, la face profonde des muscles larges et enveloppe les organes s'y logeant. Le feuillet viscéral recouvre les organes.

La cavité est délimitée artificiellement en plusieurs régions anatomiques ou plus simplement en quatre quadrants.

| Régions anatomiques | Quadrants |
|---|---|
| Régions médianes :<br>• épigastre (estomac)<br>• ombilicale<br>• hypogastre | Quadrants supérieurs droit et gauche |
| Régions latérales :<br>• hypochondres droit et gauche<br>• flancs droit et gauche<br>• fosses iliaques droite et gauche | Quadrants inférieurs droit et gauche |

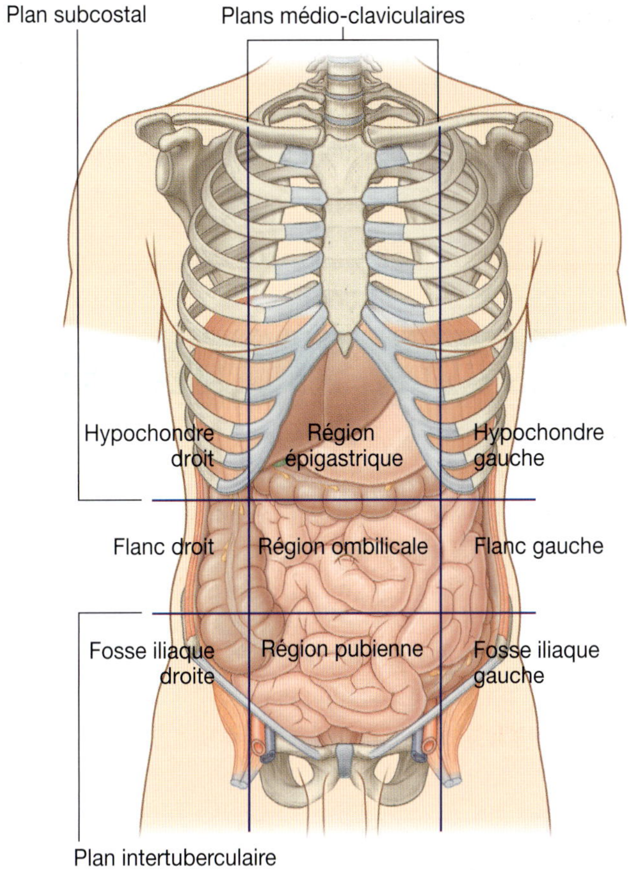


**Figure 6.2. Organisation de la région abdominale en neuf régions.**

La cavité abdominale est divisée en deux espaces : l'espace péritonéal et rétro-péritonéal contenant les organes du système digestif, endocrinien et urogénital, ainsi que des vaisseaux.

### L'espace péritonéal

Il contient l'intestin grêle et le gros intestin, la rate, le foie, l'estomac, la vésicule biliaire et les organes de reproductions chez la femme.

### L'espace rétropéritonéal

Il s'agit d'un espace virtuel, contenant les reins, les uretères, la vessie, les organes de reproductions, la veine cave inférieure, l'aorte abdominale, le pancréas et une portion du duodénum, du colon et du rectum. La vessie et les organes reproducteurs chez l'homme sont des organes sous-péritonéaux.

## Physiopathologie

Les différents organes de la cavité abdominale revêtent chacun des caractéristiques particulières. Il faut distinguer les organes creux et les organes pleins pour comprendre les répercussions cliniques de leur lésion.

### Les organes creux

L'intestin, la vessie ou la vésicule biliaire, lors d'un traumatisme, vident leur contenu dans la cavité péritonéale, aboutissant à un tableau de péritonite (inflammation du péritoine) ou de sepsis (infection massive). La péritonite est d'apparition plus lente lorsque le contenu de ces organes est stérile, comme l'urine, la vésicule biliaire. Les saignements sont généralement faibles à moins d'une lésion d'un vaisseau mésentérique.

### Les organes pleins et les vaisseaux

Lors d'un traumatisme, ils saignent dans la cavité abdominale, ce qui peut contribuer à l'apparition d'un choc hypovolémique.

## Typologie des traumatismes abdominaux et pelviens

L'abdomen et le pelvis, insuffisamment protégés par la paroi musculaire, sont exposés à différentes agressions, qui provoquent soit des contusions, soit des plaies.

Les traumatismes par objet pénétrant révèlent des lésions viscérales multiples à rechercher en visualisant le trajet de l'agent vulnérant à l'intérieur de l'organisme.

Les traumatismes par objet contondant sont moins perceptibles, il s'agit principalement d'atteintes par mécanisme de compression : l'organe est écrasé entre la colonne vertébrale et la surface de l'objet vulnérant. Quand il s'agit d'un mécanisme de cisaillement, les forces d'étirement exercées par l'énergie du choc provoquent des ruptures des ligaments maintenant les organes, ou des ruptures vasculaires. Le foie et la rate sont les organes les plus touchés par ce mécanisme et saignent abondamment.

Les principales lésions sont :

- **l'éviscération :** il s'agit du passage d'un organe à l'extérieur de la cavité abdominale par la plaie. Les organes éviscérés doivent être protégés par un pansement humide salé,
- **l'empalement :** il s'agit de la pénétration d'un objet qui est maintenu dans la partie abdominale. Ne pas le retirer et éviter de le bouger.

## Examens clinique et complémentaires

Ils visent à identifier le mécanisme lésionnel, cisaillement ou compression. Devant une contusion, l'examen repose sur la palpation et l'observation à la recherche de signes extérieurs (plaie, hématomes, perte de souplesse de l'abdomen…), et la réalisation des examens complémentaires, notamment l'échographie, pour rechercher une lésion organique.

### Examen clinique

Il met en évidence les signes de défaillance organique liée à l'hémorragie interne et les signes caractérisant l'atteinte d'un organe :

- hémodynamique instable,
- contracture ou défense abdominale,
- hématome cutané (lésion pariétale),
- douleur de la zone,
- hématurie, anurie (si lésion du rein ou de la vessie),
- péritonite (douleur + défense abdominale).

### Examens complémentaires

Ils cherchent à confirmer ou infirmer la présence de lésion organique :

- examen des urines : bandelette urinaire,
- examen sanguin : numération-formule sanguine,
- échographie abdominale,
- radiographie sans préparation de l'abdomen,
- TDM si nécessaire.

## Axes thérapeutiques

L'attitude thérapeutique vise à rétablir l'hémodynamique par une réanimation précoce et le contrôle des hémorragies. Selon le bilan lésionnel, le traitement est chirurgical et peut être conservateur – il propose une suture de l'organe avec dérivation (colostomie, urostomie, etc.) –, ou consister en une ablation totale ou partielle de l'organe détruit.

### Points clés à retenir

▶ La cavité abdominale contient des organes creux et pleins provoquant des symptomatologies spécifiques. Les lésions des organes creux laissent supposer une péritonite ou sepsis, les lésions des organes pleins, une hémorragie. La prise en charge consiste à stopper l'hémorragie, maintenir les fonctions hémodynamiques et réparer l'organe.

# LE POLYTRAUMATISÉ

## Généralités

Un polytraumatisé est un blessé présentant plusieurs traumatismes (fracture, brûlure, plaie), l'une au moins de ces lésions menaçant le pronostic vital et fonctionnel.

L'urgence de la prise en charge repose sur le principe que les différentes lésions se potentialisent et mettent en jeu le pronostic vital rapidement.

## Typologie des lésions[2]

La notion de polytraumatisme est indissociable de l'évaluation de la gravité, en lien avec le mécanisme et l'énergie du traumatisme.

Cet indice de gravité détermine l'orientation ou non du blessé vers les salles d'accueil d'urgences vitales (SAUV ou salle de déchocage) : il s'agit des critères de Vittel (tableau 6.1).

2 B.Marc, P.Miroux, I.Piedade, R.Benveniste, *Guide infirmier des urgences*, Masson

| Cinq étapes d'évaluation | Critères de gravité |
|---|---|
| **Variables physiologiques** | • Score de Glasgow < 13<br>• Pression artérielle systolique < 90 mmHg<br>• Saturation en 0 2 < 90 % (*) |
| **Eléments de cinétique** | • Ejection d'un véhicule<br>• Autre passager décédé dans le même véhicule<br>• Chute > 6 m<br>• Victime projetée ou écrasée<br>• Appréciation globale (déformation du véhicule, vitesse estimée,<br>• absence de casque, absence de ceinture de sécurité)<br>• Blast |
| **Lésions anatomiques** | • Trauma pénétrant de la tête, du cou, du thorax,<br>• de l'abdomen, du bassin, du bras ou de la cuisse<br>• Volet thoracique<br>• Brûlure sévère, inhalation de fumées associée<br>• Fracas du bassin<br>• Suspicion d'atteinte médullaire<br>• Amputation au niveau du poignet, de la cheville<br>• ou au-dessus<br>• Ischémie aiguë de membre<br>• Suspicion de fracture d'un os long<br>• Scalp |
| **Réanimation préhospitalière** | • Ventilation assistée<br>• Remplissage < 1000 mL de colloïdes<br>• Catécholamines<br>• Pantalon antichoc gonflé |
| **Terrain (à évaluer)** | • Age > 65 ans<br>• Insuffisance cardiaque ou coronarienne<br>• Insuffisance respiratoire<br>• Grossesse (2e et 3e trimestres)<br>• Trouble de la crasse sanguine |
| (*) Critère préféré par certaines équipes: Fréquence Respiratoire FR > 30 ou < 10<br>RTS (Revised Trauma Score. Jtrauma 989 ; 29 : 623-9) | |
| La présence d'un seul critère suffit à caractériser la gravité du traumatisme, sauf pour le terrain où il s'agit d'une évaluation cas par cas des critères de gravité<br>critères de gravité extrême associés à une mortalité très élevée: PAS < 65 mmHg,<br>score de Glasgow à 3, saturation en 02 < 80 % ou imprenable (d'après Riou) | |

**Tableau 6.I. Critères de Vittel : critères de gravité pour le triage des patients traumatisés**

## Examen clinique

Les trois principales défaillances vitales sont la détresse respiratoire, cardiologique et neurologique. Les principales causes de ces détresses relèvent des traumatismes étudiés dans les chapitres antérieurs.

### Détresse respiratoire

Cette défaillance peut être provoquée par :

- un *traumatisme crânien grave* générant une anomalie de commande centrale,
- un *traumatisme maxillo-facial* responsable d'une obstruction des voies aériennes supérieures,
- un *traumatisme du rachis cervical* générant une anomalie de commande centrale,
- un *traumatisme thoracique* responsable d'hémopneumothorax ou de pneumothorax du fait des contusions pulmonaires, diaphragmatique, trachéobronchique.

### Détresse circulatoire

Cette défaillance s'explique par la présence de :

- un *choc hypovolémique* induit par les hémorragies,
- un *choc neurogénique ou vasoplégique par section médullaire haute* : tétraplégie, associant vasoplégie, bradycardie et chute tensionnelle,
- un *choc cardiogénique* par défaillance cardiaque induite par une contusion myocardique, une tamponnade, un pneumothorax.

### Détresse neurologique

Cette défaillance est en lien avec les lésions cérébrales provoquées par les atteintes du squelette et notamment du rachis et de la boîte crânienne, et les répercussions cardio-respiratoires sur le cerveau.

## Prise en charge thérapeutique

L'organisation générale des secours et des soins pour tous les accidentés est homogène sur l'ensemble du territoire national, et même dans une grande partie de l'Europe. Elle consiste en trois périodes :

- le traitement primaire sur le terrain qui consiste à prendre en charge la victime et l'évacuer vers une structure hospitalière,
- le traitement secondaire en milieu hospitalier qui assure les soins médicaux et chirurgicaux précoces,
- le traitement des séquelles et la réinsertion socioprofessionnelle, après la phase aiguë.

### Le traitement primaire

Ce sont les équipes de secours mobiles qui se déplacent sur les lieux de l'accident. Ces équipes sont principalement représentées par les équipes de réanimateurs du SAMU, les sapeurs-pompiers, les secouristes diplômés.

Ils travaillent en équipe pour assurer simultanément la sécurité du milieu environnant, l'accès au blessé et son retrait d'un milieu hostile (le ramassage, le déblaiement, la désincarcération...), les gestes de premiers secours regroupant l'ensemble des techniques médicales permettant de stabiliser les fonctions vitales de la victime et de limiter l'aggravation des lésions lors du transport.

L'évacuation du blessé s'effectue vers l'hôpital le plus proche par transport routier. Elle peut être médicalisée, c'est-à-dire avec une surveillance médicale durant le trajet, et nécessiter un transport plus rapide (hélicoptère).

Une transmission permanente est établie entre les équipes mobiles de secours et les centre de régulation des SAMU pour rechercher le service hospitalier le plus proche et le plus adapté.

Les équipes médicales sur place assurent la mise en condition du patient avant son évacuation vers le centre hospitalier spécialisé.

### Le traitement secondaire[3]

Il s'agit de mettre en œuvre les soins permettant de stabiliser les fonctions vitales et hémodynamiques du blessé. Le traitement repose sur la réanimation cardio-vasculaire, la réanimation ventilatoire, la sédation et le contrôle métabolique.

#### La réanimation cardio-vasculaire

Elle consiste en un contrôle et une compensation des hémorragies :

– hémostase locale/contrôle des hémorragies : compression, thermocoagulation...

– remplissage : perfusion de produits de substitution du sang (Ringer Lactate), transfusion sanguine.

Elle assure la réanimation cardiologique si nécessaire :

– massage cardiaque externe,

– choc cardiaque externe par défibrillation cardiaque,

– traitements médicamenteux.

#### La réanimation ventilatoire

Elle vise à maintenir la liberté et la protection des voies respiratoires et la ventilation :

– position latérale de sécurité,

– hyperextension de la tête,

– subluxation du maxillaire inférieur pour empêcher la chute de la langue,

– intubation trachéale et mise en œuvre de la ventilation artificielle,

– oxygénothérapie/ventilation.

#### La sédation

Elle a pour objectif de limiter la douleur et l'aggravation des états de choc. Il existe différentes techniques de sédation :

– l'anesthésie locorégionale utilisant des produits anesthésiques qui infiltrent les tissus périlésionnels ou le nerf innervant la zone,

– l'anesthésie par inhalation consiste à faire inspirer un mélange gazeux de protoxyde d'azote et oxygène,

– l'anesthésie générale fait appel à l'injection intraveineuse de médicaments de natures diverses.

#### Le contrôle métabolique

Il vise à maintenir les mécanismes vitaux de la nutrition, assure la prévention de l'infection et le maintien de l'homéostasie :

– la nutrition est en général maintenue par une alimentation parentérale ou entérale,

3 Les éléments constitutifs de ce paragraphe sont abordés dans le processus défaillance organique.

– la prévention de l'infection consiste en différents moyens, le parage et les soins de la plaie, l'utilisation d'antibiotiques à visée préventive, le respect des règles d'hygiène et d'asepsie lors des soins et des actes invasifs,
– la réanimation métabolique vise à normaliser l'équilibre acido-basique et le fonctionnement rénal et à satisfaire les dépenses énergétiques du blessé.

### Le traitement des séquelles

C'est la troisième et dernière phase du traitement d'un traumatisé, qui va conduire à la prise en charge des séquelles (somatiques et psychiques) des lésions primitives pour aboutir à sa réinsertion socioprofessionnelle totale ou partielle.

Ce traitement consiste en la prise en charge du choc post-traumatique et en plusieurs types de rééducation :

– **la prise en charge du choc post-traumatique** repose sur la mise en œuvre d'un traitement médicamenteux visant à réduire la symptomatologie (dépression, phobie…) et sur la prise en charge psychologique et le soutien au quotidien visant à accompagner le patient dans la construction de son devenir,
– la rééducation motrice pour toutes les séquelles de l'appareil locomoteur : elle vise la récupération des mouvements des membres et prend un aspect particulier en cas d'utilisation d'une prothèse après amputation,
– la rééducation fonctionnelle des paralysies motrices (paraplégies) doit permettre au patient de recouvrir une certaine autonomie motrice, mais également sphinctérienne dans beaucoup de cas,
– la rééducation neurologique et neuropsychique vise à prendre en charge les séquelles des traumatismes crâniens,
– la kinésithérapie respiratoire est utilisée dans le traitement des séquelles de certains traumatismes thoraciques.

Durant la rééducation, l'évaluation du retentissement des séquelles sur la qualité de vie du patient est réalisée afin de déployer un réseau d'aide et de soutien en vue d'un retour à domicile.

Ces aides sont d'ordre humain, matériel et financier. À titre indicatif, citons :

– mise en place d'un réseau de soins à domicile : infirmier, aide-soignant, aide ménagère…,
– équipement médical : lit médicalisé, lève-malade, matelas anti-escarre, fauteuil roulant…,
– aides financières : pension d'invalidité, allocations personnalisées d'autonomie, reconversion professionnelle,
– accessibilité au logement, à des structures d'hébergement pour adultes handicapés,
– mise en contact avec des associations et avec les maisons départementales des personnes handicapées qui regroupent l'ensemble des structures d'orientation, de conseils et d'aides aux personnes handicapées.

## Points clés à retenir

▶ La prise en charge d'un polytraumatisé repose sur un ensemble d'actes médicaux visant à corriger les menaces vitales immédiates et assurer la perfusion tissulaire adéquate [circulation et oxygénation].

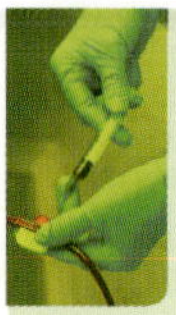

## Savoir-faire : la prise en charge du patient porteur d'une lésion viscérale et du polytraumatisé

La prise en charge préhospitalière et le contact permanent entre les équipes de secours mobiles et les équipes hospitalières ont permis d'organiser l'arrivée du patient présentant une détresse vitale. [Nous n'exposons ici que les grands principes de la prise en charge.]

Le patient polytraumatisé est attendu et sa prise en charge est pluridisciplinaire :

- équipe des urgences/SAU,
- chirurgiens susceptibles d'intervenir,
- équipe d'anesthésie,
- équipe de bloc opératoire,
- service de radiologie et d'imagerie médicale,
- laboratoire biologique,
- équipe de transfusion sanguine,
- équipe et service de réanimation,
- chacun des acteurs a des tâches particulières qui s'effectuent en simultanée.

La prise en charge de ce type de patient relève des défaillances organiques et des gestes d'urgence. La fig. 6.3 présente un schéma synthétisant l'arbre décisionnel de prise en charge et d'orientation du patient[4].

4 Voir aussi *Soins d'urgence*, par H. Piquet, C. Siebert et E. Aiguebonne dans la même collection, ainsi que *Processus dégénératifs – défaillances organiques*, à paraitre.

Accueil du patient (recueil des données de l'équipe pré-hospitalière)

↓

Décision N°1

→ Admission au déchoquage

→ Admission directe au bloc opératoire

→ Transfert urgent vers un centre de référence

1. Etat hémodynamique critique malgré la réanimation préhospitalière
2. Cause de détresse circulatoire évidente (plaie par balle, arme blanche, amputation traumatique)

↓

Période 1 : prise en charge du risque vital

→ Objectifs :

1. Normaliser l'hématose et traiter un état de choc ou une lésion engageant le pronostic fonctionnel
2. Diagnostiquer les lésions remarquables responsables de la défaillance cardiorespiratoire
3. Diagnostiquer les lésions facteurs d'aggravation du patient
4. Orienter les examens de la période 2

↓

Décision N°2

→ Prolongation de la Période 1 (1) (Pas d'indication opératoire + persistance de la détresse cardio-respiratoire)

→ Indication opératoire urgente (2)

- → Traitement local
- → Traitement dans un centre de référence avec un Plateau technique de niveau supérieur
  - → Transfert du patient

↓

Période 2 : → Transfert en service de radiologie

- Radiographies standards
- Examens avec opacification
- Examens tomodensitométriques

↓

Décision N°3 : évaluation finale

- Score de gravité
- Décision de transfert vers Centre de Référence (plateau technique de niveau supérieur)
- Stratégie opératoire
- Transfert en service de réanimation

**Figure 6.3. Schéma de la prise en charge du blessé**

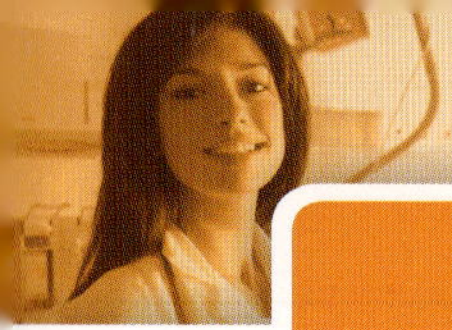



## SITUATION PROFESSIONNELLE : MARC, 28 ANS, ACCIDENT SUR LA VOIE PUBLIQUE[5]

Marc, 28 ans, célibataire, est ouvrier spécialisé dans une PME de serrurerie. Il a été pris en charge par le SAMU le 24 octobre à la suite d'un accident de la voie publique. Motard, il a été victime d'un choc direct contre un camion et projeté en l'air après avoir percuté le poids lourd. À l'arrivée des secours sur place, 15 mn après l'accident, le bilan est le suivant :

- brève perte de connaissance initiale, motard casqué, mentonnière fermée,
- douleur du membre inférieur gauche, du thorax, de l'abdomen et du crâne,
- pas de déficit neurologique,
- saignement extériorisé minime (200 ml) au niveau du périnée. Il est retombé à cheval sur le réservoir de sa moto,
- pas de déficit neurologique immédiat, mais rapide dégradation avec crise convulsive.

### 1 IDENTIFIER LES DONNÉES SIGNIFICATIVES

| Quelles données relève-t-on ? | Pourquoi sont-elles significatives ? |
|---|---|
| Âge : 28 ans | L'âge laisse présupposer un état général satisfaisant avant l'accident, et donc peu de probabilité qu'il y ait un terrain fragilisé |
| Contexte de l'accident : Accident de moto, collision avec un poids lourd<br>Projection en l'air, califourchon sur la moto | C'est un blessé jeune, bien que la tranche d'âge laisse supposer une certaine maturité et donc de la prudence en moto. Cela peut laisser présager un sentiment de culpabilité. C'est un élément qui sera utilisé ultérieurement<br>Éléments retenus car ils précisent les circonstances de survenue et permettent d'identifier le mécanisme traumatique, sa violence<br>Ces éléments facilitent la reconstitution de la chute et orientent sur les lésions potentielles |

5 Cette situation vous est présentée pour retracer le parcours de prise en charge d'un blessé depuis l'arrivée du SAMU sur les lieux jusqu'à sa sortie d'hospitalisation.
Seule la prise en charge en urgence est détaillée afin que vous puissiez identifier les éléments pertinents à retenir pour comprendre la suite et l'évolution de la prise en charge, la phase de stabilisation en réanimation, la suite des soins en moyen séjour et la nécessité de la rééducation. Ces trois aspects nécessitent d'acquérir des connaissances supplémentaires que vous aurez au décours de votre formation. Vous pourrez alors revenir sur cette situation.
Pour assurer le raisonnement clinique infirmier, vous devez reprendre cette situation, plus tardivement dans votre cursus de formation après avoir recherché et acquis les connaissances que vous n'avez pas actuellement.

| Quelles données relève-t-on ? | Pourquoi sont-elles significatives ? |
|---|---|
| Examen clinique : Perte de connaissance initiale, douleurs, saignement, dégradation neurologique<br>Crise comitiale | Regrouper les signes cliniques permet de comprendre les lésions et le diagnostic |
| Situation du blessé :<br>Ouvrier, célibataire | Ces éléments précisent son statut et vont être utilisés pour réaliser les démarches administratives (prévenir la famille, arrêt de travail…) |

## 2 COMPRENDRE ET ÉVALUER LA SITUATION

| Que faut-il comprendre ? | Évaluation |
|---|---|
| À son âge, la gravité des lésions et les séquelles envisagées laissent percevoir un avenir difficile avec des répercussions probables au niveau individuel, socioprofessionnel…<br>Ces éléments seront utilisés plus tardivement dans la prise en charge car la priorité est actuellement la prise en charge des lésions<br>SAVOIRS FONDAMENTAUX Processus traumatique (polytraumatisé), Raisonnement clinique | Perturbation du continuum de vie |
| Comprendre le mécanisme de l'accident est important pour envisager les lésions que va présenter la victime<br>La notion d'impact avec éjection fait comprendre que le motard a été catapulté de sa moto comme un projectile et que sa trajectoire s'est arrêtée lorsqu'il a heurté le camion, ce qui l'a fait retomber à califourchon sur sa moto, qui avait poursuivi sa route sous l'effet de la vitesse | Suspicion de lésions squelettiques et viscérales |

| Que faut-il comprendre ? | Évaluation |
|---|---|
| La collision et la projection laisse supposer un effet de cisaillement (accélération/décélération) et donc des lésions internes en plus de celles provoquées par l'énergie mécanique au moment de l'impact et lorsqu'il est retombé sur la moto<br>SAVOIRS FONDAMENTAUX Processus traumatique (lésions de l'appareil locomoteur et lésions thoraco-abdominales, polytraumatisme), Raisonnement clinique | |
| Les signes cliniques immédiats sont en faveur d'un polytraumatisme, c'est-à-dire d'atteintes avec mise en jeu du pronostic vital (atteintes osseuses et viscérales avec défaillance organique)<br>Lésions diagnostiquées au niveau du membre inférieur du fait de la clinique. Suspicion de lésions viscérales au niveau thoraco-abdominal du fait du mécanisme du choc. Au niveau crânien, malgré le port du casque, la perte de connaissance laisse supposer une souffrance cérébrale ; elle peut également se situer au niveau cervical car la colonne cervicale a pu être comprimée entre la tête et le rachis dorsal lorsque la tête a percuté le camion<br>SAVOIRS FONDAMENTAUX Processus traumatique (lésions de l'appareil locomoteur et lésions thoraco-abdominales, polytraumatisme), Raisonnement clinique | Polytraumatisme, défaillance vitale |
| Connaître le statut comme l'âge du blessé sera utile à certaines démarches administratives immédiates et à la suite de sa prise en charge. Les informations complémentaires seront recherchées plus tard<br>SAVOIRS FONDAMENTAUX Aspects législatifs de la prise en charge des patients | Jeune homme en activité professionnelle |

**Synthèse de la situation** : prise en charge par le SAMU d'un polytraumatisé suite à un accident de la voie publique, collision entre moto et camion

## 3 METTRE EN ŒUVRE LES ACTIONS

| Quelles actions met-on en œuvre ? | Pourquoi ? |
|---|---|
| Procéder à l'analyse globale de la situation<br>Recueillir des informations auprès des sapeurs-pompiers déjà sur place | Les mécanismes et les signes cliniques permettent de localiser les lésions à rechercher pour dépister les complications<br>En approchant le blessé, les équipes de secours observent globalement la situation (position du blessé, véhicules en cause...) et recherchent les défaillances cardio-respiratoires, dépistent rapidement une menace vitale et en trouvent l'origine afin de faire venir éventuellement des renforts, un hélicoptère... |
| Dépister un problème respiratoire<br>Assurer l'oxygénation au masque haute concentration | L'oxygénation maintient un apport d'$O_2$ adéquat dès lors que les VAS* permettent le passage de l'$O_2$<br>Les modifications respiratoires laissent envisager une contusion pulmonaire (pneumo-/hémothorax) |
| Rechercher un état de choc<br>Assurer les soins de première urgence | Rapidement, la fonction circulatoire doit être vérifiée, les lésions entraînant une hypovolémie ou vasoplégie qu'il faut traiter en urgence |
| Rechercher une hémorragie<br>Perfusion avec remplissage vasculaire (*Voluven*)<br>Contrôler la tension artérielle et le pouls et la fréquence respiratoire | Dépistage et traitement de l'hémorragie pour limiter la perte sanguine<br>Surveillance des fonctions respiratoire et circulatoire car une défaillance neurologique les altère |
| Vérifier l'état de conscience du patient<br>Évaluer la fonction neurologique (Glasgow) | Évaluation de la fonction cérébrale et mesure de l'état de conscience du blessé pour dépister un traumatisme crânien, une souffrance cérébrale |

* Voies aériennes digestives

| Quelles actions met-on en œuvre ? | Pourquoi ? |
|---|---|
| Contrôler l'hémodynamique toutes les 5 mn<br>Pose d'une seconde voie d'abord | Le contrôle régulier des paramètres vitaux est un repère de la stabilité ou de la dégradation de la situation<br>La seconde voie d'abord permet le passage des drogues thérapeutiques (incompatibilité entre certaines molécules) |
| Perfusion d'éphédrine et noradrénaline<br>Scoper et relever les paramètres toutes les 5 mn | L'instabilité hémodynamique et la dégradation neurologique brutale nécessitent l'utilisation de médicaments stimulant la fonction cardiaque |
| Sédation par *Hypnovel* et *Sufentanil*<br>Intubation orotrachéale et ventilation mécanique | La dégradation neurologique et l'instabilité hémodynamique ne permettent pas à la victime d'assurer de façon autonome la perfusion et l'oxygénation des tissus, le patient va donc être sédaté puis intubé |
| Soulagement de la douleur par morphine | L'utilisation de morphine en première intention soulage la douleur et permet au patient, tant qu'il est conscient, de répondre à l'interrogatoire<br>Dès lors qu'il est sédaté, l'administration peut être interrompue |
| Réaliser le bilan lésionnel | L'examen clinique général évalue les principales lésions et permet à l'équipe du SMUR d'informer le SAU pour anticiper la prise en charge à l'arrivée<br>Le bilan lésionnel réalisé, les soins sont mis en œuvre pour assurer le transport du patient<br>Limitation des gestes sur les lieux de l'accident dès lors que les fonctions vitales sont maintenues et permettent l'évacuation du blessé |
| Immobiliser le rachis :<br>• mise en place d'un collier cervical après retrait du casque<br>• immobilisation sur matelas coquille<br>• stabilisation provisoire de la fracture<br>• recouvrir le patient | La mobilisation du blessé ne peut se faire qu'après l'immobilisation du rachis car il faut toujours suspecter un traumatisme du rachis – une mobilisation pouvant en ce cas entraîner une lésion de la moelle épinière |
| Assurer le transport et coordonner les soins avec le CHU d'accueil | La prise en charge hospitalière va permettre de réaliser les examens complémentaires et de débuter les traitements. La coordination est constante durant tout le temps de transport |

...

À l'issue du bilan lésionnel réalisé par l'équipe du SMUR, l'équipe du SAU note les éléments fournis et se prépare à accueillir le blessé.

## 4 NOTER ET ANALYSER LES RÉSULTATS OBTENUS

| Résultats | Évaluation des résultats de la prise en charge |
|---|---|
| • Identification d'une menace vitale du fait du mécanisme lésionnel | La détresse ventilatoire est corrigée.<br>La défaillance circulatoire traduit la présence d'un choc hypovolémique et/ou cardiogénique.<br>La défaillance neurologique est en lien avec le traumatisme crânien et la détresse cardiorespiratoire.<br>Le traitement primaire sur les lieux de l'accident permettent l'évacuation du blessé vers la structure hospitalière |
| • Voies aériennes dégagées<br>• Oxygénation des tissus assurée<br>• Amplitude respiratoire superficielle<br>• Irrégularité du rythme, FR > 18 mn | |
| • Signes en faveur de l'état de choc : tachycardie, peau froide, pâleur, sueur, anxiété, diminution des pouls | |
| • Saignement périnéal/hémostase assurée<br>• Voie veineuse posée et compensation en cours<br>• TA = 10/70 mmHg, pouls = 110 bpm<br>• $SpO_2$ > 95 % | |
| • Pas de déficit neurologique<br>• Dégradation neurologique rapide avec crise comitiale<br>• Glasgow à 14 (agitation)<br>• Mydriase gauche | |
| • Instabilité hémodynamique régulée par l'administration des médicaments stimulant la fonction cardiaque | |
| • Légère inhalation du contenu gastrique<br>• Intubation orotrachéale réalisée (Cormack 1, lame 4, sonde 7,5)<br>• Sédation obtenue<br>• Ventilation mécanique assurée<br>• $SpO_2$ > 95 % | |

| Résultats | Évaluation des résultats de la prise en charge |
|---|---|
| • Réponse simple aux questions dans les premières minutes de la prise en charge | |
| • Saignement périnéal diagnostiquant une atteinte des organes reproducteurs<br>• Défense abdominale laissant supposer une atteinte viscérale (perforation ou contusion d'un organe)<br>• Fracture du fémur ouverte (saignement)<br>• Défaillance respiratoire laissant supposer un épanchement pleural<br>• Suspicion de traumatisme crânien et d'hématome intracérébral<br>• Suspicion d'un traumatisme cervical | |
| • Évacuation<br>• Équipe hospitalière en SAU prévenue | Admission en SAU |
| Synthèse de la situation :<br>• Hémorragie avec perte de sang extériorisée<br>• Instabilité hémodynamique et neurologique<br>• Fracture ouverte du fémur gauche<br>• Plaies périnéales<br>• Suspicion de traumatismes crânien et cervical<br>• Suspicion de lésions thoraco-abdominales<br>• Patient intubé, ventilé, sédaté<br>• Estomac plein (il a inhalé légèrement lors de l'intubation) | Le tableau clinique permet à l'équipe du SAU de se préparer, les différents professionnels sont présents en salle de déchocage et chacun va pouvoir procéder à la prise en charge et aux examens complémentaires |

...

L'équipe du SMUR a assuré la mise en condition du patient avant son évacuation vers le centre hospitalier spécialisé. L'équipe hospitalière va poursuivre la prise en charge et réaliser les examens complémentaires pour établir le bilan lésionnel.

L'arrivée du patient et son transfert étant effectifs, les soins préopératoires et opératoires suivants ont été réalisés.

## 5 METTRE EN ŒUVRE LES ACTIONS

| Quelles actions met-on en œuvre ? | Pourquoi ? |
|---|---|
| Déshabillage<br>Désinfection cutanée | Le patient va être évacué au bloc opératoire rapidement, l'infirmier procède au découpage des vêtements et à la désinfection cutanée |
| Transfusion sanguine | Devant la perte sanguine et avant le départ au bloc opératoire, la transfusion sanguine maintient la volémie et contribue au remplissage vasculaire<br>La méconnaissance du groupe sanguin nécessite la transfusion de groupe O– |
| Prélèvements biologiques : NFS, gazométrie | La NFS-plaquette permet de contrôler la perte sanguine et le taux de plaquettes pour l'hémostase<br>Les gaz du sang permettent d'apprécier l'homéostasie |
| Examens iconographiques :<br>• radio pulmonaire<br>• radio du bassin<br>• radio du crâne<br>• radio de la face<br>• radio du rachis<br>• échographie doppler transcrânien<br>• scanner abdominal | Réalisation du diagnostic des lésions, recherche d'autres lésions en fonction du mécanisme du traumatisme |
| Prévention antitétanique<br>Parage de la plaie fémorale | Prévention du risque infectieux et tétanique |
| Départ au bloc opératoire | Intervention pluridisciplinaire de prise en charge |

| Quelles actions met-on en œuvre ? | Pourquoi ? |
|---|---|
| Anesthésie et sédation par *Hypnovel*, *Sufenta* et *Nimbex*<br>Remplissage et dobutamine | Anesthésie générale<br>Contrôle de la volémie (éviter un désamorçage du cœur) |
| Perfusion d'antibiotique IV<br>*Augmentin* 2 g puis 1 g/6 h<br>*Gentalline* 100 mg × 3/jour pendant 3 jours | Prophylaxie antibiotique du fait de la fracture ouverte, et de la nécessité de poser des drains et des sondes |
| Transfusion de 4 culots globulaires, 4 plasmas frais congelés et 1 concentré unitaire plaquettaire | Maintenir la volémie durant la période opératoire<br>Assurer l'hémostase |
| Pose de Redon et mise en place d'une voie veineuse centrale (VVC) pour contrôler la pression intracrânienne (PIC) | Évacuation HED |
| Pose de cathéter artériel et VVC sous-clavière | Assurer le traitement intraveineux durant la phase de réanimation<br>Réaliser les prélèvements sanguins et artériels de surveillance en veillant au confort du patient |
| Drains thoraciques | Drainage de l'épanchement pleural |
| Fixateur externe et suture de la plaie | Réduction et immobilisation de la fracture<br>Cicatrisation de la plaie |
| Parage chirurgical de la plaie périnéale<br>Orchidectomie et pose de prothèses<br>Cyctoplastie avec sonde vésicale et cathéter sus-pubien<br>Colostomie définitive | Le traumatisme périnéal a détruit le périnée, les organes de reproductions (testicules) et déchiré l'anus.<br>• La fonction d'élimination n'étant plus possible par voie naturelle, la colostomie permet d'assurer l'évacuation des selles<br>• Les testicules sont nécrosés, leur ablation permet la pose de prothèses. Le patient devient stérile, il pourra présenter des troubles de l'érection car les corps caverneux ont été déchirés. Ces éléments seront à considérer dans la prise en charge psychologique post-traumatique<br>• Le traumatisme vésical a provoqué une hémorragie intravésicale. La vessie est mise au repos. Les urines seront évacuées par le cathéter sus-pubien. La sonde vésicale permet de réaliser des lavages vésicaux et d'évacuer les caillots |

## 6 NOTER ET ANALYSER LES RÉSULTATS OBTENUS

| Résultats | Évaluation des résultats de la prise en charge |
|---|---|
| Patient dénudé<br>Désinfection cutanée assurée | La prise en charge des plaies cutanées est le préalable au passage au bloc opératoire |
| Transfusions réalisées<br>Traitements médicamenteux en cours<br>Contrôle échographique durant la pose du cathéter : VVC fonctionnelle | Hémodynamique stabilisée<br>Les fonctions vitales sont contrôlées<br>L'anesthésie générale permet la prise en charge pluridisciplinaire<br>Les injections sont assurées |
| **Bilan lésionnel**<br>• épanchement pleural gauche<br>• fracture des 7e et 11e côtes<br>• absencede lésion du bassin<br>• globe vésical avec hémorragie intravésicale<br>• fracture de la rate avec épanchement intra-abdominal (500 mL de sang)<br>• fracture temporale gauche avec HED fronto-temporal<br>• hémorragie méningée frontale<br>• absence de lésion de la face et du rachis | Le bilan lésionnel a orienté les actes chirurgicaux qui sont mis en œuvre rapidement. |
| Drains médioclaviculaire basithoracique fonctionnels<br>Sondes perméables<br>Pansements propres<br>Fractures immobilisées | Patient sédaté : la douleur est contrôlée<br>Patient immobilisé |
| Réparation tissulaire débutée<br>Immobilisation de la fracture | |
| Réparation des parties génitales<br>Rétablissement de la fonction d'élimination fécale et urinaire | |

•••

Les soins médicaux auront pour objectifs de prévenir les lésions cérébrales secondaires (HTIC, trouble de la thermorégulation, trouble glycémique...), de limiter les décompensations et d'assurer l'équilibre hydroélectrolytique, hémodynamique.

Durant l'hospitalisation en réanimation, les soins mis en œuvre permettent de stabiliser les fonctions vitales et hémodynamiques du blessé. Le traitement repose sur la réanimation cardio-vasculaire, la réanimation ventilatoire, la sédation et le contrôle métabolique.

Après 3 mois en réanimation l'évolution permet un transfert en service de chirurgie. Le patient présente le tableau suivant :

- séquelles neurologiques : troubles des facultés intellectuelles, syndrome post-traumatique,
- au niveau digestif : transit régulier sur colostomie avec *Duphalac* systématique, alimentation normale,
- au niveau urologique : sonde vésicale toujours en place et cathétérisme sus-pubien fonctionnel,
- au niveau orthopédique : fixateur externe droit, lever autorisé, début de déambulation en monopodal car n'a pas d'appui pendant 3 mois,
- au niveau cutané : escarre talonnière droite, stade 2 de 4 cm de diamètre, escarre sacrée stade 2/3, diamètre de 5 cm. Cicatrice périnéale propre, points de suture en place,
- au niveau thromboembolique : prévention par *Lovenox*,
- syndrome post-traumatique : prise en charge de la dépression et psychothérapie.

Après 1 mois en chirurgie, il est transféré en soins de suite et de rééducation.

Les soins d'escarres se poursuivent car les facteurs de risque présents n'ont pas permis une évolution favorable (stade 3, même diamètre pour les deux escarres).

La colostomie est fonctionnelle mais il n'assure pas ses soins seuls, il n'accepte pas qu'elle soit définitive.

La rééducation vésicale doit débuter avec l'ablation de la sonde vésicale, le réapprentissage de l'élimination par les voies naturelles, la prévention des infections urinaires.

La présence de troubles de l'érection, la stérilité ne sont pas acceptées et il est suivi par un psychothérapeute.

La rééducation orthopédique est débutée avec renforcement musculaire, travail d'amplitude... Au-delà du 3e mois, après contrôle radiologique et ablation du fixateur, elle sera poursuivie pour reprise de l'autonomie.

Persistance de troubles neuropsychiatriques avec syndrome post-traumatique et syndrome dépressif.

Son état ne lui permet pas d'envisager la reprise d'une activité professionnelle, il est sans ressources; les démarches sociales auprès de la CPAM, de l'employeur et la réorientation professionnelle auprès de la Cotorep, sont à entreprendre.

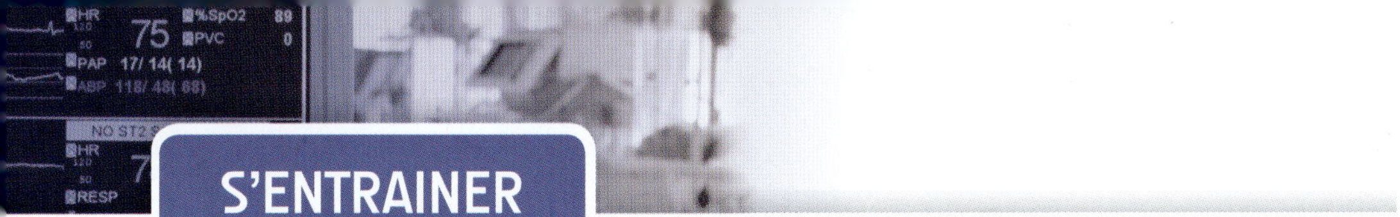

# S'ENTRAINER

## VÉRIFIER SES CONNAISSANCES

### 1 QCM

**A.** La cage thoracique est aussi appelée « médiastin »
**vrai** ☒ **faux** ☐

**B.** Le médiastin contient les poumons et le cœur
**vrai** ☐ **faux** ☒

**C.** Les muscles intercostaux assurent le soulèvement du diaphragme
**vrai** ☐ **faux** ☒

**D.** Une plaie pulmonaire permet le passage d'air du poumon vers la plèvre
**vrai** ☒ **faux** ☐

### 2 Questions à réponse ouverte et courte (QROC)

**1.** Expliquez le rôle de la plèvre.

**2.** Définissez le volet costal.

**3.** Définir un pneumothorax, un hémothorax.

**4.** Nommez le risque de la présence de sang dans l'espace péricardique.

**5.** Énoncez les organes contenus dans la cavité péritonéale.

**6.** Citez les manifestations cliniques laissant supposer la lésion d'un organe creux et d'un organe plein.

**7.** Définissez le polytraumatisé et énoncez les trois détresses vitales présentant un facteur de morbidité.

**8.** Justifiez l'intérêt d'un contrôle urinaire lors d'un traumatisme fermé de l'abdomen.

**9.** Citez les séquelles post-traumatiques et illustrez d'un exemple chacune de vos réponses.

# CORRIGÉS

## VÉRIFIER SES CONNAISSANCES

### 1 QCM

**A.** vrai

**B.** faux – il contient le cœur, les gros vaisseaux (aorte, artère pulmonaire, veines caves), la trachée, les bronches souches et l'œsophage

**C.** faux – ce sont des muscles impliqués dans l'inspiration comme le diaphragme

**D.** vrai

### 2 Questions à réponse ouverte et courte (QROC)

**1.** Rôle de la plèvre
La plèvre est une membrane constituée de deux feuillets, l'un pariétal, l'autre viscéral, qui permet le déploiement des poumons lors de l'inspiration et évite qu'il ne se collabe.

**2.** Définition du volet costal
Il s'agit d'un segment de côtes constitué par deux ou plusieurs côtes adjacentes fracturées sur leur longueur, et qui n'est plus solidaire du reste de la cage thoracique, provoquant des mouvements anarchiques lors de la respiration.

**3.** Définition du pneumothorax, de l'hémothorax
– Un pneumothorax correspond à la présence d'air dans la cavité pleurale.
– Un hémothorax est défini par la présence de sang dans la cavité pleurale.

**4.** Risque de la présence de sang dans l'espace péricardique
La tamponnade.

**5.** Les organes contenus dans la cavité péritonéale
Intestin grêle, gros intestin, rate, foie, estomac, vésicule biliaire, organe de reproduction féminin.

**6.** Manifestations cliniques laissant supposer la lésion d'un organe creux et d'un organe plein
– Organe creux : péritonite (douleur, défense abdominale).
– Organe plein : hémorragie interne.

**7.** Le polytraumatisé et les trois détresses vitales présentant un facteur de morbidité
Le polytraumatisé est un blessé présentant plusieurs traumatismes (fracture, brûlure, plaie), l'une au moins de ces lésions menaçant le pronostic vital et fonctionnel.
Les détresses vitales sont : la détresse cardiaque, respiratoire, neurologique

**8.** Intérêt d'un contrôle urinaire lors d'un traumatisme fermé de l'abdomen
Le contrôle urinaire permet de dépister une lésion vésicale et/ou rénale par la présence d'une hématurie.

**9.** Séquelles post-traumatiques
– **Les conséquences fonctionnelles** : boiterie permanente, douleur chronique, amputation, handicap moteur par lésion de moelle épinière, pertes des fonctions manuelles, plaie chronique...
– **Les conséquences esthétiques** : cicatrices, déformations irréversibles, modifications du corps et de la posture.
– **Les conséquences psychologiques** : anxiété, dépression, perte des capacités intellectuelles, troubles de l'humeur, syndrome post-traumatique...
– **Les conséquences sur la qualité de vie** : perte financière, perturbation socioprofessionnelle, perte d'emploi, incapacité à l'activité professionnelle...
– **Les conséquences socio-économiques** : au niveau collectif : frais inhérents au coût des soins, des matériels spécifiques pour les traitements et l'investissement dans la prévention, les indemnisations au handicap (Cotorep notamment). Au niveau individuel : pertes de revenus, coût des frais non pris en charge par la protection sociale, par les préjudices...

## Bibliographie

Ch. Prudhomme, Ch. Jeanmougin, G. Foeller. *Orthopédie, traumatologie, rhumatologie.* Dossiers Maloine de l'infirmière. Maloine, Paris, 2007.

Norman E. McSwain, Jeffrey P. Salomone, Peter T. Pons. *PHTLS, Secours et soins préhospitaliers aux traumatisés* (6e édition), Elsevier-Masson, Issy-les-Moulineaux, 2007.

M.A. Rousseau. *Rhumatologie, Traumatologie, Orthopédie, Mémo infirmier*. Elsevier-Masson, Issy-les-Moulineaux, 2007.

B. Marc, P. Miroux, I. Piedade, R. Benveniste. *Guide infirmier des urgences.* Elsevier-Masson, Issy-les-Moulineaux, 2007.

A. Cohen de Lara. *NCI Rhumatologie, Orthopédie, Traumatologie* (4e Edition). Elsevier-Masson, Issy-les-Moulineaux, 2006.

J.P. Carpentier. *NCI Soins infirmiers aux urgences et en réanimation*. (4e Edition). Elsevier-Masson, Issy-les-Moulineaux, 2006.

S. Meaume, L. Teot, O. Dereure. *Plaies et cicatrisations.* Elsevier-Masson, Issy-les-Moulineaux, 2005.

L. Leger. *Sémiologie chirurgicale* (6e Edition). Elsevier-Masson, Issy-les-Moulineaux, 2000.

R. Borgi. *Ortho, l'infirmière en orthopédie et traumatologie.* Lamarre, Paris, 1995.

Brooker. *Le corps humain* (2e édition). De Boeck Université.

## Webographie

www.santesolidarites.gouv.fr.

www.inrs.fr/securite/accidents_du_travail. html.

www.legifrance.gouv.fr.

Conférence de Consensus Anaes 2001 : Prévention et traitement des escarres de l'adulte et du sujet âgé

Universalis encyclopédie

Site de la Fédération française des plaies et cicatrisation

Site du SAMU

Site de l'Institut UPSA Douleur

Site radiologyinfo

Site INVS santé

Site ANAES

Site du CCLIN

Site Université Salpêtrière, Université Grenoble

Site les escarres,

Site Hartmann laboratoire

**Elsevier Masson S.A.S**
62, rue Camille-Desmoulins, 92442 Issy-les-Moulineaux Cedex
Dépôt Légal : septembre 2009

Mise en page : Nord Compo

Achevé d'imprimer par TRENTO
août 2009
*Imprimé en Italie*

470897-(I)-(7)-CSB-L-100°